药事管理与法规

主编　颜久兴（天津医科大学）

编者　（以姓氏拼音为序）

　　　裴　琳（青岛市食品药品检验研究院）

　　　孙冠男（天津生物工程职业技术学院）

　　　周　鸿（天津中新药业集团股份有限公司）

　　　朱学慧（天津医科大学）

U0312332

国家开放大学出版社·北京

图书在版编目（CIP）数据

药事管理与法规／颜久兴主编．—北京：国家
开放大学出版社，2020.3（2021.11 重印）
ISBN 978 - 7 - 304 - 09852 - 0

Ⅰ．①药… Ⅱ．①颜… Ⅲ．①药政管理 ②药事法规
Ⅳ．①R95

中国版本图书馆 CIP 数据核字（2019）第 130864 号

药事管理与法规

YAOSHI GUANLI YU FAGUI

主编　颜久兴

出版·发行：国家开放大学出版社
电话：营销中心 010 - 68180820　　　　总编室 010 - 68182524
网址：http://www.crtvup.com.cn
地址：北京市海淀区西四环中路 45 号　　邮编：100039
经销：新华书店北京发行所

策划编辑：王　普　　　　　　　　版式设计：何智杰
责任编辑：张子翔　　　　　　　　责任校对：李　倩
责任印制：武　鹏　陈　路

印刷：廊坊十环印刷有限公司
版本：2020 年 3 月第 1 版　　　　2021 年 11 月第 5 次印刷
开本：787 mm×1092 mm　1/16　　印张：13.75　　字数：301 千字

书号：ISBN 978 - 7 - 304 - 09852 - 0
定价：32.00 元

前　言

　　药学专业的学习和从事药学专业相关工作都是围绕药品展开的。药品是用于防病治病的商品，关系到人们的身体健康和生命安全。药品具有两重性，既能治病救人，也能对用药人的身体产生危害，历史上曾发生过多起惨痛的药害事件。世界各国吸取实践中的经验教训，逐步对药品和药学事业的管理进行了非常严格的规定，并以法律法规的形式把这些规定给固化下来，形成了系统的"药事管理与法规"。因此，在我国"新医改"进入攻坚阶段，建设"健康中国"到了关键时期的今天，药学专业工作者只有学习和掌握"药事管理与法规"，树立遵纪守法、质量第一的意识，并在实际工作中严格遵守和执行，才能在保证药品的质量、保证药品的供应、确保合理用药的使命中发挥重要作用。

　　"药事管理与法规"是药学专业的重要课程之一，该课程的任务是使学生具备从事药学事业各项工作所必需的基本知识和基本技能，了解药学实践中常用的药事法规，具备自觉执行药事法规、依法进行工作的能力，并能运用本学科知识指导药学实践工作。

　　本教材以《中华人民共和国药品管理法》及《中华人民共和国药品管理法实施条例》为核心，以药学实践活动各环节和我国的主要药事法规为主线，系统阐述了药事管理的基础知识和我国药事法规的具体规定，这样既使教材主题明确、条理清晰、层次分明，也更加符合从事药学实践工作的需要。同时，编者在编写教材的过程中参考了我国执业药师职业资格考试大纲的要求，使本教材可作为执业药师职业资格考试复习备考的实用参考书。

　　本教材由具有丰富的"药事管理与法规"教学经验和实践经验的教师编写。颜久兴担任主编并统稿。各章编者如下：第一章、第六章，颜久兴副教授（天津医科大学）；第二章、第九章，朱学慧副教授（天津医科大学）；第三章、第四章，裴琳主任药师（青岛市食品药品检验研究院）；第五章、第十章，周鸿正高级工程师（天津中新药业集团股份有限公司）；第七章、第八章，孙冠男主管药师（天津生物工程职业技术学院）。在编写过程中，天津医科大学的张骏、左金梁、于飞、吴晓辉、张哲等同志参与了资料收集、内容整理等工作，编者特致谢意。

　　在本教材的编写过程中，编者参考并借鉴了诸多学者的著作，在此一并表示衷心的感谢。特别要感谢前版教材的编者梁毅老师和他的团队！随着药学事业的发展，药事管理与法规的理论及实践也在不断地丰富和完善，再加上编者水平有限，教材中的不足之处在所难免，真诚希望各位同人批评指正！

天津医科大学　颜久兴

2020 年 1 月

目 录

CONTENTS

第一章　绪　论

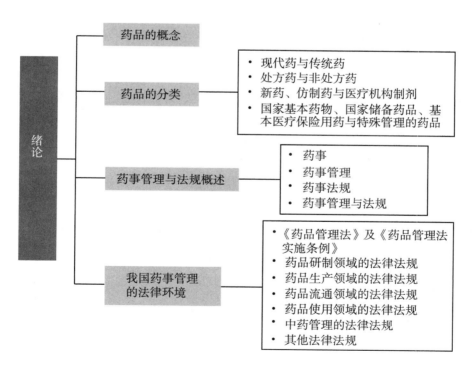

药品是关系到人们生命健康的特殊商品，我们将围绕药品研发、生产、流通、销售、使用、监管等开展的一切活动称为"药事"，对药事活动的管理即"药事管理"。由于药品的

特殊性，世界各国都对"药品""药事"和"药事管理"作了非常严格的规定，并以法律法规的形式把这些规定固化下来，形成了系统的"药事法律与法规"，简称"药事法规"。关于"药事""药事管理"和"药事法规"的学科，一般都称为"药事管理与法规"。药事管理与法规涵盖了药品及其管理所涉及的基本法律法规，医药行业的从业者只有对这些法律法规有了清晰的认识，才能在这个"特殊的行业"中做好本职工作，进而获取经济利益与社会效益。相反，如果医药行业的从业者不能很好地掌握这方面的知识，非但不能取得经济利益和社会效益，甚至还可能违法或走上犯罪的道路。我国的药事管理与法规伴随着我国社会经济与药学事业的发展经历着从无到有、从零散到系统的过程，药品涉及的研发、生产、流通、销售、使用、监管等各个环节都有相关的法律法规的规制，与发达国家的药事管理与法规体系的差距也在日渐缩小，为我国医药行业及其从业者的发展创造了稳定而有利的条件。

第一节　药品的概念与药品的分类

要准确把握药事管理的内容与规律，系统学习和掌握药事管理与法规的知识，就必须对药品的概念与分类有充分的了解。

一、药品的概念

各国政府为了加强药品的监督管理，都在本国的药品法、药事法等药事监管的法律法规中规定了药品的定义，以明确其监管对象。《中华人民共和国药品管理法》（以下简称《药品管理法》）对药品的定义是："药品，是指用于预防、治疗、诊断人的疾病，有目的地调节人的生理功能并规定有适应症①或者功能主治、用法和用量的物质，包括中药、化学药和生物制品等。"这就明确地表述了目前我国法律所界定的药品的定义，其包含以下几点内容。

（1）《药品管理法》界定的药品特指人用药品。不同于世界卫生组织（World Health Organization，WHO）和美国、日本、英国等国家所界定的药品，这类机构和国家在其药事法规中对药品的定义不仅包括人用药品，还包括兽药和农药。

> **知识链接**
>
> ### 部分其他国家的法律对药品的定义
>
> （1）美国《联邦食品、药品和化妆品法案》对药品的定义：在《美国药典》《美国顺势疗法药典》《国家处方集》以及这些药典、处方集的补

---

① 适应证——编者注。

充本中收载的物品；用于诊断、治愈、缓解、预防人或其他动物疾病的物品；用于影响人或其他动物身体的结构或功能的物品（食品除外）。作为上述物品的成分之一，但不包括医疗器械或它们的组分、部件及附件，如血压计、检测用试纸、避孕器材等医疗器械不属于法律意义上的药品。

（2）英国《药品法》对药品的定义：主要或全部以医学目的应用于人体或动物的任何物质或物品。医学目的为以下几点的任何一种：治疗或预防疾病；诊断疾病或确定某种生理状况的存在、程度、范围；避孕；诱导麻醉；其他预防或干预某种生理功能的正常运作。

（3）日本《药事法》对"医药品"的定义：《日本药局方》所列的物品；为诊断、治疗、预防人或动物的疾病而使用的物品，但不包括医疗器械（包括牙科材料、医疗用品和卫生用品）和类药品；以影响人或动物的结构或功能为目的的物品，但不包括医疗器械、类药品、化妆品。

（2）法律对药品的使用目的、使用方法有严格的规定。使用目的包括预防、治疗、诊断人的疾病，有目的地调节人的生理功能；使用方法要求必须遵循药品说明书中的适应证或功能主治，以及用法用量。

（3）药品还必须是规定有适应证或者功能主治、用法和用量的物质，其中的适应证针对的是化学药品与生物药品，而功能主治是对于中药而言的。

（4）药品的法定范围包括中药、化学药和生物制品等。

例如，中药：川贝、柴胡、麝香、炮姜、炙甘草、双黄连口服液、银翘解毒片等。化学药：氨咖黄敏胶囊、复方酮康唑软膏、氧氟沙星片、青霉素注射剂等。生物制品：狂犬疫苗、麻疹疫苗、人血白蛋白、人免疫球蛋白等。

二、药品的分类

药品的分类方法有很多，按药理作用可以分为解热镇痛药、抗菌药、抗肿瘤药等，按药物剂型可以分为注射剂、口服液、片剂等。这里主要是从药事管理与法规意义上进行的分类。

1. 从药学的历史发展角度分类

从药学的历史发展角度分类，我们将药品分为现代药与传统药。

（1）现代药一般是指从 19 世纪发展起来的化学原料药及其制剂、抗生素、生化药品、放射性药品、血清、疫苗、血液制品等。其一般是用合成、分离、提取、化学修饰、生物技术等方法制取的物质，结构基本清楚，各国对其有控制质量的标准和方法。这类药发展很快，已有数万种。因为这类药最初在西方国家发展起来，后传入我国，故又称西药。

（2）传统药一般是指历史上流传下来的药物，其特点是用传统医学观点、理论表述其特性，并能用传统医学理论和方法指导其研究与开发、制造与使用。各国的传统药都有其悠久的发展历史，对本国人民的繁衍生息作出了不可磨灭的历史贡献。我国的传统药主要是指中药和民族药（藏药和蒙药等）。传统药从基本形态上分类，主要是指动物药、植物药和矿物药，近似于天然药或生药。

我国法律明确规定现代药和传统药均是药品，这一规定有利于医药行业的从业者继承、整理、提高和发扬中医药文化，使其更有效地开发利用医药资源，为现代医疗保健服务。

2. 从药品使用途径与安全管理角度分类

从药品使用途径与安全管理角度分类，我们将药品分为处方药与非处方药。

在法律上明确规定对药品实行处方药与非处方药分类管理的方法始于美国的《Durham-Humphrey Amendment》法案（1951年），其现已被世界各国普遍采用。我国《药品管理法》规定"国家对药品实行处方药与非处方药分类管理制度"。分类管理的目的是有效加强药品监督管理，保障人民用药安全有效，合理利用医疗卫生与药品资源，推动基本医疗保险制度的建立，提高人们自我保健的意识。药品分类根据安全有效、使用方便的原则，依其品种、规格、适应证、剂量及给药途径不同，分别按处方药和非处方药进行管理。

（1）处方药是指凭执业医师和执业助理医师处方方可购买、调配和使用的药品。

（2）非处方药（Over The Counter，OTC）是指由国务院药品监督管理部门公布的，不需要凭执业医师和执业助理医师处方，消费者可以自行判断、购买和使用的药品。

被列为处方药的药品一般是：特殊管理的药品，如医疗用毒性药品、麻醉药品、精神药品、放射性药品；由于药品的毒性或其他潜在影响而不能安全使用的药品，如抗癌药物；因使用方法的规定，用药时有附加要求，病人自行使用不安全，须在医务人员指导下使用的药品，如注射剂、抗生素；对其活性或副作用还需要进一步观察的药品，如在监测期内的新药。

根据药品的安全性，非处方药分为甲、乙两类。甲类非处方药标识为红底白字，在椭圆形背景下有OTC三个英文字母，其必须在具有药品经营许可证的零售药店（房）出售。乙类非处方药标识为绿底白字，在椭圆形背景下有OTC三个英文字母，其经批准还可以在其他商店（商场、超市、宾馆等）零售。

被列为非处方药的药品具有以下特点。

① 药品适应证可自我诊断，如人在因食物过量而致使胃部疼痛时使用的健胃消食片等。

② 可自我治疗，通常限于自身疾病，如人在伤风感冒时使用的氨酚伪麻美芬片、氨麻美敏片等药品。

③ 药品的毒性在公认的安全范围内，其效用/风险的比值大，如驱虫药等。

④ 药品滥用、误用的潜在可能性小，如碘酊等。

⑤ 药品作用不会掩盖其他疾病，如止泻药盐酸小檗碱等。

⑥ 药品不会导致细菌耐药性，如非甾体抗炎药等。

⑦ 一般公众能理解药品说明书或标签的忠告性内容，使用时无须医师监督和实验监测。例如，镇咳药氢溴酸右美沙芬，其说明书注意事项中明确规定痰多者慎用、妊娠三个月内的

妇女禁用、孕龄三个月后的孕妇慎用等。

根据适应证、使用剂量、剂型、疗程等不同，许多药物可能既是处方药，又是非处方药。例如，氢化可的松作为非处方药时只用于治疗皮肤过敏（外用软膏剂），而用于急性炎症、风湿性心肌炎、类风湿关节炎及支气管哮喘等其他疾病的氢化可的松制剂（如片剂和注射剂）则必须凭医师处方才能出售和使用，而且使用过程需要医药专业人员进行监护。

3. 从国家对药品注册管理的角度分类

从国家对药品注册管理的角度分类，我们将药品分为新药、仿制药与医疗机构制剂。

（1）新药是指未在中国境内外上市销售的药品。根据物质基础的原创性和新颖性，新药可分为创新型新药和改良型新药。

（2）仿制药是指仿与原研药品质量和疗效一致的药品。

（3）医疗机构制剂是指医疗机构根据本单位临床需要，经批准而配制、自用的固定处方制剂。

4. 从药品的社会价值和社会功能角度分类

从药品的社会价值和社会功能角度分类，我们将药品分为国家基本药物、国家储备药品、基本医疗保险用药与特殊管理药品。

（1）国家基本药物。国家基本药物是指国家为了使本国公众获得基本的医疗保障，既要满足公众的用药需求，又要从整体上控制医药费用，减少药品浪费和不合理用药，由国家主管部门从目前应用的各类药物中经过科学的评价而遴选出具有代表性的、可供临床选择的药物。

（2）国家储备药品。国家储备药品是指国家为了维护公众的身体健康、保证紧急需要而在平时储备管理的，在国内发生重大灾情、疫情及其他突发事件时国务院规定的部门可以紧急调用的药品。

（3）基本医疗保险用药。为了保障城镇职工基本医疗保险用药，合理控制药品费用，规范基本医疗保险用药范围管理，国家医疗保障主管部门组织制定并发布了《基本医疗保险药品目录》。

《基本医疗保险药品目录》分为"甲类目录"和"乙类目录"。纳入"甲类目录"的药品是临床治疗必需、使用广泛、疗效好、同类药品中价格低的药品。纳入"乙类目录"的药品是可供临床治疗选择使用、疗效好、同类药品中比"甲类目录"药品价格略高的药品。

"甲类目录"由国家统一制定，各地不得调整。"乙类目录"由国家制定，各地（省级）可适当调整。

（4）特殊管理药品。《药品管理法》规定："国务院对麻醉药品、精神药品、医疗用毒性药品、放射性药品、药品类易制毒化学品等有其他特殊管理规定的，依照其规定。"上述几类药品被称为特殊管理药品。具体管理规定详见本教材第九章。

第二节　药事管理与法规概述

一、药事管理与法规的基本概念

药事管理与法规的基本概念包括药事、药事管理、药事法规等。

1. 药事

药事可以理解为一切与药有关的事务，也是药学事业的简称。它是由若干个药学部门构成的一个完整的体系，包括药学教育、药品研发、药品生产、药品经营、药品使用、药品监督等。

2. 药事管理

药事管理是指对药学事业的综合管理，包括宏观管理和微观管理。宏观上，药事管理是指国家通过立法，政府通过施行相关法律法规，保证公众用药安全、有效、经济、合理、方便、及时。微观上，药事管理是指药事组织依法通过施行相关的管理措施，对自身的药事活动进行管理，以取得经济或社会效益的活动。

3. 药事法规

药事法规是管理药学事业的法律规范的总称，是指由国家制定或认可，并由国家强制力保证实施，具有普遍效力和严格程序的行为规范体系，是调整和保护公民在药事活动中为维护人体生命健康权益而形成的各种社会关系的法律规范的总和。

药事法规是诸多法律规范中的一种类型，与其他法律规范一样，其是由一定物质生活条件所决定的，具有规范性、国家意志性、国家强制性、普遍性、程序性。药事法规所涉及的法律法规非常广泛，不仅包括《药品管理法》，还包括被授权的其他国家机关制定颁布的从属于药事法律并在其所辖范围内普遍有效的法规和规章，以及宪法和其他规范性法律文件中涉及药事的相关法律条文。本教材所涉及的药事法规是紧密围绕我国《药品管理法》和《中华人民共和国药品管理法实施条例》（以下简称《药品管理法实施条例》）所形成的法律法规体系。

二、药事管理与法规的重要性

药事管理与法规是药学科学的一个分支学科，其以药学为基础，用药学、法学、管理学、经济学、社会学等学科的基本理论与方法对"药事"和"药事管理"的活动规律进行探讨和研究，找到科学的方法，对"药事"和"药事管理"进行有效的监管，保障药品使用安全、有效，确保国家用于医药人力、财力和物力的投入配置合理，以取得良好的社会效益与经济效益，从而使药品达到预防、治疗疾病的目的，保障和提高人们的健康水平。

请你思考： "药事管理与法规"对于药学工作者的意义是什么？

药事管理与法规学科具有"自然科学"与"社会科学"两方面的属性。一方面，离开了药学等自然科学属性，药事管理与法规学科就失去了研究对象，成为无本之木、无源之水；另一方面，药学事业的发展如果离开了法学、社会学等社会学科基本理论研究的指导，药学活动就不能有序地进行。因此，药学工作者在掌握药学知识的同时，必须掌握药事管理与法规学科的知识，药学工作离不开这门学科的指导，同样，药事管理与法规学科的发展也离不开掌握这门学科知识的药学工作者的实践与探索。

第三节 我国药事管理的法律环境

和其他行业或领域一样，一个国家药事管理与法规的发生发展和这个国家医药行业的发展密不可分，随着医药行业生产力的提升，药事管理与法规也从简单到繁杂，由零散向系统发展。中华人民共和国成立以后，尤其是改革开放以来，我国药事管理与法规建设发展迅速。目前我国药事管理的法律环境是指以宪法为依据，以《药品管理法》为主体，由数量众多的单行药事法规、部门规章及地方药事法规和地方药事规章组成的多层次、多门类的法律法规体系。根据各项法律法规针对的监管领域的不同，我们将药事法律法规分为七类。

一、《药品管理法》及《药品管理法实施条例》

《药品管理法》及《药品管理法实施条例》是我国药事管理法律规范的核心。《药品管理法》是我国目前具有最高法律效力的药品监督管理规范性文件，是我国药品管理的"根本法"，其对从事药品的研制、生产、经营、使用和监督管理的单位和个人应遵守的内容作了原则性的规定。《药品管理法实施条例》是对《药品管理法》实施的解释和细化。

拓展阅读：

1. 《中华人民共和国药品管理法》见国家药品监督管理局网站（http://www.nmpa.gov.cn/WS04/CL2076/357712.html）。

2. 《中华人民共和国药品管理法实施条例》见国家药品监督管理局网站相关内容。

二、药品研制领域的法律法规

药品研制是药品的质量确定阶段，它直接关系到将一种物质作为药品来使用时的安全性、有效性和可靠性。我国对药品研制领域的监督管理法规主要有以下几种。

（1）《药物非临床研究质量管理规范》（Good Laboratory Practice，GLP）与《药物临床试验质量管理规范》（Good Clinical Practice，GCP）：主要采用国际通行的管理办法，对药品非临床试验机构、人员、实验设施等和临床试验机构的条件、职责、操作程序等作出规定，从而确保试验资料真实可靠，试验操作标准规范，保障受试者的利益和安全，保证和提高药品研究质量。

（2）《药品注册管理办法》：对申请药物临床试验、药品生产和药品进口，以及药品审批、注册检验和监督管理的程序进行规定。

（3）《医疗机构制剂注册管理办法（试行）》：加强医疗机构制剂的管理，规范医疗机构制剂的申报与审批，对申请医疗机构制剂的配制、调剂使用，以及进行相关的审批、检验和监督管理等活动进行规范管理。

三、药品生产领域的法律法规

药品生产是药品的质量形成阶段，是影响药品质量水平的关键阶段，这一领域的监督管理法规主要有以下几种。

（1）《药品生产监督管理办法》：对药品生产条件、生产过程等活动进行规定。

（2）《药品生产质量管理规范》（Good Manufacturing Practice，GMP）：是药品生产和质量管理的基本准则，适用于药品制剂生产的全过程、原料药生产中影响成品质量的关键工序，是药品生产企业进行全面质量管理的重要内容。

（3）《药品说明书和标签管理规定》：规范药品说明书及标签，以便更好地指导人们合理用药。

四、药品流通领域的法律法规

药品流通领域的法律法规主要有以下几种。

（1）《药品流通监督管理办法》：对从事药品购销及监督管理的单位或者个人的行为进行规范。

（2）《药品经营许可证管理办法》：对药品经营企业的开办及药品经营许可证的管理等内容进行规定。

（3）《药品经营质量管理规范》（Good Supply Practice，GSP）：其意义在于对药品经营过程中影响药品质量的各种因素加以控制，确保药品质量。

（4）《药品广告审查办法》和《药品广告审查发布标准》：加强药品广告管理，保证药品广告的真实性和合法性。

（5）《处方药与非处方药流通管理暂行规定》：对处方药和非处方药的流通管理进行规定。

（6）《互联网药品信息服务管理办法》和《互联网药品交易服务审批暂行规定》：对互联网药品信息服务行为和药品的电子商务相关内容的管理进行规定。

五、药品使用领域的法律法规

药品使用领域的法律法规主要有以下几种。

（1）《医疗机构药事管理规定》和《医疗机构药品监督管理办法（试行）》：对医疗机构药事管理进行规范，确保药品使用最集中的环节——医院药品使用安全有效。

（2）《医疗机构制剂许可证验收标准》《医疗机构制剂配制质量管理规范（试行）》《医疗机构制剂配制监督管理办法（试行）》：对医疗机构自行配制的制剂进行规范，确保这些药品的质量。

（3）《处方管理办法》：对医疗机构处方与处方权，以及处方的开具、调配、保管等方面的内容进行规定。

六、中药管理的法律法规

中药管理的法律法规主要有以下几种。

（1）《野生药材资源保护管理条例》：规定了野生药材资源的保护原则、品种范围和具体的保护措施，保护和合理利用野生药材资源。

（2）《中药品种保护条例》：规定了中药保护品种的等级划分和审批，以及具体的保护措施，以提高中药品种质量，保护中药生产企业的合法权利，促进中药事业的发展。

（3）《中药材生产质量管理规范（试行）》（Good Agricultural Practice，GAP）：规定了中药材生产和质量管理的基本准则，规范中药材生产，保证中药材质量，促进中药材标准化、现代化。

七、其他法律法规

其他法律法规主要有以下几种。

（1）《处方药与非处方药分类管理办法（试行）》：对药品分别按处方药与非处方药进行管理。

（2）《执业药师职业资格制度规定》《执业药师注册管理办法》《执业药师资格考试实施办法》和《执业药师继续教育管理办法》：对执业药师的准入、职责等进行规定。

（3）《麻醉药品和精神药品管理条例》《医疗用毒性药品管理办法》《放射性药品管理办法》：对麻醉药品、精神药品、毒性药品、放射性药品等使用或管理不当会造成极大生命或社会危害的药品通过立法实行严格管理。

（4）《药品不良反应报告和监测管理办法》：对药品不良反应监测管理机构的设置和职责、不良反应报告程序和要求等进行规定。

（5）《药品召回管理办法》：对药品的召回及其监督管理进行规定。

本章练习题

一、单项选择题

1. 下列不属于药事的是（ ）。

A. 药品生产企业生产药品　　　　　　B. 药物研究机构研究药品

C. 患者购买使用药品　　　　　　　　D. 零售药店销售药品

2. 下列属于药品的是（ ）。

A. 血清　　　　　B. 兽药　　　　　C. 草药　　　　　D. 诊断试剂

3. 由国家主管部门从目前应用的各类药物中经过科学的评价而遴选出具有代表性的、可供临床选择的药物是（　　　）。

A. 处方药　　　　　　B. 非处方药　　　　C. 特殊管理药品　　D. 国家基本药物

4. 非处方药的英文简称为（　　　）。

A. FDA　　　　　　　B. OTC　　　　　　　C. ADR　　　　　　D. NMPA

5. 甲类非处方药，标识为（　　　）。

A. 红底白字　　　　　B. 绿底白字　　　　　C. 白底红字　　　　D. 白底绿字

6. 药事管理与法规学科的基础是（　　　）。

A. 管理学　　　　　　B. 法学　　　　　　　C. 经济学　　　　　D. 药学

二、配伍选择题

[7~10 题共用答案]

A. GAP　　　　　　B. GCP　　　　　　C. GLP　　　　　　D. GMP　　　　　　E. GSP

7.《药品生产质量管理规范》的英文简称为（　　　）。

8.《药品经营质量管理规范》的英文简称为（　　　）。

9.《药物非临床研究质量管理规范》的英文简称为（　　　）。

10.《药物临床试验质量管理规范》的英文简称为（　　　）。

第二章　药品监管与药品监管立法

学习目标

□ 掌握：我国药品监督管理行政机构与技术机构，《药品管理法》的立法宗旨和适用范围。

□ 熟悉：我国药品管理立法，《药品管理法》的主要内容。

□ 了解：我国药品监督管理体制的变革。

本章知识导图

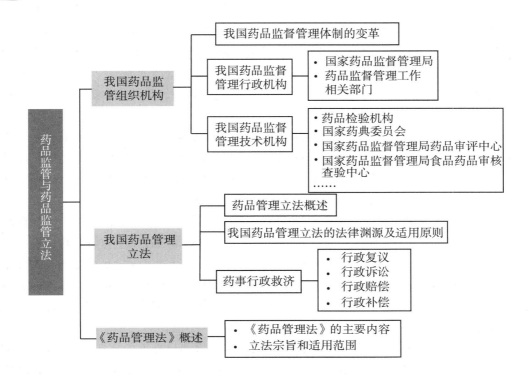

我国药品行业的从业者，无论是药品研发部门，还是药品生产、经营企业，或是医疗机构等，都会不可避免地与政府药品监督管理机构发生联系，企业的开办、行为的许可等事项都要受到药品监督管理机构的约束，要处理好这些关系，就需要对我国药品监督管理机构的职能与运作机制有必要的了解。本章主要介绍我国药品监督管理机构的职能与运行及所依托药事监管的基本法规。

第一节　我国药品监管组织机构

药品监督管理行政机构与药品监督管理技术机构共同协作，依据法律法规的授权，按照法定的程序和标准，对药品、药事组织及其活动进行必要的监督管理。监管的工作重点就是对药品的研制、生产、流通、使用过程中的物质对象的质量（如药品半成品、成品、原料、辅料、包装材料）及影响物质对象质量的工作质量进行监督管理，从而保障公众用药安全，保护企业合法权益。

一、我国药品监督管理体制的变革

1998 年 4 月以前，我国药事管理组织体系中的药品监督管理（当时称为药政管理）的职能主要由各级卫生行政部门行使。

1998 年，为了加强药品的统一管理，全国人民代表大会决定将中华人民共和国卫生部（以下简称卫生部）下属的药政管理局和医药管理局合并，组建国家药品监督管理局（State Drug Administration，SDA），其为国务院直属机构，同时划入国家质量技术监督局承担的中西药质量监督管理职能及国家中医药管理局的中药流通监督管理职能。SDA 负责对药品（含医疗器械）的研究、生产、流通、使用全过程的监督管理，药品集中统一监管体制正式建立。

2003 年，全国人民代表大会决定在国家药品监督管理局的基础上组建国家食品药品监督管理局（State Food and Drug Administration，SFDA），其主要职责是继续行使药品监督管理职能，并负责对食品、保健食品、化妆品安全管理的综合监督和组织协调，依法组织开展对重大事故的查处。2008 年，国家食品药品监督管理局改由卫生部管理。

2013 年，全国人民代表大会决定将国务院食品安全委员会办公室的职责、国家食品药品监督管理局的职责、国家质量监督检验检疫总局的生产环节食品安全监督管理职责、国家工商行政管理总局的流通环节食品安全监督管理职责整合，组建国家食品药品监督管理总局（China Food and Drug Administration，CFDA），其主要职责是对生产、流通、消费环节的食品安全和药品的安全性、有效性实施统一监督管理。同时，国务院将工商行政管理、质量技术监督部门相应的食品安全监督管理队伍和检验检测机构划转至食品药品监督管理部门。

2018 年 3 月，根据第十三届全国人民代表大会第一次会议批准的国务院机构改革方案，国务院将国家工商行政管理总局的职责、国家质量监督检验检疫总局的职责、国家食品药品监督管理总局的职责、国家发展和改革委员会的价格监督检查与反垄断执法职责、商务部的经营者集中反垄断执法及国务院反垄断委员会办公室等职责整合，组建国家市场监督管理总局（State Administration for Market Regulation，SAMR），其为国务院直属机构。同时，不再保留国家食品药品监督管理总局，重新组建国家药品监督管理局（National Medical Products Administration，NMPA），由国家市场监督管理总局管理。市场监管实行分级管理，药品监管机构只设到省一级，药品经营销售等行为的监管由市县两级市场监管部门统一承担。我国的药品监督管理体制有了新的变化。

知识链接

国家市场监督管理总局的职责

（1）负责市场综合监督管理。起草市场监督管理有关法律法规草案，制定有关规章、政策、标准，组织实施质量强国战略、食品安全战略和标准化战略，拟订并组织实施有关规划，规范和维护市场秩序，营造诚实守信、公平竞争的市场环境。

（2）负责市场主体统一登记注册。指导各类企业、农民专业合作社和从事经营活动的单位、个体工商户以及外国（地区）企业常驻代表机构等市场主体的登记注册工作。建立市场主体信息公示和共享机制，依法公示和共享有关信息，加强信用监管，推动市场主体信用体系建设。

（3）负责组织和指导市场监管综合执法工作。指导地方市场监管综合执法队伍整合和建设，推动实行统一的市场监管。组织查处重大违法案件。规范市场监管行政执法行为。

（4）负责反垄断统一执法。统筹推进竞争政策实施，指导实施公平竞争审查制度。依法对经营者集中行为进行反垄断审查，负责垄断协议、滥用市场支配地位和滥用行政权力排除、限制竞争等反垄断执法工作。指导企业在国外的反垄断应诉工作。承担国务院反垄断委员会日常工作。

（5）负责监督管理市场秩序。依法监督管理市场交易、网络商品交易及有关服务的行为。组织指导查处价格收费违法违规、不正当竞争、违法直销、传销、侵犯商标专利知识产权和制售假冒伪劣行为。指导广告业发展，监督管理广告活动。指导查处无照生产经营和相关无证生产经营行为。指导中国消费者协会开展消费维权工作。

（6）负责宏观质量管理。拟订并实施质量发展的制度措施。统筹国家质量基础设施建设与应用，会同有关部门组织实施重大工程设备质量监理制度，组织重大质量事故调查，建立并统一实施缺陷产品召回制度，监督管理产品防伪工作。

（7）负责产品质量安全监督管理。管理产品质量安全风险监控、国家监督抽查工作。建立并组织实施质量分级制度、质量安全追溯制度。指导工业产品生产许可管理。负责纤维质量监督工作。

（8）负责特种设备安全监督管理。综合管理特种设备安全监察、监督工作，监督检查高耗能特种设备节能标准和锅炉环境保护标准的执行情况。

（9）负责食品安全监督管理综合协调。组织制定食品安全重大政策并组织实施。负责食品安全应急体系建设，组织指导重大食品安全事件应急处置和调查处理工作。建立健全食品安全重要信息直报制度。承担国务院食品安全委员会日常工作。

（10）负责食品安全监督管理。建立覆盖食品生产、流通、消费全过程的监督检查制度和隐患排查治理机制并组织实施，防范区域性、系统性食品安全风险。推动建立食品生产经营者落实主体责任的机制，健全食品安全追溯体系。组织开展食品安全监督抽检、风险监测、核查处置和风险预警、风险交流工作。组织实施特殊食品注册、备案和监督管理。

（11）负责统一管理计量工作。推行法定计量单位和国家计量制度，管理计量器具及量值传递和比对工作。规范、监督商品量和市场计量行为。

（12）负责统一管理标准化工作。依法承担强制性国家标准的立项、编号、对外通报和授权批准发布工作。制定推荐性国家标准。依法协调指导和监督行业标准、地方标准、团体标准制定工作。组织开展标准化国际合作和参与制定、采用国际标准工作。

（13）负责统一管理检验检测工作。推进检验检测机构改革，规范检验检测市场，完善检验检测体系，指导协调检验检测行业发展。

（14）负责统一管理、监督和综合协调全国认证认可工作。建立并组织实施国家统一的认证认可和合格评定监督管理制度。

（15）负责市场监督管理科技和信息化建设、新闻宣传、国际交流与合作。按规定承担技术性贸易措施有关工作。

（16）管理国家药品监督管理局、国家知识产权局。

（17）完成党中央、国务院交办的其他任务。

二、我国药品监督管理行政机构

目前我国药品监督管理行政机构主要为国家药品监督管理局、省级药品监督管理部门和市县两级市场监督管理部门，它们是国家对药品进行监督管理的法定主管机构。国家药品监督管理局负责制定药品、医疗器械和化妆品监管制度，并负责药品、医疗器械和化妆品研制环节的许可、检查和处罚。省级药品监督管理部门负责药品、医疗器械和化妆品生产环节的许可、检查和处罚，以及药品批发许可、零售连锁总部许可、互联网销售第三方平台备案及检查和处罚。市县两级市场监督管理部门负责药品零售、医疗器械经营的许可、检查和处罚，以及化妆品经营和药品、医疗器械使用环节质量的检查和处罚。

此外，药品监管的行政机关还包括卫生行政部门、中医药管理部门、国家发展和改革委员会等，它们和药品监督管理部门共同协作，对药品进行全面监管。

（一）国家药品监督管理局

国家药品监督管理局负责对药品、医疗器械和化妆品的研制、生产、流通、使用等环节进行监督管理，其主要职责如下。

（1）负责药品（含中药、民族药，下同）、医疗器械和化妆品安全监督管理。拟订监督管理政策规划，组织起草法律法规草案，拟订部门规章，并监督实施。研究拟订鼓励药品、医疗器械和化妆品新技术新产品的管理与服务政策。

（2）负责药品、医疗器械和化妆品标准管理。组织制定、公布国家药典等药品、医疗器械标准，组织拟订化妆品标准，组织制定分类管理制度，并监督实施。参与制定国家基本药物目录，配合实施国家基本药物制度。

（3）负责药品、医疗器械和化妆品注册管理。制定注册管理制度，严格上市审评审批，完善审评审批服务便利化措施，并组织实施。

（4）负责药品、医疗器械和化妆品质量管理。制定研制质量管理规范并监督实施。制定生产质量管理规范并依职责监督实施。制定经营、使用质量管理规范并指导实施。

（5）负责药品、医疗器械和化妆品上市后的风险管理。组织开展药品不良反应、医疗器械不良事件和化妆品不良反应的监测、评价和处置工作。依法承担药品、医疗器械和化妆品安全应急管理工作。

（6）负责执业药师职业资格准入管理。制定执业药师职业资格准入制度，指导监督执业药师注册工作。

（7）负责组织指导药品、医疗器械和化妆品监督检查。制定检查制度，依法查处药品、医疗器械和化妆品注册环节的违法行为，依职责组织指导查处生产环节的违法行为。

（8）负责药品、医疗器械和化妆品监督管理领域对外交流与合作，参与相关国际监管规则和标准的制定。

（9）负责指导省、自治区、直辖市药品监督管理部门工作。

（10）完成党中央、国务院交办的其他任务。

国家药品监督管理局的内设机构有综合和规划财务司、政策法规司、药品注册管理司（中药民族药监督管理司）、药品监督管理司、医疗器械注册管理司、医疗器械监督管理司、化妆品监督管理司、科技和国际合作司（港澳台办公室）、人事司等。

国家药品监督管理局的直属单位有中国食品药品检定研究院（国家药品监督管理局医疗器械标准管理中心，中国药品检验总所）、国家药典委员会、国家药品监督管理局药品审评中心、国家药品监督管理局食品药品审核查验中心、国家药品监督管理局药品评价中心（国家药品不良反应监测中心）、国家药品监督管理局行政事项受理服务和投诉举报中心、国家药品监督管理局执业药师资格认证中心等。

拓展阅读：

国家药品监督管理局的职责见国家药品监督管理局网站（http://www.nmpa.gov.cn/WS04/CL2042）。

（二）药品监督管理工作相关部门

1. 卫生健康行政部门

2018 年 3 月，根据第十三届全国人民代表大会第一次会议批准的国务院机构改革方案，设立中华人民共和国国家卫生健康委员会（以下简称国家卫生健康委员会），不再保留国家卫生和计划生育委员会。

国家卫生健康委员会贯彻落实党中央关于卫生健康中国的方针政策和决策部署，在履行职责过程中坚持和加强党对卫生健康工作的集中统一领导，其主要职责如下。

（1）组织拟订国民健康政策，拟订卫生健康事业发展法律法规草案、政策、规划，制定部门规章和标准并组织实施。统筹规划卫生健康资源配置，指导区域卫生健康规划编制和实施。制定并组织实施推进卫生健康基本公共服务均等化、普惠化、便捷化和公共资源向基层延伸等政策措施。

（2）协调推进深化医药卫生体制改革，研究提出深化医药卫生体制改革重大方针、政策、措施的建议。组织深化公立医院综合改革，推进管办分离，健全现代医院管理制度，制定并组织实施推动卫生健康公共服务提供主体多元化、提供方式多样化的政策措施，提出医疗服务和药品价格政策的建议。

（3）制定并组织落实疾病预防控制规划、国家免疫规划以及危害人民健康公共卫生问题的干预措施，制定检疫传染病和监测传染病目录。负责卫生应急工作，组织指导突发公共卫生事件的预防控制和各类突发公共事件的医疗卫生救援。

（4）组织拟订并协调落实应对人口老龄化政策措施，负责推进老年健康服务体系建设和医养结合工作。

（5）组织制定国家药物政策和国家基本药物制度，开展药品使用监测、临床综合评价和短缺药品预警，提出国家基本药物价格政策的建议，参与制定国家药典。组织开展食品安全风险监测评估，依法制定并公布食品安全标准。

（6）负责职责范围内的职业卫生、放射卫生、环境卫生、学校卫生、公共场所卫生、饮用水卫生等公共卫生的监督管理，负责传染病防治监督，健全卫生健康综合监督体系。牵头《烟草控制框架公约》履约工作。

（7）制定医疗机构、医疗服务行业管理办法并监督实施，建立医疗服务评价和监督管理体系。会同有关部门制定并实施卫生健康专业技术人员资格标准。制定并组织实施医疗服务规范、标准和卫生健康专业技术人员执业规则、服务规范。

（8）负责计划生育管理和服务工作，开展人口监测预警，研究提出人口与家庭发展相关政策建议，完善计划生育政策。

（9）指导地方卫生健康工作，指导基层医疗卫生、妇幼健康服务体系和全科医生队伍建设。推进卫生健康科技创新发展。

（10）负责中央保健对象的医疗保健工作，负责党和国家重要会议与重大活动的医疗卫生保障工作。

（11）管理国家中医药管理局，代管中国老龄协会，指导中国计划生育协会的业务工作。

（12）完成党中央、国务院交办的其他任务。

国家药品监督管理局会同国家卫生健康委员会组织国家药典委员会并制定国家药典，建立重大药品不良反应和医疗器械不良事件相互通报机制和联合处置机制。

拓展阅读：

《国家卫生健康委员会职能配置、内设机构和人员编制规定》见中华人民共和国中央人民政府网站（http://www.gov.cn/zhengce/2018-09/10/content_5320817.htm）。

---

2. 中医药管理部门

国家中医药管理局负责拟订中医药和民族医药事业发展的规划、政策和相关标准；负责指导中药及民族药的发掘、整理、总结和提高；负责中药资源普查，促进中药资源的保护、开发和合理利用。

3. 发展和改革宏观调控部门

国家发展和改革委员会负责监测和管理药品宏观经济；负责药品价格的监督管理工作。

4. 医疗保障部门

根据2018年3月第十三届全国人民代表大会第一次会议批准的国务院机构改革方案，组建中华人民共和国国家医疗保障局（以下简称国家医疗保障局），作为国务院直属机构。

国家医疗保障局贯彻落实党中央关于医疗保障工作的方针政策和决策部署，在履行职责的过程中坚持和加强党对医疗保障工作的集中统一领导，其主要职责如下。

（1）拟订医疗保险、生育保险、医疗救助等医疗保障制度的法律法规草案、政策、规划和标准，制定部门规章并组织实施。

（2）组织制定并实施医疗保障基金监督管理办法，建立健全医疗保障基金安全防控机制，推进医疗保障基金支付方式改革。

（3）组织制定医疗保障筹资和待遇政策，完善动态调整和区域调剂平衡机制，统筹城乡医疗保障待遇标准，建立健全与筹资水平相适应的待遇调整机制。组织拟订并实施长期护理保险制度改革方案。

（4）组织制定城乡统一的药品、医用耗材、医疗服务项目、医疗服务设施等医保目录和支付标准，建立动态调整机制，制定医保目录准入谈判规则并组织实施。

（5）组织制定药品、医用耗材价格和医疗服务项目、医疗服务设施收费等政策，建立医保支付医药服务价格合理确定和动态调整机制，推动建立市场主导的社会医药服务价格形成机制，建立价格信息监测和信息发布制度。

（6）制定药品、医用耗材的招标采购政策并监督实施，指导药品、医用耗材招标采购平台建设。

（7）制定定点医药机构协议和支付管理办法并组织实施，建立健全医疗保障信用评价体系和信息披露制度，监督管理纳入医保范围内的医疗服务行为和医疗费用，依法查处医疗保障领域违法违规行为。

（8）负责医疗保障经办管理、公共服务体系和信息化建设。组织制定和完善异地就医管理和费用结算政策。建立健全医疗保障关系转移接续制度。开展医疗保障领域国际合作交流。

（9）完成党中央、国务院交办的其他任务。

拓展阅读：

国家医疗保障局的职责见国家医疗保障局网站（http://www.nhsa.gov.cn/）。

---

5. 工业和信息化管理部门

工业和信息化管理部门负责拟订和实施生物医药产业的规划、政策和标准；承担医药行业管理工作；承担中药材生产扶持项目管理和国家药品储备管理工作，同时配合药监部门加强对互联网药品广告的整治。

6. 商务管理部门

商务管理部门负责药品流通的行业管理工作，负责拟订药品流通发展规划和政策，国家药品监督管理局在药品监督管理工作中配合执行药品流通发展规划和政策。商务管理部门发放药品类易制毒化学品进口许可前，应当征得国家药品监督管理局同意。

三、我国药品监督管理技术机构

（一）药品检验机构

我国的药品检验机构包括中国食品药品检定研究院和地方各级药品检验机构，其任务是依法承担实施药品审批和药品质量监督检查所需的药品检验工作。

中国食品药品检定研究院（简称中检院，原名中国药品生物制品检定所）是国家药品监督管理局的直属事业单位，是国家检验药品生物制品质量的法定机构和最高技术仲裁机构，依法承担实施药品、生物制品、医疗器械、食品、保健食品、化妆品、实验动物、包装材料等多领域产品的审批注册检验、进口检验、监督检验、安全评价及生物制品批签发，负责国家药品、医疗器械标准物质和生产检定用菌毒种的研究、分发和管理，开展相关技术研究工作。

中国食品药品检定研究院的主要职责如下。

（1）承担药品、医疗器械的注册审批检验及其技术复核工作，承担保健食品、化妆品审批所需的检验检测工作，负责进口药品注册检验及其质量标准复核工作。

（2）承担药品、医疗器械、保健食品、化妆品和餐饮服务食品安全相关的监督检验、委托检验、抽查检验以及安全性评价检验检测工作，负责药品进口口岸检验工作。

（3）承担或组织药品、医疗器械检验检测的复验及技术检定工作。

（4）承担生物制品批签发相关工作。

（5）承担药品、医疗器械和餐饮服务食品安全相关标准、技术规范及要求、检测方法制定与修订的技术复核与验证工作，承担保健食品、化妆品技术规范、技术要求及检测方法的制定与修订工作。

（6）承担药用辅料、直接接触药品的包装材料及容器的注册检验、监督检验、委托检验、复验及技术检定工作，以及承担相关国家标准制定与修订的技术复核与验证工作。

（7）负责药品、医疗器械国家标准物质的研究、制备、标定、分发和管理工作。

（8）负责生产用菌毒种、细胞株的检定工作，承担医用标准菌毒种、细胞株的收集、鉴定、保存、分发和管理工作。

（9）承担实验动物质量检测和实验动物保种、育种和供种工作。

（10）承担有关药品、医疗器械和保健食品广告以及互联网药品信息服务的技术监督工作。

（11）承担全国食品药品监管系统检验检测机构的业务指导、规划和统计等相关工作，组织开展药品研究、生产、经营相关单位以及医疗机构中的药品检验检测机构及人员的业务指导工作。

（12）组织开展药品、医疗器械、保健食品、化妆品和餐饮服务食品安全相关标准研究以及安全监测和质量控制新方法、新技术研究。

（13）承担国家药品监督管理局科技管理日常工作，承担保健食品、化妆品和餐饮服务食品安全相关专家委员会的日常工作。

（14）承担严重药品不良反应或事件以及医疗器械不良事件原因的实验研究。

（15）组织开展药品、医疗器械、保健食品、化妆品和餐饮服务食品安全相关检验检测工作的国际交流与合作。

（16）承办国家药品监督管理局交办的其他事项。

（二）国家药典委员会

国家药典委员会成立于1950年，是法定的国家药品标准工作专业管理机构，其任务和职责如下。

（1）组织编制与修订《中华人民共和国药典》（以下简称《中国药典》）及其增补本。

（2）组织制定与修订国家药品标准及药用辅料、直接接触药品的包装材料和容器的技术要求与质量标准。

（3）参与《中国药典》和国家药品标准执行情况的评估。

（4）负责《中国药典》和国家药品标准的宣传培训及技术咨询。

（5）参与拟订药品、药用辅料、直接接触药品的包装材料和容器标准的管理制度，建立和完善药品标准管理体系及相关工作机制。

（6）组织开展药品标准化战略、药品标准管理政策和技术法规研究，承担药品医学临床信息的分析评估工作。

（7）开展药品标准相关国际交流与合作，参与国际药品标准适用性认证合作活动和国际药品标准制定与修订工作。

（8）负责药品标准信息化建设。

（9）负责组织《中国药典》配套丛书及《中国药品标准》等刊物的编辑、出版和发行。

（10）根据《药典委员会章程》，负责国家药典委员会有关工作会议的组织协调及服务保障工作。

（11）承办国家药品监督管理局交办的其他事项。

（三）国家药品监督管理局药品审评中心

国家药品监督管理局药品审评中心是国家药品注册技术审评机构，是国家药品监督管理局的直属事业单位，其主要职责如下。

（1）负责对药品注册申请进行技术审评。

（2）参与起草药品注册管理相关法律法规、部门规章和规范性文件，参与制定我国药品技术审评规范并组织实施。

（3）开展药品审评相关的理论、技术、发展趋势及法律问题研究，承担药品审评工作相关法律事务。

（4）组织开展相关业务咨询服务及学术交流，组织开展药品审评相关的国际交流与合作。

（5）指导地方药品审评相关工作，参与相关药品注册核查工作。

（6）承办国家药品监督管理局交办的其他事项。

（四）国家药品监督管理局食品药品审核查验中心

国家药品监督管理局食品药品审核查验中心的前身为国家食品药品监督管理局药品认证管理中心，其主要职责如下。

（1）组织制定药品、医疗器械、化妆品审核查验工作的技术规范和管理制度。参与制定药品、医疗器械、化妆品相关质量管理规范及指导原则等技术文件。

（2）组织开展药品注册现场核查相关工作。开展药物研究、药品生产质量管理规范相关的合规性核查和有因核查。开展医疗器械相关质量管理规范的合规性核查、临床试验项目现场核查以及有因核查。组织开展药品、医疗器械、化妆品质量管理规范相关的飞行检查。

（3）承担相关国家核查员的聘任、考核、培训等日常管理工作，指导地方核查员队伍建设。

（4）指导地方药品、医疗器械、化妆品审核查验相关工作，开展审核查验机构能力评价相关工作。

（5）负责汇总分析全国药品审核查验相关信息，开展相关风险评估工作。开展药品、医疗器械、化妆品审核查验相关的理论、技术和发展趋势研究。组织开展相关审核查验工作的学术交流和技术咨询。

（6）组织开展药品、医疗器械、化妆品相关境外核查工作。承担审核查验相关的国际交流与合作工作。

（7）承办国家药品监督管理局交办的其他事项。

（五）国家药品监督管理局药品评价中心（国家药品不良反应监测中心）

国家药品监督管理局药品评价中心（国家药品不良反应监测中心）是国家药品监督管理局的直属事业单位，其主要职责如下。

（1）组织制定药品不良反应、医疗器械不良事件监测与再评价及药物滥用、化妆品不良反应监测的技术标准和规范。

（2）组织开展药品不良反应、医疗器械不良事件、药物滥用、化妆品不良反应监测工作。

（3）开展药品、医疗器械的安全性再评价工作。

（4）指导地方相关监测与再评价工作。组织开展相关监测与再评价的方法研究、培训、宣传和国际交流合作。

（5）参与拟订、调整国家基本药物目录。

（6）参与拟订、调整非处方药目录。

（7）承办国家药品监督管理局交办的其他事项。

（六）国家药品监督管理局行政事项受理服务和投诉举报中心

国家药品监督管理局行政事项受理服务和投诉举报中心为国家药品监督管理局直属事业单位，其主要职责如下。

（1）负责药品、医疗器械、化妆品行政事项的受理服务和审批结果相关文书的制作、送达工作。

（2）受理和转办药品、医疗器械、化妆品涉嫌违法违规行为的投诉举报。

（3）负责药品、医疗器械、化妆品行政事项受理和投诉举报相关信息的汇总、分析、报送工作。

（4）负责药品、医疗器械、化妆品重大投诉举报办理工作的组织协调、跟踪督办，监督办理结果反馈。

（5）参与拟订药品、医疗器械、化妆品行政事项和投诉举报相关法规、规范性文件和规章制度。

（6）负责投诉举报新型、共性问题的筛查和分析，提出相关安全监管建议。承担国家药品监督管理局执法办案、整治行动的投诉举报案源信息报送工作。

（7）承担国家药品监督管理局行政事项受理服务大厅的运行管理工作。参与国家药品监督管理局行政事项受理、审批网络系统的运行管理。承担国家药品监督管理局行政事项收费工作。

（8）参与药品、医疗器械审评审批制度改革及国家药品监督管理局"互联网+政务服务"平台建设、受理服务工作。

（9）指导协调省级药品监管行政事项受理服务及投诉举报工作。

（10）开展与药品、医疗器械、化妆品行政事项受理及投诉举报工作有关的国际（地区）交流与合作。

（11）承办国家药品监督管理局交办的其他事项。

药品投诉举报机构主要通过 12315 电话、网络、信件、走访 4 个渠道受理药品、化妆品、医疗器械等产品在研制、生产、流通、使用 4 个环节违法行为的投诉举报；全面履行受理、转办、跟踪、协调、汇总、分析、处理、反馈 8 项职能任务。

（七）国家药品监督管理局执业药师资格认证中心

国家药品监督管理局执业药师资格认证中心为国家药品监督管理局的直属事业单位，其主要职责如下。

（1）开展执业药师职业资格准入制度及执业药师队伍发展战略研究，参与拟订完善执业药师职业资格准入标准并组织实施。

（2）承担执业药师职业资格考试相关工作。组织开展执业药师职业资格考试命审题工作，编写考试大纲和应试指南。负责执业药师职业资格考试命审题专家库、考试题库的建设和管理。

（3）组织制定执业药师认证注册工作标准和规范并监督实施。承担执业药师认证注册管理工作。

（4）组织制定执业药师认证注册与继续教育衔接标准。指导拟订执业药师执业标准和业务规范，协助开展执业药师相关执业监督工作。

（5）承担全国执业药师管理信息系统的建设、管理和维护工作，收集报告相关信息。

（6）指导地方执业药师职业资格认证相关工作。

（7）开展执业药师职业资格认证国际交流与合作。

（8）承办国家药品监督管理局交办的其他事项。

第二节　我国药品管理立法

当今世界各国对药事活动采取的最主要的管理手段即对药事活动各方面进行严格的法制化管理，通过立法对药品的研制、生产、流通、使用等药事活动过程进行有效的法律调整，以保证药品质量，保障人体用药安全有效，维护公众身体健康和用药的合法权益，并促进医药事业健康发展。

一、药品管理立法概述

药品管理立法是指由特定的国家机关依据法定的权限和程序制定、修改和废止药品管理法律规范的活动。

（一）药品管理立法的权限依据

划分立法的权限是国家立法的要点。各国根据其国家性质和国家政权组织形式与结构形式，确定由哪些国家机关行使制定、修改或废止法律、法规的权力。立法权限划分的制度即立法体制。

根据《中华人民共和国宪法》（以下简称《宪法》）和《中华人民共和国立法法》（以下简称《立法法》）的规定，我国立法权限的划分如下。

（1）全国人民代表大会和全国人民代表大会常务委员会行使国家立法权。全国人民代表大会制定和修改刑事、民事、国家机构的和其他的基本法律。全国人民代表大会常务委员会制定和修改除应当由全国人民代表大会制定的法律以外的其他法律；在全国人民代表大会闭会期间，对全国人民代表大会制定的法律进行部分补充和修改，但是不得同该法律的基本原则相抵触。

（2）国务院根据宪法和法律，制定行政法规。

（3）省、自治区、直辖市的人民代表大会及其常务委员会根据本行政区域的具体情况和实际需要，在不同宪法、法律、行政法规相抵触的前提下，可以制定地方性法规。设区的市的人民代表大会及其常务委员会根据本市的具体情况和实际需要，在不同宪法、法律、行政法规和本省、自治区的地方性法规相抵触的前提下，可以对城乡建设与管理、环境保护、历史文化保护等方面的事项制定地方性法规，法规对设区的市制定地方性法规的事项另有规定的，从其规定。

（4）民族自治地方的人民代表大会有权依照当地民族的政治、经济和文化的特点，制定自治条例和单行条例。

（5）国务院各部、委员会、中国人民银行、审计署和具有行政管理职能的直属机构，可以根据法律和国务院的行政法规、决定、命令，在本部门的权限范围内，制定规章。

（6）省、自治区、直辖市和设区的市、自治州的人民政府，可以根据法律、行政法规和本省、自治区、直辖市的地方性法规，制定规章。

（二）药品管理立法原则和程序

药品管理立法必须遵循的具体原则是实事求是，从实际出发；规律性与意志性相结合；原则性与灵活性相结合；统一性与协调性相结合；现实性与前瞻性相结合；保持法的稳定性、连续性与适时立、改、废相结合；总结本国经验与借鉴外国立法相结合。

立法依据一定程序进行，才能保证立法具有严肃性、权威性和稳定性。我国现行立法程序（制定法律的程序）大致可划分为四个阶段：法律草案的提出，法律草案的审议，法律草案的通过，法律的公布。宪法规定由国家主席公布法律。需要特别提出的是，法律法规的制定及颁布都会通过广大人民群众以及各相关单位、人员的集中探讨得以最终生效。

（三）我国药品管理立法的调整对象

我国药品管理立法的调整对象范围涉及国家药品行政管理机关、医疗卫生服务组织、企事业单位、国际组织、个人之间及其内部在维护人体生命健康权益的行动中形成的社会关系，其具有多层次、多形式、多角度的特点，归纳为主要调节以下三种关系。

1. 药事组织关系

药事组织关系即各级药事管理行政部门和各级各类药事组织的法律地位、组织形式、隶属关系、职权范围及权利义务等。

例如，国务院药品监督管理部门主管全国药品监督管理工作。国务院有关部门在各自的职责范围内负责与药品有关的监督管理工作。国务院药品监督管理部门应当配合国务院经济综合主管部门，执行国家制定的药品行业发展规划和产业政策。

2. 药事管理关系

药事管理关系即国家药事管理行政机关及其他有关机关在进行药事组织、领导、监督、评估等活动时与企事业单位、社会团体或者公民之间形成的权利义务关系。

例如，《药品管理法》规定生产药品，必须经省级药品监督管理部门批准，发给"药品生产许可证"，并规定了申请、审批程序及违反者应承担的法律责任。

3. 药事服务关系

药事服务关系即药事管理行政机关、药事组织、有关事业单位、社会团体和公民在向社会提供药事咨询指导、药事保健服务的过程中，与接受服务者所结成的一种平等主体间的权利义务关系，也包括从事相关健康产品的生产、经营单位等，就提供的产品和服务的安全、卫生、质量，与接受服务者所结成的一种平等主体间的权利义务关系。药事服务关系是一种横向的社会关系。

二、我国药品管理立法的法律渊源及适用原则

（一）药品管理立法的法律渊源

通过立法所产生的法律文件构成我国的主要法律渊源，或称为法的表现形式，它明确指出法律由何种国家机关制定或认可，具有何种表现形式或效力等级。在我国，药品管理立法的法律渊源是指药事管理法律规范的具体表现形式，主要种类见表2-1。

表 2-1　药品管理立法的法律渊源

法律渊源	制定机关		举例
《宪法》	全国人民代表大会		《宪法》关于药品方面的规定主要有：国家发展医疗卫生事业，发展现代医药和我国传统医药等
药事法律	全国人大及其常委会		《药品管理法》
药事法规	国家药事行政法规	国务院制定、发布	《药品管理法实施条例》
	地方性药事法规	省、自治区、直辖市及省会所在地的市和经国务院批准的较大市的人大及其常委会	《黑龙江省野生药材资源保护条例》
药事规章	国家药品监督管理局		《药品注册管理办法》
	省、自治区、直辖市和人民政府		《重庆市药品储备管理办法》

法律渊源	制定机关	举例
药事自治条例和单行条例	民族自治地方的人民代表大会	《西藏自治区实施〈中华人民共和国药品管理法〉办法》
国际药事条约	签订的或批准、承认的国际条约或协定	《1971 年精神药物公约》

（二）药品管理立法的适用原则

一般而言，在我国，法的适用原则是以事实为根据，以法律为准绳；公民在法律面前人人平等；司法机关依法独立行使职权；实事求是、有错必纠。但是在解决具体问题时，适用的法律法规会经常发生冲突，如何处理这些冲突，通常有以下几种适用原则。

1. 特别冲突适用原则——特别法优于一般法

特别冲突适用原则是指在对同一事项时，确定是适用普通法还是特别法的规则。一般来说，当普通法与特别法的规定不一致时，优先适用特别法。《产品质量法》和《药品管理法》在效力等级上是一样的，但前者是普通法，后者是特别法，因此，在解决药事法律法规冲突的时候，优先适用《药品管理法》。

2. 层级冲突适用规则——上位法优于下位法

不同效力等级的行政法律规范发生冲突，实际上是一种违法性冲突，根据《立法法》的规定，应当选择法律适用效力等级高的行政法律规范。在不同级别和层次的规范之间，较低层次的规范如果与较高层次的规范相抵触，应先适用较高层次的规范。部门法与基本法相冲突的，应适用基本法；行政法规、地方性法规与法律相冲突的，应适用法律；地方性法规、规章与相应的行政法规不一致的，应适用行政法规；地方政府规章与相应的地方性法规不一致的，应适用地方性法规；地方性法规与国务院各部委规章不一致的，应视具体情况具体处理。

3. 新旧法冲突适用规则——新法优于旧法

在药品监管实践中，在先前规范和后来规范对同一事项作出不同的规定时，应当根据新法废除旧法、后法优于前法的一般原则，确定它们的时间效力，即新法生效后，相应的旧法理所当然失去效力。在适用上，则应按不溯及既往的一般原则，即除了法律法规本身明确规定了对尚未处理和该法实施以前的行为可以依据该法规规定处理外，就应当认为没有溯及力。

三、药事行政救济

药事行政救济是指药品行政机关的行政行为对公民的权益造成侵害的情况下根据该公民的请求，通过一定的机关和程序防止或排除其侵害，以保护、救济公民权益的制度。药事行政救济主要有以下几种类型。

（一）行政复议

行政复议是指公民、法人或者其他组织认为行政主体的具体行政行为侵犯其合法权益，依法向法定的行政复议机关提出复议申请，行政复议机关依照法定程序对被申请复议的具体行政行为的合法性和适当性进行审查并作出决定的一种法律制度。行政复议的根本目的是纠正行政机关已作出的违法的具体行政行为。《中华人民共和国行政复议法》（以下简称《行政复议法》）系统地规定了行政复议的内容。

1. 行政复议范围

行政复议范围是指法律规定的行政复议机关受理行政争议案件的权限范围。

根据《行政复议法》第六条规定，公民、法人或者其他组织认为行政机关作出的具体行政行为属于下列情形之一的，可申请行政复议。

（1）对行政机关作出的警告、罚款、没收违法所得、没收非法财物、责令停产停业、暂扣或者吊销许可证、暂扣或者吊销执照、行政拘留等行政处罚决定不服的。

（2）对行政机关作出的限制人身自由或者查封、扣押、冻结财产等行政强制措施决定不服的。

（3）对行政机关作出的有关许可证、执照、资质证、资格证等证书变更、终止、撤销的决定不服的。

（4）对行政机关作出的关于确认土地、矿藏、水流、森林、山岭、草原、荒地、滩涂、海域等自然资源的所有权或者使用权的决定不服的。

（5）认为行政机关侵犯合法的经营自主权的。

（6）认为行政机关变更或者废止农业承包合同，侵犯其合法权益的。

（7）认为行政机关违法集资、征收财物、摊派费用或者违法要求履行其他义务的。

（8）认为符合法定条件，申请行政机关颁发许可证、执照、资质证、资格证等证书，或者申请行政机关审批、登记有关事项，行政机关没有依法办理的。

（9）申请行政机关履行保护人身权利、财产权利、受教育权利的法定职责，行政机关没有依法履行的。

（10）申请行政机关依法发放抚恤金、社会保险金或者最低生活保障费，行政机关没有依法发放的。

（11）认为行政机关的其他具体行政行为侵犯其合法权益的。

根据《行政复议法》第八条规定，下列事项不属于行政复议范围：对行政机关作出的行政处分或者其他人事处理决定；对民事纠纷的调解或者其他处理行为。

2. 行政复议程序

行政复议程序分为申请、受理、审理、决定和执行五个阶段。

（1）申请。公民、法人或者其他组织认为具体行政行为侵犯其合法权益的，可以自知道该具体行政行为之日起六十日内提出行政复议申请。法律规定的申请期限超过六十日的，从其规定。因不可抗力或其他正当理由耽误法定申请期限的，申请期限自障碍消除之日起继续计算。申请人申请行政复议，可以书面申请，也可以口头申请。

（2）受理。行政复议机关收到行政复议申请后，应当在五日内进行审查，对不符合规定的行政复议申请，决定不予受理，并书面告知申请人；对符合规定，但是不属于本机关受理的行政复议申请，应当告知申请人向有关行政复议机关提出。除上述规定的情形外，行政复议申请自行政复议机关负责法制工作的机构收到之日起即为受理。

公民、法人或者其他组织依法提出行政复议申请，行政复议机关无正当理由不予受理的，上级行政机关应当责令其受理；必要时，上级行政机关也可以直接受理。

（3）审理。复议审理是指复议机关受理复议申请后，对被申请人的具体行政行为进行实质审查的活动。

（4）决定。复议决定是指复议机关受理行政复议申请后，经审查，在法定期限内所作的具有法律效力的评价。行政复议决定的类型包括：① 维持决定；② 责令履行法定职责；③ 撤销、确认决定；④ 变更决定；⑤ 责令赔偿决定；⑥ 驳回复议请求决定。

（5）执行。被申请人应当履行行政复议决定。被申请人不履行或者无正当理由拖延履行行政复议决定的，行政复议机关或者其有关上级机关应当责令其限期履行。

申请人逾期不起诉又不履行行政复议决定的，或者不履行最终裁决的行政复议决定的，按照下列规定办理。

① 维持具体行政行为的行政复议决定，由作出具体行政行为的行政机关依法强制执行，或者申请人民法院强制执行。

② 变更具体行政行为的行政复议决定，由行政复议机关依法强制执行，或者申请人民法院强制执行。

（二）行政诉讼

行政诉讼是指公民、法人或者其他组织在认为行政机关或者法律、法规授权的组织作出的行政行为侵犯其合法权益时，依法定程序向人民法院起诉，人民法院对该行政行为合法性进行审查并作出裁决的活动。根据司法最终原则，行政诉讼是解决争议的最后途径。2014 年11 月1 日，第十二届全国人民代表大会常务委员会第十一次会议通过《全国人民代表大会常务委员会关于修改〈中华人民共和国行政诉讼法〉的决定》，自 2015 年 5 月 1 日起施行。

1. 行政诉讼的受案范围

行政诉讼的受案范围包括：① 对行政拘留、暂扣或者吊销许可证和执照、责令停产停业、没收违法所得、没收非法财物、罚款、警告等行政处罚不服的；② 对限制人身自由或者对财产的查封、扣押、冻结等行政强制措施和行政强制执行不服的；③ 申请行政许可，行政机关拒绝或者在法定期限内不予答复，或者对行政机关作出的有关行政许可的其他决定不服的；④ 对行政机关作出的关于确认土地、矿藏、水流、森林、山岭、草原、荒地、滩涂、海域等自然资源的所有权或者使用权的决定不服的；⑤ 对征收、征用决定及其补偿决定不服的；⑥ 申请行政机关履行保护人身权、财产权等合法权益的法定职责，行政机关拒绝履行或者不予答复的；⑦ 认为行政机关侵犯其经营自主权或者农村土地承包经营权、农村土地经营权的；⑧ 认为行政机关滥用行政权力排除或者限制竞争的；⑨ 认为行政机关违法集资、摊派费用或者违法要求履行其他义务的；⑩ 认为行政机关没有依法支付抚恤金、最低生活保障待遇或者社会保险待遇的；⑪ 认为行政机关不依法履行、未按照约定履行或者违法变更、解除政府特许经营协议、土地房屋征收补偿协议等协议的；⑫ 认为行政机关侵犯其他人身权、财产权等合法权益的。

此外，人民法院也受理法律、法规规定可以提起诉讼的其他行政案件，但对下列案件，人民法院不予受理：① 国防、外交等国家行为；② 行政法规、规章或者行政机关制定、发布的具有普遍约束力的决定、命令；③ 行政机关对其工作人员的奖惩、任免等决定；④ 法律规定由行政机关最终裁决的行政行为；⑤ 公安、国家安全等机关依照《刑事诉讼法》的明确授权实施的行为；⑥ 行政调解行为以及法律规定的仲裁行为；⑦ 不具有强制力的行政指导行为；⑧ 驳回当事人对行政行为提起申诉的重复处理行为；⑨ 对公民、法人或者其他组织权利义务不产生实际影响的行为。

2. 行政诉讼程序

行政诉讼程序是行政诉讼活动必须遵守的次序、方式和方法。行政诉讼程序一般分为起诉、立案、审理、裁判、执行等几个阶段。

(1) 起诉。起诉是指公民、法人或者其他组织认为自己的合法权益受到行政机关行政行为的侵害，而向人民法院提出诉讼请求，要求人民法院通过行使审判权，依法保护自己合法权益的诉讼行为。

向人民法院起诉必须具备以下条件：① 原告是行政行为的相对人以及其他与行政行为有利害关系的公民、法人或者其他组织；② 有明确的被告；③ 有具体的诉讼请求和事实根据；④ 属于人民法院受案范围和受诉人民法院管辖。

同时，根据《行政诉讼法》的规定，经过行政复议的案件，公民、法人或者其他组织对行政复议决定不服的，可在收到复议决定书之日起十五日内向人民法院起诉；直接向人民法院提起诉讼的，应当自知道或者应当知道作出行政行为之日起六个月内提出。超过起诉期限的起诉会被法院驳回。

(2) 立案。立案是指人民法院对公民、法人或者其他组织的起诉进行审查，对符合起诉条件的案件进行登记立案的诉讼行为。

(3) 审理。行政诉讼中的审理是指人民法院对行政案件所作的实质审查活动。行政案件的审理方式主要有开庭审理和书面审理两种。我国行政诉讼的审理，一审程序一律开庭审理，二审的审理分为书面审理和开庭审理两种方式。

开庭审理应遵循下述程序：审判长宣布开庭、法庭调查、法庭辩论、合议庭评议、宣判。其中法庭调查是开庭审理的核心，其任务是通过核实各种证据材料，审查证据的证明效力，以认定案件事实，审查和确认具体行政行为是否正确和合法。法庭辩论终结后，由审判长依照原告、被告、第三人的顺序依次征询各方面的意见。休庭以后，合议庭成员全部退庭，进行秘密评议。合议庭代表法院根据经过法庭审查认定的证据，确认案件事实，适用法律、法规，最终形成法院对案件的判决。法院宣告判决一律公开进行。

简易程序。人民法院审理下列第一审案件，认为事实清楚、权利义务关系明确、争议不大的，可以适用简易程序：① 被诉行政行为是依法当场作出的；② 案件涉及款额二千元以下的；③ 属于政府信息公开案件的。除上述第一审案件外，当事人各方同意适用简易程序的，可以适用简易。发回重审、按审判监督程序再审的案件不适用简易程序。

（4）裁判。裁判是指人民法院运用国家审判权对行政案件作出裁定和判决的合称。

裁定是指在行政诉讼过程中，人民法院对行政诉讼程序问题作出的裁决。裁定主要适用于不予受理、驳回起诉、管辖异议、中止或者终结诉讼、移送或指定管辖、诉讼保全、先予执行、诉讼期间停止执行行政行为，以及撤诉或不准撤诉等情形。

判决是人民法院就解决案件实体问题所作的决定。根据《行政诉讼法》有关规定，人民法院在行政诉讼一审程序中适用的判决有以下几种：① 驳回诉讼请求判决。行政行为证据确凿、适用法律法规正确、符合法定程序的，或者原告申请被告履行法定职责或者给付义务理由不成立的，人民法院应当判决驳回原告诉讼请求。② 撤销判决。被诉行政行为有下列情形之一的，人民法院应判决撤销或部分撤销：主要证据不足、适用法律法规错误、违反法定程序、超越职权、滥用职权和明显不当。③ 重作判决。④ 履行判决。如果被告不履行或者拖延履行法定职责的，人民法院应判决其在一定期限内履行。⑤ 变更判决。⑥ 给付判决。⑦ 确认违法判决。这类判决主要适用于以下情形：行政行为依法应当撤销，但撤销会给国家利益、社会公共利益造成重大损害的；行政行为程序轻微违法，但对原告权利不产生实际影响的。被告不履行或拖延履行法定职责，判决履行没有意义的；被诉行政行为违法，但不具有可撤销内容的；被告改变原违法行政行为，原告仍要求确认原行政行为违法的。⑧ 确认无效判决。这类判决是指行政行为有实施主体不具有行政主体资格或者没有依据等重大且明显违法情形，原告申请确认行政行为无效时的判决。⑨ 承担责任判决。⑩ 补偿判决。

人民法院应当在立案之日起六个月内作出第一审判决，有特殊情况需要延长的，由高级人民法院批准，高级人民法院审理第一审案件需要延长的，由最高人民法院批准。

（5）执行。对人民法院已经发生法律效力的判决、裁定、调解书，当事人必须履行。如果公民、法人或者其他组织拒绝履行判决、裁定的，行政机关或者第三人可以向第一审人民法院申请强制执行，或者由行政机关依法强制执行。

（三）行政赔偿与行政补偿

行政赔偿又称行政赔偿责任，是指因国家行政机关及其工作人员违法行使职权，侵犯法人或其他组织的合法权益并造成损害，由国家承担赔偿责任的制度。行政补偿是指国家行政机关及其工作人员在管理国家和社会公共事务的过程中，因合法的行政行为给公民、法人或其他组织的合法权益造成了损失，由国家依法予以补偿的制度。

例如，某药品监管部门在检查辖区内一家零售药店时，发现该药店内有一种可能导致严重不良反应的药品在售，据该药店介绍，这种药品在辖区内所有零售药店均有销售。为此，该药品监管部门决定对辖区内所有零售药店立即进行排查，防止不良反应事件的发生，但由于人手不足，排查需要一定时日，该药品监管部门决定，辖区内所有零售药店停业接受检查。虽然这一行政命令从维护公众身体健康的角度作出，但它损害了药店经营者的利益。从法理角度来说，该药品监管部门应对辖区内零售药店在停业检查期间所造成的损失给予行政补偿。

第三节 《药品管理法》概述

《药品管理法》是我国目前具有最高法律效力的药品监督管理规范性文件，是我国药品管理的根本法，是我国药事管理法律法规的主要渊源，因此，我们必须深刻掌握和领会《药品管理法》。以下简要介绍《药品管理法》的主要内容，并对该法的总则进行分析，而该法所涉及的药品研发、药品生产、药品流通、医疗机构药品使用、特殊药品、中药监管等内容，将在本教材相关章节中介绍。

1984 年，我国第一部有关药品管理的法律《药品管理法》经由第六届人民代表大会常务委员会第七次会议通过，并于 1985 年 7 月 1 日起施行。这部法律的颁布结束了我国药品管理缺乏系统法律指导的局面。

由于我国医药行业发展日新月异，为了能更好地适应这样的变化，我国于 2000 年开始对《药品管理法》进行修订，并于 2001 年 12 月 1 日实施了新的《药品管理法》，与之相配套的国务院令《药品管理法实施条例》也于 2002 年 9 月 15 日起施行。其后全国人民代表大会常务委员会又于 2013 年、2015 年先后两次对《药品管理法》进行了修改。2019 年 8 月 26 日，第十三届全国人民代表大会常务委员会第十二次会议对《药品管理法》进行了第二次修订，修订后的《药品管理法》于 2019 年 12 月 1 日起施行。《药品管理法实施条例》的现行版本为 2019 年修订版。

一、《药品管理法》的主要内容

现行的《药品管理法》共分为 12 章、155 条，其结构如下。

第一章为总则，第一条至第十五条，包括立法宗旨、适用范围、药品管理原则与目标、国家管理药品的政策与制度、从事药品活动的基本要求、药品监管事权与社会共治等内容。

第二章为药品研制和注册，第十六条至第二十九条，包括鼓励创新的国家政策、质量管理规范与全过程持续合规、开展药物非临床研究的要求、开展药物临床研究的要求与管理、药品注册申请与审批、国家药品标准、药品通用名称等内容。

第三章为药品上市许可持有人，第三十条至第四十条，包括药品上市许可持有人（Marketing Authorization Holder，MAH）的概念和责任、质量保证、MAH 的生产资质与委托生产、质量受权人及放行、MAH 的经营资质与委托销售、MAH 的相关制度和义务要求、上市许可转让等内容。

第四章为药品生产，第四十一条至第五十条，包括药品生产许可与条件、从事药品生产活动的基本要求、从事药品生产活动的具体要求、有关人员的健康检查等内容。

第五章为药品经营，第五十一条至第六十八条，包括药品经营许可与条件、经营药品的基本要求、鼓励药品零售连锁经营的国家政策、处方药与非处方药分类管理制度、经营药品的具体要求、网络销售药品的管理、进口药品的管理、药品的指定检验等内容。

第六章为医疗机构药事管理，第六十九条至第七十六条，包括药学技术人员配备规定、药品管理规定、用药原则与合理用药、处方调配、医疗机构制剂管理等内容。

第七章为药品上市后管理，第七十七条至第八十三条，包括对已上市药品的持续管理、对附条件审批药品的风险管理、药品生产变更的分类管理、药物警戒制度、药品召回制度、药品上市后评价与淘汰制度等内容。

第八章为药品价格和广告，第八十四条至第九十一条，包括药品价格的管理、药品购销中的禁止性规定、药品广告的管理、相关法律的规定等内容。

第九章为药品储备和供应，第九十二条至第九十七条，包括药品储备制度、国家基本药物制度、短缺药品管理制度等内容。

第十章为监督管理，第九十八条至第一百一十三条，包括假劣药管理制度、药品监督检查与抽查检验制度、药品安全管理、特殊管理药品、药品监督管理部门和地方人民政府的义务等内容。

第十一章为法律责任，第一百一十四条至第一百五十一条，对从事药品研制、生产、流通、使用和监督管理的单位和个人违反《药品管理法》的行为应当承担的法律责任进行了规定。

第十二章为附则，第一百五十二条至第一百五十五条，包括药材管理的特别规定、解放军和武警执行《药品管理法》的规定、本法施行时间的规定等内容。

二、《药品管理法》的立法宗旨和适用范围

（一）立法宗旨

"为了加强药品管理，保证药品质量，保障公众用药安全和合法权益，保护和促进公众健康，制定本法。"（《药品管理法》第一条）

《药品管理法》的主法宗旨（目的）包括加强药品管理、保证药品质量、保障公众用药安全和合法权益、保护和促进公众健康四个层面的内容。其中，保护和促进公众健康是本法最根本的目的。这是《宪法》第二十一条规定的"国家发展医疗卫生事业，发展现代医药和我国传统医药"的精神在本法中的具体体现。实现这一目的的方式之一是保障公众用药安全和合法权益；为了保障公众用药安全和合法权益，必须保证药品质量，而为了保证药品质量，必须加强药品管理。反之，没有严格的药品管理，就不能保证药品质量，也就无法保障公众用药安全和合法权益，更谈不上保护和促进公众健康。因此，这四个层面是一个有机的整体，不能割裂。

《药品管理法》在具体的章节中规定了药品研制与注册的管理，MAH 制度，生产、经

营和医疗机构配制制剂实行许可证制度，国家药品标准，GLP、GCP、GMP、GSP 等质量管理规范，药品抽查检验和指定检验，药品分类管理，假劣药管理，加大处罚力度等一系列制度和手段来加强管理，以保证药品质量，进而保证公众用药的安全、有效，使药品真正发挥其预防、治疗、诊断的作用，此外，其保证公众能够在合理、公平的条件下，最大限度地享受到安全、有效、经济的药品。

（二）适用范围

"在中华人民共和国境内从事药品研制、生产、经营、使用和监督管理活动，适用本法。"（《药品管理法》第二条）

1. 空间范围

本条规定的空间范围，是指"在中华人民共和国境内"。"中华人民共和国境内"应当理解为我国的边境范围内，也就是一般所说的大陆范围，不包括港澳台地区，而不是有的法律规定的中华人民共和国"领域内"，中华人民共和国境内与中华人民共和国领域内是有区别的，后者是指我国主权所达之地，比前者的范围宽。

2. 对象范围

本条规定的对象是从事药品研制、生产、经营、使用和监督管理的活动。

请你思考：使用药品的患者是否需要遵守《药品管理法》的规定？

（三）国家发展药品的方针政策、主要制度

1. 发展现代药和我国传统药

"国家发展现代药和传统药，充分发挥其在预防、医疗和保健中的作用。

"国家保护野生药材资源和中药品种，鼓励培育道地中药材。"（《药品管理法》第四条）

本条是根据《宪法》总纲第二十一条及第九条制定的，将发展现代药和我国传统药的方针制定为《药品管理法》的法律条文。实践证明，我国一贯坚持中西医并举、中西药同发展的方针，为保护人民健康起到巨大作用。

2. 鼓励创造新药，保护新药研究开发者的合法权益

"国家鼓励研究和创制新药，保护公民、法人和其他组织研究、开发新药的合法权益。"（《药品管理法》第五条）

研究开发新药是发展药品的主要途径，是提高我国药品市场竞争力的关键，是防止疾病、保护人民健康的客观要求。药品管理立法鼓励研究和创制新药，规定了保护公民、法人和其他组织研究、开发新药的合法权益，对于防止我国目前医药行业的低水平重复有着非常重要的意义。

3. 药品管理的主要制度

"国家对药品管理实行药品上市许可持有人制度。"（《药品管理法》第六条）

"国家建立健全药品追溯制度。"（《药品管理法》第十二条）

"国家建立药物警戒制度。"（《药品管理法》第十二条）

（四）药品监督管理体制

"国务院药品监督管理部门主管全国药品监督管理工作。国务院有关部门在各自职责范

围内负责与药品有关的监督管理工作。国务院药品监督管理部门配合国务院有关部门，执行国家药品行业发展规划和产业政策。

"省、自治区、直辖市人民政府药品监督管理部门负责本行政区域内的药品监督管理工作。设区的市级、县级人民政府承担药品监督管理职责的部门（以下称药品监督管理部门）负责本行政区域内的药品监督管理工作。县级以上地方人民政府有关部门在各自职责范围内负责与药品有关的监督管理工作。"（《药品管理法》第八条）

"药品监督管理部门设置或者指定的药品专业技术机构，承担依法实施药品监督管理所需的审评、检验、核查、监测与评价等工作。"（《药品管理法》第十一条）

本章练习题

一、单项选择题

1. 下列属于行政法规的是（   ）。

A. 《药品管理法》　　　　　　　　　　B. 《麻醉药品和精神药品管理条例》

C. 《药品生产质量管理规范》　　　　　D. 《药品注册管理办法》

2. 《药品注册管理办法》属于（   ）。

A. 药事法律　　　　B. 药事法规　　　　C. 药事规章　　　　D. 行政法规

3. 《药品管理法》的根本目的是（   ）。

A. 加强药品监督管理　　　　　　　　B. 保证药品质量

C. 保障公众用药安全和合法权益　　　D. 保护和促进公众健康

4. 直接向人民法院提起诉讼的，提出期限为知道或者应当知道作出行政行为之日起（   ）。

A. 六个月内　　　　B. 三个月内　　　　C. 三十日内　　　　D. 十五日内

5. 行政复议的提出期限为（   ）。

A. 九十日　　　　　B. 六十日　　　　　C. 三十日　　　　　D. 十五日

6. 组织制定药品、医用耗材价格和医疗服务项目、医疗服务设施收费等政策的部门是（   ）。

A. 国家药品监督管理局　　　　　　　B. 国家发展和改革委员会

C. 国家卫生健康委员会　　　　　　　D. 国家医疗保障局

二、配伍选择题

[7~10题共用答案]

A. 药品监督管理部门　　　　　　　　B. 发展和改革宏观调控部门

C. 卫生健康行政部门　　　　　　　　D. 工业和信息化管理部门

E. 商务管理部门

7. 负责药品、医疗器械和化妆品注册管理、标准管理、质量管理的部门是（   ）。

8. 组织制定国家药物政策和国家基本药物制度的部门是（　　　　）。

9. 承担中药材生产扶持项目管理和国家药品储备管理工作的部门是（　　　　）。

10. 负责药品流通行业管理工作的部门是（　　　　）。

[**11～14 题共用答案**]

A. 中国食品药品检定研究院

B. 国家药典委员会

C. 国家药品监督管理局药品审评中心

D. 国家药品监督管理局药品评价中心（国家药品不良反应监测中心）

E. 国家药品监督管理局食品药品审核查验中心

11. 组织开展药品不良反应监测工作的是（　　　　）。

12. 负责对药品注册申请进行技术审评的是（　　　　）。

13. 承担生物制品批签发相关工作的是（　　　　）。

14. 组织制定与修订国家药品标准的是（　　　　）。

第三章 药品研制监督管理

□ 掌握：新药的概念以及新药研究的主要内容，GLP 的基本内容，GCP 的基本内容。

□ 熟悉：伦理委员会的工作职责。

□ 了解：药品研制活动的基本过程和各个研究阶段的关键问题，GLP 认证的基本过程，发达国家 GCP 的发展历程。

本章知识导图

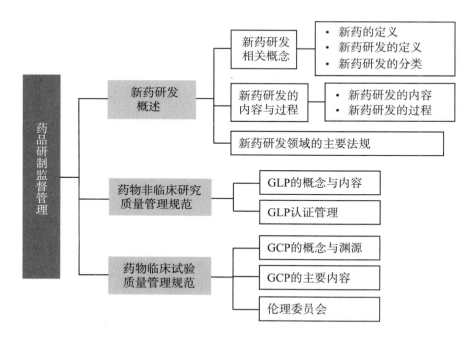

一种新药从研发到上市销售就像一个生命从出生到成长为一个独立的个体一样，都需要经历一些必须经历的过程，都需要在其成长过程中不断给予必要的修正。在这一章中我们将

探讨药品研制活动的基本过程，并探讨对这个基本过程进行监管的法律法规，从而提高药品研制的水平与质量。

第一节 新药研发概述

随着医药科技的迅猛发展，用于预防、诊断和治疗的新药层出不穷，上市后生命周期不断缩短，更新换代速度越来越快，新药研究开发已成为制药企业生存与发展的必然选择。同时，随着生命科学及相关基础学科的发展，也给新药研发提供了理论上和技术上的支持，新药研发的技术与手段也日趋成熟，并逐渐形成了独特的研究体系。

一、新药研发相关概念

（一）新药的定义

我国《药品管理法实施条例》和《药品注册管理办法》都将新药界定为"未曾在中国境内上市销售的药品"，包括国内外均未曾上市的创新药（首次作为药用物质的新化合物）和国外已上市但未曾在我国境内上市销售的药品。

2015年发布的《国务院关于改革药品医疗器械审评审批制度的意见》（国发〔2015〕44号）将药品分为新药和仿制药，并将新药由现行的"未曾在中国境内上市销售的药品"调整为"未在中国境内外上市销售的药品"。根据物质基础的原创性和新颖性，其将新药分为创新药和改良型新药。

（二）新药研发的定义

新药研发（Research and Development，R&D）是指新药从实验室发现到上市应用的整个过程，是一项综合利用各门学科知识的精华和高新技术的系统工程。新药研发的整个过程要经历新药药学研究、药理学研究、毒理学研究及临床研究，要运用很多学科的研究方法对新药的给药途径、给药剂量、生理过程等进行科学分析，最后在临床上用于人体疾病的治疗，因此整个新药研发的过程就是综合运用各学科知识的过程。

（三）新药研发的分类

一般而言，新药研发分为以下几类。

（1）研究和开发新原料药。例如，很多的药品都是化学合成品，新药研发的过程是一个从无到有的过程，我们现在使用的很多药品都是化学合成的，如头孢呋辛。

（2）研究开发已知化合物用作药物。例如，人们了解到青蒿素可以用于治疗疟疾，就大量提取青蒿素用于疟疾的治疗，而随着对青蒿素化学结构了解的深入，研究者就利用化学合成的方式开发出了青蒿素，直到现在其也广泛地用于疟疾的治疗。

（3）研究开发已上市药物并进行结构改造（me-too，me-better）。例如，喹诺酮类抗生素中的沙星类，第一代代表药物就是萘啶酸，主要用于革兰阴性菌，有抗菌谱窄等特点，随后研究者制得了吡哌酸，再对吡哌酸的化学结构进行结构改造，引入不同的取代基，制得了具备不同药物动力学特点的药物，包括氧氟沙星、环丙沙星等。

二、新药研发的内容与过程

（一）新药研发的内容

新药研发的内容总体上包括临床前研究、临床研究、生产和上市后研究三部分，下面主要介绍前两部分内容。

1. 新药的临床前研究

新药的临床前研究包括药物的合成工艺、提取方法、理化性质及纯度、剂型选择、处方筛选、制备工艺、检验方法、质量标准、稳定性、药理、毒理、动物药代动力学研究等。中药新药还包括原药材的来源、加工及炮制等的研究；生物制品还包括菌毒种、细胞株、生物组织等起始原材料的来源、质量标准、保存条件、生物学特征、遗传稳定性及免疫学研究等，也包括立项过程的文献研究。

新药的临床前研究应当参照国家发布的有关技术指导原则进行，其中安全性评价研究必须在通过《药物非临床研究质量管理规范》（GLP）认证的实验室完成，研究者如果采用其他评价方法和技术进行试验，应当提交证明其科学性的资料。安全性评价的初步目的是通过毒理学试验来暴露受试物的毒性反应，在非临床试验中提示受试物的安全性。安全性评价的主要内容包括：安全性药理（一般药理）、单次给药毒性（急性毒性）、重复给药毒性（长期毒性）、遗传毒性、生殖毒性、致癌性、依赖性、与局部给药相关的特殊毒性（过敏性、局部刺激性、溶血性）等。

药物研究机构应当具有与试验研究项目相适应的人员、场地、设备、仪器和管理制度；所用实验动物、试剂和原材料应当符合国家有关规定和要求，如所用的原料药必须具有药品批准文号、"进口药品注册证"或者"医药产品注册证"，且必须通过合法的途径获得，不具有证书的原料药必须经过批准。

申请人委托其他机构进行药物研究或者进行单项试验、检测、样品的试制、生产等，应当与被委托方签订合同。申请人应当对申报资料中的药物研究数据的真实性负责。

2. 新药的临床研究

新药的临床研究包括临床试验和生物等效性试验。

药物临床试验是指任何在人体（患者或健康志愿者）进行的药物系统性研究，以证实或揭示试验药物的作用、不良反应及（或）试验药物的吸收、分布、代谢和排泄，以确定试验药物的疗效与安全性。

临床试验是决定候选药物能否成为新药上市销售的关键阶段。之前规定这一阶段必须获得国务院药品监督管理部门的批准，但在2018年7月27日，国家药品监督管理局发布了《关于调整药物临床试验审评审批程序的公告》，我国的药物临床试验由审批制改为默示许可。此外，药物的临床试验必须在具有药物临床试验资格或在国务院药品监督管理部门备案的机构中实施，并严格遵守《药物临床试验质量管理规范》（GCP）的规定。

（1）新药的临床试验。临床试验分为Ⅰ、Ⅱ、Ⅲ、Ⅳ期。新药在批准上市前，申请新药注册应当完成Ⅰ、Ⅱ、Ⅲ期临床试验。在某些特殊情况下，经批准也可仅进行Ⅱ、Ⅲ期临床试验或仅进行Ⅲ期临床试验。各期临床试验的目的和主要内容如下。

Ⅰ期临床试验是初步的临床药理学及人体安全性评价试验，观察人体对于新药的耐受程度和药代动力学，为制定给药方案提供依据，病例数为20~30例。

Ⅱ期临床试验是治疗作用初步评价阶段。其目的是初步评价药物对目标适应证患者的治疗作用和安全性，也包括为Ⅲ期临床试验研究设计和给药剂量方案的确定提供依据。此阶段的研究设计可以根据具体的研究目的，采用多种形式，如随机盲法对照临床试验，病例数应不少于100例。

Ⅲ期临床试验是治疗作用确证阶段。其目的是进一步验证药物对目标适应证患者的治疗作用和安全性，评价利益与风险关系，最终为药物注册申请的审查提供充分依据。试验一般应为具有足够样本量的随机盲法对照临床试验。根据不同的病种和剂型要求，病例数不少于300例。

Ⅳ期临床试验是新药上市后的应用研究阶段，其目的是考察在广泛使用条件下的药物的疗效和不良反应，评价在普通或者特殊人群中使用的利益与风险关系及改进给药剂量等，病例数不少于2 000例。

（2）药物的生物等效性试验。生物等效性试验是指用生物利用度研究的方法，以药代动力学参数为指标，比较同一种药物的相同或者不同剂型的制剂，在相同的试验条件下，其活性成分吸收程度和速度有无统计学差异的人体试验。这个试验主要是针对仿制药品，同一药物、不同厂家生产的两种药物制剂产品，如果生物利用度相等，称为生物等效，可认为这两种药物制剂将产生相似的治疗效果。反之，如果生物利用度不相等，称为生物不等效，这两种药物制剂的生产和治疗效果也就不同。相关法规规定，如果仿制药品与其所仿制的药品生物不等效，那么这种仿制药品是不能被批准上市的。

药物临床试验的受试例数应当符合临床试验的目的和相关统计学的要求，并且不得少于所规定的最少临床试验病例数。不同注册分类的药物对临床试验的要求各不相同。临床试验用药物应在符合《药品生产质量管理规范》（GMP）的车间制备，必须严格执行《药品生产质量管理规范》（GMP）的要求，并经检验合格后方可用于临床试验。申请人对临床试验用药物的质量负责。药物临床试验应当在批准后3年内实施。逾期未实施的，原批准证明文件自行废止；仍需要进行临床试验的，应当重新申请。

（二）新药研发的过程

新药研发的过程可以分为以下几个阶段。

1. 新化合物实体的发现

新化合物实体的发现过程是指通过计算机药物分子设计或通过植物、动物、矿物、微生物、海洋生物等多种途径获取新的化学物质，并将这些化学物质在特定的体内外药理模型上进行评价筛选，以发现具有新颖结构类型和显著药理特性的先导化合物。在发现先导化合物后，经过处理得到一系列与先导化合物结构类似的物质，进行定量构效关系研究，以优化化合物的治疗指数，从中选择最佳化合物作为新化学实体（New Chemical Entity，NCE）。

例如，我国科学家屠呦呦在中医古籍中发现青蒿具有治疗疟疾的作用，采用低温萃取的方法从青蒿中提取出热稳定性差的青蒿素，鉴定其化学结构。由于天然的青蒿素水溶性差，后期又将青蒿素作为先导化合物，通过结构改造制备了一系列青蒿素的衍生物（如蒿甲醚、青蒿琥酯等），不仅保留了青蒿素分子中的有效结构——过氧桥基团，同时又增强了生物利用度和抗疟活性。

2. 临床前研究和新药研究申请

临床前研究的任务是系统评价新的候选药物，即发现的新化学实体，确定其是否符合进入人体临床试验的要求。这一阶段在国外统称为"申请作为临床研究用新药"或"新药研究申请制度"（Investigational New Drug，IND）。

临床前研究工作包括以下内容。

（1）药学研究。内容包括候选药物的合成工艺、提取方法、理化性质及纯度、剂型选择、处方筛选、制备工艺、检验方法、质量指标、稳定性考察研究等。其中，中药制剂包括原药材的来源鉴定、加工及炮制等；生物制品包括菌毒种、细胞株、生物组织等起始材料的质量标准、保存条件、遗传稳定性的研究等。

（2）药理毒理学研究。内容包括药效学研究、作用机制研究、药动学和药物代谢研究，以及一般药理学、急性毒性、长期毒性及特殊毒理研究等。

3. 临床研究与新药申请

临床研究是评价候选药物能否成为一个新药的重要阶段，这一阶段在国外称为"新药的申请"或"新药申请制度"（New Drug Application，NDA）。

临床研究必须经国务院药品监督管理部门批准后实施，并严格执行《药物临床试验质量管理规范》（GCP）的规定。临床研究在临床前研究的基础上，经过严密的试验设计，按照随机盲法对照的原则进行试验，深入考察药物对人体的疗效（有效性）与毒副作用（安全性），并继续进行相应的药学、药理、毒理方面的研究工作，最终确定该药物是否能以新药的形式上市使用。

4. 上市及监测

新药上市后的监测就是通常我们所说的临床试验Ⅳ期，主要是对新药的毒理学和副作用进行进一步的研究，在出现前期临床试验中没有发现的毒副作用时，应立即采取行动，以减少损失。

请你思考：新药研发对于国家、制药企业分别有什么重要意义？

三、新药研发领域的主要法规

为加强药品研究的监督管理，各国的药品监督管理部门都颁布了相应的法律法规对新药的研发进行了规范，如《药物非临床研究质量管理规范》（GLP）、《药物临床试验质量管理规范》（GCP）等。也有世界性的机构对全世界的新药研发行为进行规范并颁布相应的规范，如《赫尔辛基宣言》。

我国《药品管理法》作了如下规定。

"从事药品研制活动，应当遵守药物非临床研究质量管理规范、药物临床试验质量管理规范，保证药品研制全过程持续符合法定要求。

"药物非临床研究质量管理规范、药物临床试验质量管理规范由国务院药品监督管理部门会同国务院有关部门制定。"（《药品管理法》第十七条）

"开展药物非临床研究，应当符合国家有关规定，有与研究项目相适应的人员、场地、设备、仪器和管理制度，保证有关数据、资料和样品的真实性。"（《药品管理法》第十八条）

"开展药物临床试验，应当按照国务院药品监督管理部门的规定如实报送研制方法、质量指标、药理及毒理试验结果等有关数据、资料和样品，经国务院药品监督管理部门批准。国务院药品监督管理部门应当自受理临床试验申请之日起六十个工作日内决定是否同意并通知临床试验申办者，逾期未通知的，视为同意。其中，开展生物等效性试验的，报国务院药品监督管理部门备案。

"开展药物临床试验，应当在具备相应条件的临床试验机构进行。药物临床试验机构实行备案管理，具体办法由国务院药品监督管理部门、国务院卫生健康主管部门共同制定。"（《药品管理法》第十九条）

第二节　药物非临床研究质量管理规范

药物的非临床研究也叫安全性评价，是药物临床前研究的一个阶段，是指为评价药物安全性，在实验室条件下，用实验系统进行的各种毒性试验，包括单次给药的毒性试验、反复给药的毒性试验、生殖毒性试验、遗传毒性试验、致癌试验、局部毒性试验、免疫原性试验、依赖性试验、毒代动力学试验及与评价药物安全性有关的其他试验。

药物非临床研究必须执行《药物非临床研究质量管理规范》（GLP）。

一、GLP 的概念与内容

（一）GLP 的概念

GLP 是英文"Good Laboratory Practice"的缩写，中文直译为"良好实验室规范"或"标准实验室规范"，我国《药品管理法》对其称为"药物非临床研究质量管理规范"。GLP 就是对药物非临床研究的质量管理进行规范和监管，也就是对从非临床实验计划、实验、记录到实验报告等一系列管理活动进行标准化管理。实际上，在国外，GLP 不仅是针对人用药品的临床前研究而制定的规范，还是针对农药、食品添加剂、化妆品、兽药等进行的安全性评价实验而制定的规范。GLP 实施的主要目的是严格控制药物安全性评价试验的各个环节，即严格控制可能影响实验结果准确性的各种主客观因素，确保实验结果的真实性、准确性和规范性。

（二）GLP 的主要内容

GLP 始于 20 世纪 70 年代，新西兰是第一个建立实验室登记法的国家。1976 年，美国食品药品监督管理局（Food and Drug Administration，FDA）制定了仅限于药品的 GLP 规范草案。1980 年，美国国家环境保护局（Environmental Protection Agency，EPA）在《联邦杀虫剂、杀菌剂和杀鼠剂法》中发布了有关农药的 GLP 标准。加拿大、日本、韩国等国家也先后发布了本国的 GLP 法规。欧洲共同体（简称欧共体）在 1975 年 5 月公布了关于药品药理毒理、临床及临床标准草案法规，在 1986 年提出了 GLP 草案，1988 年正式发布 GLP 检查法令。欧共体 GLP 和经济合作与发展组织（Organization for Economic Co-operation and Development，OECD）的 GLP 原则一致。

我国 GLP 的实施首先从医药行业开始。1993 年 12 月，国家科学技术委员会颁布了《药品非临床研究质量管理规定（试行）》，国务院药品监督管理部门先后于 1999 年、2003 年、2017 年进行了修订，并更名为《药物非临床研究质量管理规范》。现行《药物非临床研究质量管理规范》于 2017 年 6 月 20 日经国家食品药品监督管理总局局务会议审议通过，自 2017 年 9 月 1 日起施行。

我国现行的 GLP 共 12 章 50 条，各章的主要内容如下。

第一章为总则，明确了我国制定 GLP 的目的、依据和适用范围。

第二章为术语及其定义，明确了 29 个术语的含义。

第三章为组织机构和人员，要求研究机构应当建立完善的组织管理体系，配备机构负责人、质量保证部门和相应的工作人员，并明确了工作人员及机构负责人、专题负责人、质量保证人员等各类人员的职责和要求。

第四章为设施，规定了非临床安全性评价研究机构应具备与研究任务相适应的不同实验设施。

第五章为仪器设备和实验材料，要求该研究机构应配备相应的仪器设备，并有完善的管理制度，确保其性能稳定可靠，并对受试物和对照品的管理作了具体明确的要求。

第六章为实验系统，对实验动物的管理提出了具体要求，并规范了实验动物以外的其他实验系统的管理。

第七章为标准操作规程，规定研究机构应当制定与其业务相适应的标准操作规程，以确保数据的可靠性。

第八章为研究工作的实施，对试验方案的主要内容、实施及研究工作结束后总结报告的主要内容等都作了详细具体的规定。

第九章为质量保证，对质量保证部门和质量保证人员的工作作了具体规定。

第十章为资料档案，要求在研究工作结束后，专题负责人按标准操作规程的要求，将有关材料、物件等整理存档，并按要求进行管理。

第十一章为委托方，规定了委托方的责任。

第十二章为附则，明确了本规范自 2017 年 9 月 1 日起施行。

拓展阅读：

GLP（2017 年修订）的具体内容见国家药品监督管理局网站（http://www.nmpa.gov.cn/WS04/CL2077/300695.html）。

二、GLP 认证管理

我国从 2005 年 1 月 1 日起开始强制执行 GLP。国务院药品监督管理部门首先要求创新药、中药注射剂和生物制品的安全性评价研究必须在通过 GLP 认证的实验室进行。

（一）申报 GLP 认证前的准备

GLP 的实施与认证是一项系统的工程，非临床研究机构对各项管理工作进行全面规划，其准备工作应该从以下几个方面入手。

1. 组织和人员

GLP 实施是一个艰巨而且漫长的过程，这就需要一定数量具有专业知识的人员和组织才能完成 GLP 的实施与认证准备工作。

要加强人员的培训工作。培训工作必须做到有计划、有考评、有记录。培训人员也应该具有相当的资质和经验，培训的方式有多种形式，要有成效。要建立专门协调小组，在机构内部建立"实施 GLP 与迎接认证工作领导小组"，其负责人应由法人代表或者法人代表授权的专家担任，成员包括实验室的技术骨干。这个小组的任务是使 GLP 实施工作有秩序、有效率地进行。

2. 硬件与软件系统的改造

非临床研究机构要按照 GLP 的要求，筹集必要的资金对硬件系统进行改造，达到标准后，应该特别注意软件系统的建设与改造。一个优秀的软件系统不仅是实施好 GLP 的关键，也可以在一定程度上弥补硬件建设与改造上的缺陷。

3. 自检与整改

在 GLP 实施与改造过程中，非临床研究机构应定期或不定期进行自检，整改工作首先应该根据在自检中发现的问题，及时制定可行的整改措施和方案，并且整改方案需要在参考专家意见的前提下进行制定。整个整改活动都要按照计划有步骤、有顺序地进行，并与自检相结合来不断提高研究机构的硬件和软件系统运转水平。

（二）GLP 认证的程序

1. 报送申请资料

申请机构向国务院药品监督管理部门报送申请资料。申请资料包括申请表、研究机构资料，所有的申请资料均应该按照《药物非临床研究机构资格认定管理办法》的要求填写。

2. 现场检查通知

国务院药品监督管理部门有关部门进行初审，初审通过后，国务院药品监督管理部门向被检机构和省级药品监督管理部门发出"现场检查通知书"。

3. 现场检查

现场检查一般按照以下程序进行。

（1）首次会议。内容包括：由主持人介绍检查员、介绍观察员（为被检查机构所在省级药品监督管理部门的工作人员），说明有关事项，宣布检查纪律；被检机构汇报情况；确认检查范围，落实检查日程；确定检查陪同人员。

（2）现场检查与取证。检查组成员按照现场检查方案、GLP 现场检查项目进行检查，对检查的项目逐条记录，发现问题认真核对，并进行现场取证；发现实际情况与被检机构申报的资料不符时，检查组长即刻向主持人提出调整方案的意见，并作出调整。

（3）综合评定。综合评定包括情况汇总（检查组成员对本人负责检查项目进行情况汇总，提交检查员记录并提出综合评定意见）、项目评定（检查组根据检查标准对检查项目进行评定，并填写"药物非临床研究质量管理规范认定检查评定表"）、拟订现场检查报告（根据现场检查情况、综合评定意见及评定结果，由检查组成员提出意见，检查组组长拟订）和通过检查报告。

（4）末次会议。检查组召开检查组成员、观察员和被检查机构相关人员参加的末次会议，通报检查情况，宣布该机构是否通过 GLP 认证。

第三节　药物临床试验质量管理规范

临床试验（Clinical Trial）是指任何在人体（病人或健康志愿者）进行药物的系统性研究，以证实或揭示试验药物的作用、不良反应及/或试验药物的吸收、分布、代谢和排泄，目的是确定试验药物的疗效与安全性。

药物的临床试验及生物等效性试验都必须遵守《药物临床试验质量管理规范》（GCP）的规定。

一、GCP 的概念与渊源

GCP 是英文名称"Good Clinical Practice"的缩写，中文名称为"药物临床试验质量管理规范"，其是规范药品临床试验全过程的标准规定，其目的在于保证临床试验过程的规范，结果科学可靠，保护受试者的权益并保障其安全。

我国于 1998 年 3 月 2 日由卫生部颁布了《药品临床试验管理规范（试行）》，后来国务院药品监督管理部门将其进一步修订为《药物临床试验质量管理规范》，于 2003 年 9 月 1 日起正式实施。这一规范的颁布，促进了我国药品临床试验尽快达到国际水平，推动了我国的新药尽快走向世界。

知识链接

GCP的由来与发展

20世纪60年代的"反应停"事件使得人们对必须加强新药临床试验管理有了进一步的认识，同时也促使各国政府开始重视对新药临床试验的法规管理。在1964年芬兰赫尔辛基第18届世界医学协会联合大会上，关于指导医生进行人体生物医学研究的建议即《赫尔辛基宣言》被大会采纳，后来于1975年在日本东京举行的第29届世界医学协会联合大会上正式通过。《赫尔辛基宣言》对以人体作为生物医学研究的医务人员提出了伦理和科学标准方面的要求，引起了世界广泛注意。

1975年，WHO发表了《评价人用药物的指导原则》。1981年7月，美国首先实施了《临床研究者指导原则》，规定了对受试者利益的保护，后来经过多次修改，逐渐形成了美国的GCP。日本于1989年10月颁布了《药品临床试验规范》，对经批准进入临床研究的新药作出了全面明确的法律性规定。此后，部分欧洲国家、澳大利亚、加拿大、韩国等也先后制定颁布了GCP。

我国对GCP的了解、研究始于1986年。1995年，卫生部组织专家起草了《药品临床试验管理规范送审稿》并开始在全国范围内组织相关知识培训。1998年3月，卫生部颁布了《药品临床试验管理规范（试行）》。国家药品监督管理局成立后，于1999年对该规范进行了修订。2003年，国家食品药品监督管理局在组建以后，将该试行规范进一步修订为《药物临床试验质量管理规范》，自2003年9月1日起施行。

二、GCP 的主要内容

我国现行的 GCP 共 13 章 70 条，主要包括以下内容。

第一章为总则，明确了制定该规范的目的、依据和该规范的适应范围以及包括的内容。要求所有以人为对象的研究必须符合《赫尔辛基宣言》，做到公正、尊重人格，力求使受试者最大限度受益和尽可能避免伤害。

第二章为临床试验前的准备与必要条件，明确规定进行药物临床试验必须有充分的科学依据，并对临床试验用药品的提供、所提供资料的要求和开展临床试验机构应具备的设施与条件等作了要求。

第三章为受试者的权益保障，规定：① 在药物临床试验过程中，必须将受试者的权益、安全和健康放在高于科学和社会利益的层面考虑，对受试者的个人权益，通过伦理委员会与知情同意书给予充分的保障；② 对伦理委员会的组成、工作程序都作了要求；③ 对知情同意书的获得和作用等都有具体要求。

第四章为试验方案，要求在临床试验开始前应制定临床试验方案。同时，对临床试验方案包括的 23 项内容作了明确规定。

第五章为研究者的职责，规定了负责临床试验的研究者应具备的条件、职责和工作程序。

第六章为申办者的职责，对申办者的职责作了明确规定。

第七章为监查员的职责，明确了监查的目的和监查员应具备的素质以及监查员的职责。

第八章为记录与报告，对病历报告表的记录作了规范化的要求，对临床试验总结报告的内容和临床试验资料的保存年限作了规定。

第九章为数据管理与统计分析，对临床试验的统计分析的方法、人员、工作过程与数据处理都作了规范化规定。

第十章为试验用药品的管理，对试验用药品的使用、试验记录内容以及管理都作了明确规定，例如，临床试验用药品不得销售，试验用药品的使用由研究者负责，研究者不得把试验用药品转交任何非临床试验参加者，等等。

第十一章为质量保证，规定了申办者及研究者均应履行各自职责，临床试验中所有观察结果和发现都应加以核实，以保证数据完整、准确、真实、可靠。

第十二章为多中心试验，对多中心试验的概念作了解释，并列出了多中心试验在计划和组织实施中应该考虑的诸项问题。

第十三章为附则，明确了该规范所用术语的含义、解释权以及施行日期为 2003 年 9 月 1 日。

拓展阅读：

GCP（2003 年修订）的具体内容见国家药品监督管理局网站（http://www.nmpa.gov.cn/WS04/CL2077/300595.html）。

三、伦理委员会

伦理委员会是指一个由医学、法学专业人员及非医学、非法学人员共同组成的独立体（可以为研究单位、地区、国家的或跨国的审查机构或委员会），其职责是通过对试验方案、研究者资格、设备，以及获得并签署受试者知情同意书的方法和资料进行审阅、批准或提出建议来确认临床试验所涉及的人类受试者的权益、安全性和健康受到保护，并对此保护提供公众保证。对于伦理委员会的法律地位、组成、功能、运作及管理规定，各国可以不同，但应允许伦理委员会依据 ICH（International Council for Harmonization，人用药品注册技术要求国际协调会议）指南中对 GCP 的规定行使职责。

伦理委员会应由一组有资格和经验并能对试验的医药学、法学及伦理方面进行审阅和评估的人员组成，应符合以下要求。

（1）至少有5名成员，并有不同性别的成员和法律人士。

（2）至少有1名成员来自非科学领域。

（3）至少有1名成员应为独立于试验所在单位之外的人员。

此外，只有与该试验研究者和申办者无关的伦理委员会成员才能表决提供对试验相关的事务的意见。

请你思考： 什么是伦理委员会？它的作用是什么？

本章练习题

一、单项选择题

1. 新药研发的主要阶段不包括（　　　）。

A. 试验研究　　　　　B. 临床前研究　　　　　C. 临床研究　　　　　D. 生产和上市后研究

2. 新药临床试验的批准机构是（　　　）。

A. 国家卫生行政部门　　　　　　　　　B. 国务院药品监督管理部门

C. 省级卫生行政部门　　　　　　　　　D. 省级药品监督管理部门

3. 对药物非临床研究的质量管理进行规范和监管的是（　　　）。

A. GMP　　　　　B. GSP　　　　　C. GLP　　　　　D. GCP

4. 规范药品临床试验全过程的标准规定是（　　　）。

A. GMP　　　　　B. GSP　　　　　C. GLP　　　　　D. GCP

5. 伦理委员会至少有（　　　）名成员。

A. 3　　　　　B. 5　　　　　C. 7　　　　　D. 9

6. Ⅲ期临床试验的病例数不少于（　　　）。

A. 30 例　　　　　B. 100 例　　　　　C. 300 例　　　　　D. 2 000 例

二、配伍选择题

[7~10题共用答案]

A. Ⅰ期临床试验　　　　　　　　　　B. Ⅱ期临床试验

C. Ⅲ期临床试验　　　　　　　　　　D. Ⅳ期临床试验

E. 生物等效性试验

7. 新药上市后的应用研究阶段是（　　　）。

8. 治疗作用初步评价阶段是（　　　）。

9. 初步的临床药理学及人体安全性评价试验是（　　　）。

10. 治疗作用确证阶段是（　　　）。

第四章　药品注册监督管理

学习目标

□ **掌握**：药品注册的有关概念、药品注册申请分类、药品注册管理机构、药品批准证明文件，新药注册管理。

□ **熟悉**：仿制药与进口药品的注册管理，药品再注册。

□ **了解**：药品注册的分类、药品上市许可持有人制度，药品补充申请。

本章知识导图

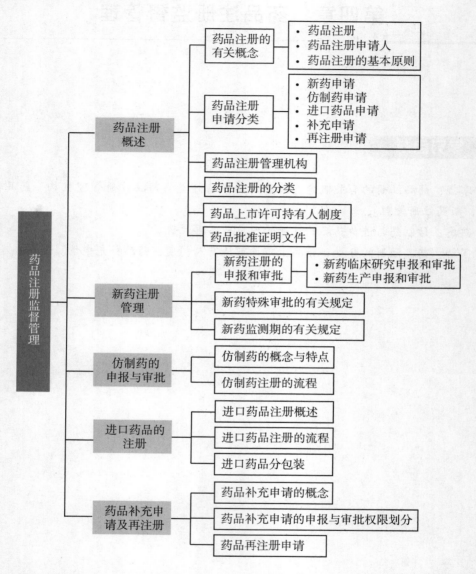

药品的注册管理是控制药品市场准入的前置性管理制度，是对药品上市的事前管理，它是世界各国通用的管理模式之一。尽管各国由于社会经济制度不同而采用不同的药品注册管理模式，但是其管理的出发点与核心是一致的，即采用规范的法定程序控制药品的市场准入，从而保障人们用药的安全性、有效性。

第一节 药品注册概述

一、药品注册的有关概念

1. 药品注册

药品注册是指国务院药品监督管理部门根据药品注册申请人的申请，依照法定程序，对拟上市销售药品的安全性、有效性、质量可控性等进行审查，并决定是否同意其申请的审批过程。

2. 药品注册申请人

药品注册申请人是指提出药品注册申请并承担相应法律责任的机构。境内申请人应当是在中国境内合法登记并能独立承担民事责任的机构；境外申请人应当是境外合法制药厂商，境外申请人办理进口药品注册，应当由其驻中国境内的办事机构或者由其委托的中国境内代理机构办理。

3. 药品注册的基本原则

我国在药品注册管理上遵照世界贸易组织（World Trade Organization，WTO）的非歧视性原则、市场开放原则、公平贸易原则和权利与义务平衡原则。同时，遵照《药品注册管理办法》第六条，其规定如下。

"药品注册工作应当遵循公开、公平、公正的原则。

"国家食品药品监督管理局对药品注册实行主审集体负责制、相关人员公示制和回避制、责任追究制，受理、检验、审评、审批、送达等环节接受社会监督。"

4.《药品管理法》的有关规定

我国《药品管理法》规定如下。

"在中国境内上市的药品，应当经国务院药品监督管理部门批准，取得药品注册证书；但是，未实施审批管理的中药材和中药饮片除外。实施审批管理的中药材、中药饮片品种目录由国务院药品监督管理部门会同国务院中医药主管部门制定。

"申请药品注册，应当提供真实、充分、可靠的数据、资料和样品，证明药品的安全性、有效性和质量可控性。"（《药品管理法》第二十四条）

"对申请注册的药品，国务院药品监督管理部门应当组织药学、医学和其他技术人员进行审评，对药品的安全性、有效性和质量可控性以及申请人的质量管理、风险防控和责任赔偿等能力进行审查；符合条件的，颁发药品注册证书。

"国务院药品监督管理部门在审批药品时，对化学原料药一并审评审批，对相关辅料、直接接触药品的包装材料和容器一并审评，对药品的质量标准、生产工艺、标签和说明书一并核准。

"本法所称辅料，是指生产药品和调配处方时所用的赋形剂和附加剂。"（《药品管理法》

第二十五条）

"药品应当从允许药品进口的口岸进口，并由进口药品的企业向口岸所在地药品监督管理部门备案。海关凭药品监督管理部门出具的进口药品通关单办理通关手续。无进口药品通关单的，海关不得放行。

"口岸所在地药品监督管理部门应当通知药品检验机构按照国务院药品监督管理部门的规定对进口药品进行抽查检验。

"允许药品进口的口岸由国务院药品监督管理部门会同海关总署提出，报国务院批准。"（《药品管理法》第六十四条）

"医疗机构因临床急需进口少量药品的，经国务院药品监督管理部门或者国务院授权的省、自治区、直辖市人民政府批准，可以进口。进口的药品应当在指定医疗机构内用于特定医疗目的。"（《药品管理法》第六十五条）

"禁止进口疗效不确切、不良反应大或者其他原因危害人体健康的药品。"（《药品管理法》第六十七条）

二、药品注册申请分类

《药品注册管理办法》第十一条对药品注册申请分类如下。

"药品注册申请包括新药申请、仿制药申请、进口药品申请及其补充申请和再注册申请。

"境内申请人申请药品注册按照新药申请、仿制药申请的程序和要求办理，境外申请人申请进口药品注册按照进口药品申请的程序和要求办理。"

1. 新药申请与仿制药申请

根据《药品注册管理办法》，新药申请是指未曾在中国境内上市销售药品的注册申请。对已上市药品改变剂型、改变给药途径、增加新适应证的药品注册按照新药申请的程序申报。

仿制药申请是指生产国家食品药品监督管理局已批准上市的已有国家标准的药品的注册申请，但是生物制品按照新药申请的程序申报。

根据《国务院关于改革药品医疗器械审评审批制度的意见》（国发〔2015〕44号），将药品分为新药和仿制药，并将新药由现行的"未曾在中国境内上市销售的药品"调整为"未在中国境内外上市销售的药品"。根据物质基础的原创性和新颖性，其将新药分为创新药和改良型新药；将仿制药由现行的"仿已有国家标准的药品"调整为"仿与原研药品质量和疗效一致的药品"。

2. 进口药品申请

进口药品申请是指境外生产的药品在中国境内上市销售的注册申请。

3. 补充申请

补充申请是指新药申请、仿制药申请或者进口药品申请经批准后，改变、增加或者取消原批准事项或者内容的注册申请。

4. 再注册申请

再注册申请是指药品批准证明文件有效期满后，申请人拟继续生产或者进口该药品的注册申请。

三、药品注册管理机构

国务院药品监督管理部门主管全国药品注册工作，负责对药物临床试验、药品生产和进口进行审批。

省级药品监督管理部门受国务院药品监督管理部门委托，对药品注册申报资料的完整性、规范性和真实性进行审查，并对试验现场进行核查；药品检验机构负责对注册药品进行质量标准复核。

四、药品注册的分类

根据《药品注册管理办法》附件的规定，各类别药品所要申报资料的项目是相同的，分别为综述资料、药学研究资料、药理毒理研究资料和临床研究资料四大部分，但不同类别的药品注册申报和审评的内容、要求不同。它们之间的技术要求、审批要求如果按同一模式进行，将会影响相应药品的研究进程，因此，我国对新药实行注册分类制度。

《药品注册管理办法》附件规定，中药、天然药物注册分为 9 类，化学药品注册分为 6 类，治疗用和预防用生物制品注册均分为 15 类。

2016 年 3 月，国家食品药品监督管理总局制定了化学药品注册分类工作改革方案，发布《关于发布化学药品注册分类改革工作方案的公告》（2016 年第 51 号）。公告对当前化学药品注册分类进行改革，对化学药品注册分类类别进行调整，化学药品新注册共分为 5 个类别。

知识链接

中药、天然药物和化学药品的注册分类

1. 中药、天然药物注册分为九类

（1）未在国内上市销售的从植物、动物、矿物等物质中提取的有效成分及其制剂。

（2）新发现的药材及其制剂。

（3）新的中药材代用品。

（4）药材新的药用部位及其制剂。

（5）未在国内上市销售的从植物、动物、矿物等物质中提取的有效部位及其制剂。

（6）未在国内上市销售的中药、天然药物复方制剂，具体如下。

① 中药复方制剂，其应在传统医药理论指导下组方。中药复方制剂主要包括：来源于古代经典名方的中药复方制剂、主治为证候的中药复方制剂、主治为病证结合的中药复方制剂等。

② 天然药物复方制剂，其应在现代医药理论指导下组方，其适应证用现代医学术语表述。

③ 中药、天然药物和化学药品组成的复方制剂，包括中药和化学药品，天然药物和化学药品，以及中药、天然药物和化学药品三者组成的复方制剂。

（7）改变国内已上市销售中药、天然药物给药途径的制剂。

（8）改变国内已上市销售中药、天然药物剂型的制剂。

（9）仿制药。仿制药是指注册申请我国已批准上市销售的中药或天然药物。

2.化学药品注册分为五类

（1）境内外均未上市的创新药，是指含有新的结构明确的、具有药理作用的化合物，且具有临床价值的药品。

（2）境内外均未上市的改良型新药，是指在已知活性成分的基础上，对其结构、剂型、处方工艺、给药途径、适应证等进行优化，且具有明显临床优势的药品。

（3）境内申请人仿制境外上市但境内未上市原研药品的药品，该类药品应与原研药品的质量和疗效一致。

原研药品是指境内外首个获准上市且具有完整和充分的安全性、有效性数据作为上市依据的药品。

（4）境内申请人仿制已在境内上市原研药品的药品，该类药品应与原研药品的质量和疗效一致。

（5）境外上市的药品申请在境内上市。

五、药品上市许可持有人制度

为了推进药品审评审批制度改革，鼓励药品创新，提升药品质量，为进一步改革完善药品管理制度提供实践经验，2015 年 11 月 4 日，第十二届全国人民代表大会常务委员会第十七次会议决定授权国务院在北京、天津、河北、上海、江苏、浙江、福建、山东、广东、四川十个省（直辖市）开展药品上市许可持有人制度试点，允许药品研发机构和科研人员取得药品批准文号，对药品质量承担相应责任。授权的试点期限为三年。

国务院药品监督管理部门允许药品研发机构和科研人员申请注册新药，在转让给企业生产时，只进行生产企业现场工艺核查和产品检验，不再重复进行药品技术审评。

2018 年 10 月 22 日，第十三届全国人民代表大会常务委员会第六次会议决定：将第十二届全国人民代表大会常务委员会第十七次会议授权国务院在部分地方开展药品上市许可持有人制度试点工作的三年期限延长一年。

《药品管理法》第三章对药品上市许可持有人制度有具体规定。

"药品上市许可持有人是指取得药品注册证书的企业或者药品研制机构等。

"药品上市许可持有人应当依照本法规定，对药品的非临床研究、临床试验、生产经营、上市后研究、不良反应监测及报告与处理等承担责任。其他从事药品研制、生产、经营、储存、运输、使用等活动的单位和个人依法承担相应责任。

"药品上市许可持有人的法定代表人、主要负责人对药品质量全面负责。"（《药品管理法》第三十条）

"药品上市许可持有人应当建立药品质量保证体系，配备专门人员独立负责药品质量管理。

"药品上市许可持有人应当对受托药品生产企业、药品经营企业的质量管理体系进行定期审核，监督其持续具备质量保证和控制能力。"（《药品管理法》第三十一条）

"药品上市许可持有人可以自行生产药品，也可以委托药品生产企业生产。"（《药品管理法》第三十二条）

"药品上市许可持有人应当建立药品上市放行规程，对药品生产企业出厂放行的药品进行审核，经质量受权人签字后方可放行。不符合国家药品标准的，不得放行。"（《药品管理法》第三十三条）

"药品上市许可持有人可以自行销售其取得药品注册证书的药品，也可以委托药品经营企业销售。药品上市许可持有人从事药品零售活动的，应当取得药品经营许可证。"（《药品管理法》第三十四条）

拓展阅读：

1. 《国务院关于改革药品医疗器械审评审批制度的意见》（国发〔2015〕44号）见国家药品监督管理局网站（http://www.nmpa.gov.cn/WS04/CL2079/333413.html）。

2. 《药品上市许可持有人制度试点方案》见国家药品监督管理局网站（http://www.nmpa.gov.cn/WS04/CL2079/333416.html）。

六、药品批准证明文件

药品批准文号的格式为：国药准字H（Z、S、J）+4位年号+4位顺序号，其中H代表化学药品，Z代表中药，S代表生物制品，J代表进口药品分包装。

"进口药品注册证"证号的格式为：H（Z、S）+4位年号+4位顺序号；"医药产品注册证"证号的格式为：H（Z、S）C+4位年号+4位顺序号，其中H代表化学药品，Z代表中药，S代表生物制品，C代表国产（实际上是香港、澳门或台湾生产）。对于境内分包装用大包装规格的注册证，其证号在原注册证号前加字母B。

新药证书证号的格式为：国药证字H（Z、S）+4位年号+4位顺序号，其中H代表化学药品，Z 代表中药，S 代表生物制品。

国务院药品监督管理部门核发的药品批准文号、"进口药品注册证"或者"医药产品注册证"的有效期为 5 年。有效期届满，需要继续生产或者进口的，申请人应当在有效期届满前 6 个月申请再次注册。

第二节　新药注册管理

一、新药注册的申报和审批

新药注册的申报和审批分为临床研究申报和审批及生产申报和审批。《药品注册管理办法》在新药的申报与审批程序上强调了公开、公正的原则；在质量标准上强调了可控性和可操作性，将药品审批与推行 GMP、GLP、GCP 结合起来，逐步与国际通行规则接轨。

（一）新药临床研究申报和审批

新药临床前研究完成后，需要向国家药品监督管理局药品审评中心报送有关资料。国家药品监督管理局药品审评中心收到申报资料后，组织药学、医学和其他学科技术人员对申报资料进行技术审评，必要时可以要求申请人补充资料。国务院药品监督管理部门依据技术审评的意见作出审批决定，符合规定的，发给"药物临床试验批件"。

（二）新药生产申报和审批

新药完成临床试验后，申请人向国家药品监督管理局药品审评中心报送申请生产的申报资料，并同时向中国食品药品检定研究院报送制备标准品的原材料及有关标准物质的研究资料。

国家药品监督管理局药品审评中心收到申报资料后，组织药学、医学和其他学科技术人员对申报资料进行技术审评，必要时可以要求申请人补充资料。经审评符合规定的，通知申请人申请生产现场检查，通过样品生产现场检查和样品检验，符合规定的，发给新药证书，申请人已持有"药品生产许可证"并具备生产条件的，同时发给药品批准文号。

改变剂型但不改变给药途径，以及增加新适应证的注册申请获得批准后不发给新药证书；靶向制剂、缓释制剂、控释制剂等特殊剂型除外。

二、新药特殊审批的有关规定

国家鼓励研究创制新药，对创制的新药、治疗疑难危重疾病的新药实行特殊审批。

《国务院关于改革药品医疗器械审评审批制度的意见》（国发〔2015〕44 号）规定，对创新药实行特殊审评审批制度。加快审评审批防治艾滋病、恶性肿瘤、重大传染病、罕见病等疾病的创新药，列入国家科技重大专项和国家重点研发计划的药品，转移到境内生产的创新药和儿童用药，以及使用先进制剂技术、创新治疗手段、具有明显治疗优势的创新药。加快临床急需新药的审评审批，申请注册新药的企业须承诺其产品在我国上市销售的价格不高于原产国或我国周边可比市场价格。

《新药注册特殊审批管理规定》规定，对符合下列情形的新药注册申请实行特殊审批。

（1）未在国内上市销售的从植物、动物、矿物等物质中提取的有效成分及其制剂，新发现的药材及其制剂。

（2）未在国内外获准上市的化学原料药及其制剂、生物制品。

（3）治疗艾滋病、恶性肿瘤、罕见病等疾病且具有明显临床治疗优势的新药。

（4）治疗尚无有效治疗手段的疾病的新药。

三、新药监测期的有关规定

根据保护公众健康的需要，可以对批准生产的新药品种设立监测期，对该新药的安全性继续进行监测。监测期内的新药，国务院药品监督管理部门将不再受理其他企业生产、改变剂型和进口该药的申请。

处于新药监测期内的药品，有关药品生产、经营、使用及检验、监督企业或单位发现新药存在严重质量问题、严重或者非预期的不良反应的，必须及时向省级药品监督管理部门报告。省级药品监督管理部门收到报告后应当立即组织调查，并报告国务院药品监督管理部门。

药品生产企业应当经常考察处于监测期内的新药的生产工艺、质量、稳定性、疗效及不良反应等情况，并每年向所在地省级药品监督管理部门报告。药品生产企业未履行新药监测期责任的，省级药品监督管理部门应责令其改正。

新药的监测期可以根据现有的安全性研究资料和境内外研究状况确定，自新药批准生产之日起计算，最长不得超过 5 年。针对不同类型的新药，分别规定中药、天然药物、化学药品、治疗性生物制品、预防用生物制品的相应监测期限。

第三节 仿制药的申报与审批

一、仿制药的概念与特点

仿制药是与被仿制的药品（原研药品）具有同样的活性成分、给药途径、剂型、规格和相同的治疗作用的药品。

仿制药具有研发费用低廉、审批程序简单、价格低于品牌药物等特点。我国《药品注册管理办法》第十九条规定"对他人已获得中国专利权的药品，申请人可以在该药品专利期届满前 2 年内提出注册申请。国家食品药品监督管理局按照本办法予以审查，符合规定的，在专利期满后核发药品批准文号、'进口药品注册证'或者'医药产品注册证'"。这项条款在很大程度上为生产仿制药企业提供了便利。

二、仿制药注册的流程

申报人完成试制后，应当填写"药品注册申请表"，向国家药品监督管理局药品审评中心报送有关资料和生产现场检查申请。

国家药品监督管理局药品审评中心受理申请后，组织对研制情况和原始资料进行现场核查，并应当根据申请人提供的生产工艺和质量标准组织进行生产现场检查，现场抽取连续生产的 3 批样品，送药品检验所检验。

国家药品监督管理局药品审评中心组织药学、医学及其他技术人员对审查意见和申报资料进行审核，并依据技术审评意见、样品生产现场检查报告和样品检验结果，形成综合意见。国务院药品监督管理部门依据综合意见，作出审批决定。符合规定的，发给药品批准文号或者"药物临床试验批件"；完成临床试验后，应报送临床试验资料。国务院药品监督管理部门依据技术意见，发给药品批准文号或者"审批意见通知件"。

《关于药品注册审评审批若干政策的公告》规定，仿制药按照与原研药质量和疗效一致的原则受理和审评审批。其中，对已在中国境外上市但尚未在境内上市药品的仿制药注册申请，应与原研药进行生物等效性研究并按国际通行技术要求开展临床试验，所使用的原研药由企业自行采购，向国务院药品监督管理部门申请一次性进口；未能与原研药进行对比研究的，应按照创新药的技术要求开展研究。

请你思考：我国新药与仿制药注册的流程有何不同？

第四节　进口药品的注册

一、进口药品注册概述

进口药品的注册是指境外制药厂商生产的药品申请到国内销售的注册申请，包括港澳台地区的药品申请到内地销售。

进口药品注册，较之国产新药及仿制药，在申请人资格、药品质量要求、审批、检验机构和报送资料等方面都具有自身的特殊性。

1. 进口药品注册申请人的资质

《药品注册管理办法》第十条对进口药品申请人资格作了如下严格的规定。

（1）境外申请人应当是申报品种在生产国家或地区的合法制药厂商。

（2）境外申请人办理进口药品注册，应当由其驻中国境内的办事机构或者由其委托的中国境内代理机构办理。

2. 进口药品注册的药品质量要求

为了确保从国外或港澳台地区进口的药品符合相关条款，《药品注册管理办法》第八十四条规定"申请进口的药品，应当获得境外制药厂商所在生产国家或者地区的上市许可；

未在生产国家或者地区获得上市许可，但经国家食品药品监督管理局确认该药品安全、有效而且临床需要的，可以批准进口"。此外，其生产应当符合所在国家或者地区 GMP 及我国 GMP 的要求。

3. 进口药品注册审批与检验机构

进口药品的注册申请必须直接向国家药品监督管理局提出。

进口药品的注册检验由中国食品药品检定研究院负责。

二、进口药品注册的流程

申请人应当填写"药品注册申请表"，报送有关资料和样品，提供相关证明文件，向国务院药品监督管理部门提出申请，产品须符合进口药品要求。

国务院药品监督管理部门对申报资料进行形式审查，符合要求的，出具药品注册申请受理通知书，并通知中国食品药品检定研究院组织对 3 个生产批号的样品进行注册检验；可组织对其研制和生产情况进行现场检查，并抽取样品。完成检验和技术审查后，将复核的药品标准、药品注册检验报告和复核意见送交国家药品监督管理局药品审评中心。

国家药品监督管理局药品审评中心在规定的时间内组织药学、医学及其他技术人员对申报资料进行审评，并依据技术审评意见和样品检验结果等作综合审评意见；国务院药品监督管理部门依据综合意见作出审批决定，符合规定的，发给"药物临床试验批件"。

临床试验结束后，国家药品监督管理局药品审评中心再组织对申请人报送的临床试验等资料进行全面审评。国务院药品监督管理部门再次依据综合意见作出审批决定，符合规定的，发给"进口药品注册证"。中国香港、澳门和台湾地区的制药厂商申请注册的药品，参照进口药品注册申请的程序办理，符合要求的，发给"医药产品注册证"。

三、进口药品分包装

（一）进口药品分包装的概念

进口药品分包装是指药品已在境外完成最终制剂生产过程，在境内由大包装规格改为小包装规格，或者对已完成内包装的药品进行外包装、放置说明书、粘贴标签等。

申请进口药品分包装，应当符合下列要求。

（1）该药品已经取得"进口药品注册证"或者"医药产品注册证"。

（2）该药品应当是中国境内尚未生产的品种，或虽有生产但是不能满足临床需要的品种。

（3）同一制药厂商的同一品种应当由一个药品生产企业分包装，分包装的期限不得超过"进口药品注册证"或者"医药产品注册证"的有效期。

（4）除片剂、胶囊外，分包装的其他剂型应当已在境外完成内包装。

（5）接受分包装的药品生产企业，应当持有"药品生产许可证"，并取得《药品生产质量管理规范》认证证书。进口裸片、胶囊申请在国内分包装的，接受分包装的药品生产企业还应当持有与分包装的剂型相一致的《药品生产质量管理规范》认证证书。

（6）申请进口药品分包装，应当在该药品"进口药品注册证"或者"医药产品注册证"的有效期届满1年前提出。

（二）进口药品分包装注册的申报与审批程序

进口药品注册审核通过后，可取得"进口药品注册证"或者"医药产品注册证"。由接受分包装的药品生产企业向所在地省、自治区、直辖市药品监督管理部门提出申请，提交由委托方填写的"药品补充申请表"，报送有关资料和样品。

省、自治区、直辖市药品监督管理部门对申报资料进行形式审查，即初审，符合要求的，出具药品注册申请受理通知书，提出审核意见后，将申报资料和审核意见报送国家药品监督管理局审批。国家药品监督管理局对报送的资料进行审查，符合规定的，发给"药品补充申请批件"和药品批准文号。分包装上应有两个文号：进口药品注册证号、药品批准文号。

第五节　药品补充申请及再注册

一、药品补充申请的概念

《药品注册管理办法》第十二条规定"补充申请，是指新药申请、仿制药申请或者进口药品申请经批准后，改变、增加或者取消原批准事项或者内容的注册申请"。

补充申请的申请人应当是药品批准证明文件的持有人或者药品注册的申请人。新药技术转让、进口药品分包装及药品试行标准转正也按照补充申请办理。

补充申请的类型主要包括以下三种。

第一种，对已有药品批准证明文件及其所附药品标准的变更，这是对具有法定效力的证明文件中载明的事项或内容的变更。

第二种，新药的技术转让是对实体资格的变更，进口的分包装是对注册药品注册证有关情况的变更，药品试行标准的转正是药品标准状况的界定，这些都需要按补充申请的程序办理。如对药品使用说明书、包装、标签所载明事项或内容的变更，它们都是药品标准的一部分，必须经过核准。

第三种，药品生产工艺、药品使用的辅料，虽然没有在发给的批准文件中出现，但是它们属于申请注册的基本材料，是审核批准的重要依据之一，如果它们的变化影响到药品质量，就必须申报并获得批准。

二、药品补充申请的申报与审批权限划分

补充申请分为备案申请和审批申请两大类。备案申请由省级药品监督管理部门受理并审批，然后报送国家药品监督管理局备案。审批申请由省级药品监督管理部门受理，然后报送

国家药品监督管理局审批。通常情况下，审批申请的工作时限长于备案申请。

申报机构：进口药品补充申请向国家药品监督管理局申报；其他药品的补充申请向企业所在地省级药品监督管理部门申报。

审批机构：增加药品适应证或者功能主治、修改药品标准、变更辅料等补充申请，由省级药品监督管理部门提出审核意见，报送国家药品监督管理局审批，并通知申请人。改变药品规格、变更企业名称、根据国家药品监督管理局的要求修改药品标准及说明书等的补充申请，由省、自治区、直辖市药品监督管理局审批，报送国家药品监督管理局备案，并通知申请人。进口药品补充申请，由国家药品监督管理局审批。

三、药品再注册申请

《药品管理法实施条例》第四十一条规定：国务院药品监督管理部门核发的药品批准文号、"进口药品注册证""医药产品注册证"的有效期为5年。有效期届满，需要继续生产或者进口的，应当在有效期届满前6个月申请再注册。

再注册申请是指药品批准证明文件有效期满后，申请人拟继续生产或者进口该药品的注册申请。由于特殊药品实施年度生产计划审批管理，因此药品的再注册主要针对新药、仿制药和进口药品。

（一）药品再注册申报与审批

取得药品批准文号的药品生产企业向所在省、自治区、直辖市的药品监督管理部门提出申请，提交"药品再注册申请表"及有关申报资料。省级药品监督管理部门对申报资料进行形式审查，认为符合要求的，予以受理，出具药品再注册申请受理通知书；认为不符合要求的，出具药品再注册申请不予受理通知书，并说明理由。

受理后，省级药品监督管理部门对再注册申请进行审核，提出审核意见，并报送国务院药品监督管理部门，国务院药品监督管理部门在收到审核意见后，进行审查，不予再注册的，3个月内发出通知，在有效期届满时，注销其药品批准文号；3个月未发出不予再注册通知的，由省级药品监督管理部门予以再注册。

进口药品的再注册申请由国家药品监督管理局受理，在6个月内完成审查，符合规定的予以再注册；不符合规定的，发出不予再注册的通知，并说明理由。

（二）药品不予再注册的情况

《药品注册管理办法》第一百二十六条规定，有下列情形之一的药品不予再注册。

（1）有效期届满前未提出再注册申请的。

（2）未达到国家食品药品监督管理局批准上市时提出的有关要求的。

（3）未按照要求完成Ⅳ期临床试验的。

（4）未按照规定进行药品不良反应监测的。

（5）经国家食品药品监督管理局再评价属于疗效不确、不良反应大或者其他原因危害人体健康的。

（6）按照《药品管理法》的规定应当撤销药品批准证明文件的。

（7）不具备《药品管理法》规定的生产条件的。

（8）未按规定履行监测期责任的。

（9）其他不符合有关规定的情形。

本章练习题

一、单项选择题

1. 药品批准文号的有效期为（　　）。

A. 2 年　　　　　　　　B. 3 年　　　　　　　　C. 4 年　　　　　　　　D. 5 年

2. 生产新药或者已有国家标准的药品的批准部门是（　　）。

A. 国家卫生行政部门　　　　　　　　B. 国务院药品监督管理部门

C. 省级卫生行政部门　　　　　　　　D. 省级药品监督管理部门

3. 对药品注册申报资料的完整性、规范性和真实性进行审查的部门是（　　）。

A. 国家卫生行政部门　　　　　　　　B. 国务院药品监督管理部门

C. 省级卫生行政部门　　　　　　　　D. 省级药品监督管理部门

4. 某药品的批准文号为国药准字 Z20180001，该药品属于（　　）。

A. 中药　　　　　　B. 化学药品　　　　　　C. 生物制品　　　　　　D. 进口药品

5. 新药的监测期最长不得超过（　　）。

A. 2 年　　　　　　　　B. 3 年　　　　　　　　C. 5 年　　　　　　　　D. 7 年

6. 对他人已获得中国专利权的药品，申请人可以在该药品专利期届满前（　　）内提出注册申请。

A. 2 年　　　　　　　　B. 3 年　　　　　　　　C. 5 年　　　　　　　　D. 7 年

二、配伍选择题

[7~10 题共用答案]

A. 新药申请　　　　B. 仿制药申请　　　　C. 进口药品申请

D. 补充申请　　　　E. 再注册申请

7. 药品批准证明文件有效期满后，申请人拟继续生产或者进口该药品的注册申请是（　　）。

8. 改变、增加或者取消原批准事项或者内容的注册申请是（　　）。

9. 未在中国境内外上市销售药品的注册申请是（　　）。

10. 仿与原研药品质量和疗效一致的药品的注册申请是（　　）。

第五章　药品生产监督管理

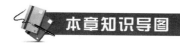

学习目标

☐ 掌握：药品生产监督管理，我国 GMP 的主要内容。

☐ 熟悉：GMP 概述。

☐ 了解：GMP 认证管理。

本章知识导图

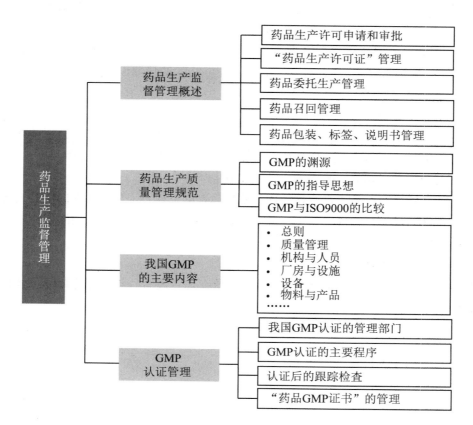

药品生产从原料到成品，要涉及许多的技术细节和标准，其中任何一个环节的疏忽都可能导致药品质量不符合要求，就可能生产出劣质药品，因此，必须在药品生产全过程中进行全面质量管理与控制来保证药品质量。20世纪发生了多起重大药害事件，造成数以万计的人付出了生命代价，也导致了人们对药品生产进行全面质量管理及标准化管理的高度重视与共识。各国政府对药品生产制定了众多严格的法律法规，其中《药品生产质量管理规范》（GMP）就是这些法律规范的核心与代表。美国自20世纪60年代率先在药品生产质量管理中实施GMP管理以来，各国制药行业和药品监督管理部门都开始不断探索质量管理科学在药品生产中的应用，对GMP进行探索和改进。实践证明，GMP是目前各国进行药品生产质量管理与质量保证的有效制度。通过本章的学习，我们将会对药品生产质量管理与GMP有更详尽的认识。

第一节　药品生产监督管理概述

一、药品生产许可申请和审批

我国《药品管理法》第四十一条规定"从事药品生产活动，应当经所在地省、自治区、直辖市人民政府药品监督管理部门批准，取得药品生产许可证。无药品生产许可证的，不得生产药品"。因此要生产药品，必须获得"药品生产许可证"。国务院药品监督管理部门制定了《药品生产监督管理办法》，对"药品生产许可证"的管理、药品生产监督检查等问题作了具体规定。

1. 药品生产许可必备条件

根据我国《药品管理法》第四十二条，从事药品生产活动，应当具备以下条件。

（1）有依法经过资格认定的药学技术人员、工程技术人员及相应的技术工人。

（2）有与药品生产相适应的厂房、设施和卫生环境。

（3）有能对所生产药品进行质量管理和质量检验的机构、人员及必要的仪器设备。

（4）有保证药品质量的规章制度，并符合国务院药品监督管理部门依据本法制定的药品生产质量管理规范要求。

2. 药品生产许可申请

开办药品生产企业，申请人应当向拟办企业所在地省级药品监督管理部门提出申请，并提交相关材料。

知识链接

　　申请开办药品生产企业应提交的材料包括：① 申请人的基本情况及其相关证明文件；② 拟办企业的基本情况，包括拟办企业名称、生产品种、剂型、设备、工艺及生产能力，拟办企业的场地、周边环境、基础设施等条件说明以及投资规模等情况说明；③ 工商行政管理部门出具的拟办企业名称预先核准通知书，生产地址及注册地址、企业类型、法定代表人或者企业负责人；④ 拟办企业的组织机构图（注明各部门的职责及相互关系、部门负责人）；⑤ 拟办企业的法定代表人、企业负责人、部门负责人简历、学历和职称证书；依法经过资格认定的药学及相关专业技术人员、工程技术人员、技术工人登记表，并标明所在部门及岗位；高级、中级、初级技术人员的比例情况表；⑥ 拟办企业的周边环境图、总平面布置图、仓储平面布置图、质量检验场所平面布置图；⑦ 拟办企业生产工艺布局平面图（包括更衣室、盥洗间、人流和物流通道、气闸等，并标明人、物流向和空气洁净度等级），空气净化系统的送风、回风、排风平面布置图，工艺设备平面布置图；⑧ 拟生产的范围、剂型、品种、质量标准及依据；⑨ 拟生产剂型及品种的工艺流程图，并注明主要质量控制点与项目；⑩ 空气净化系统、制水系统、主要设备验证概况；生产、检验仪器、仪表、衡器校验情况；⑪ 主要生产设备及检验仪器目录；⑫ 拟办企业生产管理、质量管理文件目录。

3. 药品生产许可审批

　　省级药品监督管理部门收到申请后，应在自收到申请之日起30个工作日内作出决定。同意的，发给"药品生产许可证"；不符合规定的，作出不予批准的书面决定，并说明理由，同时告知申请人享有依法申请行政复议或者提起行政诉讼的权利。

4.《药品管理法》关于药品生产的规定

　　我国《药品管理法》规定如下。

　　"药品应当按照国家药品标准和经药品监督管理部门核准的生产工艺进行生产。生产、检验记录应当完整准确，不得编造。

　　"中药饮片应当按照国家药品标准炮制；国家药品标准没有规定的，应当按照省、自治区、直辖市人民政府药品监督管理部门制定的炮制规范炮制。省、自治区、直辖市人民政府药品监督管理部门制定的炮制规范应当报国务院药品监督管理部门备案。不符合国家药品标准或者不按照省、自治区、直辖市人民政府药品监督管理部门制定的炮制规范炮制的，不得出厂、销售。"（《药品管理法》第四十四条）

　　"生产药品所需的原料、辅料，应当符合药用要求、药品生产质量管理规范的有关要求。

　　"生产药品，应当按照规定对供应原料、辅料等的供应商进行审核，保证购进、使用的

原料、辅料等符合前款规定要求。"（《药品管理法》第四十五条）

"直接接触药品的包装材料和容器，应当符合药用要求，符合保障人体健康、安全的标准。

"对不合格的直接接触药品的包装材料和容器，由药品监督管理部门责令停止使用。"（《药品管理法》第四十六条）

"药品生产企业应当对药品进行质量检验。不符合国家药品标准的，不得出厂。

"药品生产企业应当建立药品出厂放行规程，明确出厂放行的标准、条件。符合标准、条件的，经质量受权人签字后方可放行。"（《药品管理法》第四十七条）

请你思考： 开办药品生产企业需要具备什么条件？审批程序是什么？

二、"药品生产许可证"管理

（一）"药品生产许可证"载明的项目与变更管理

1. "药品生产许可证"载明的项目

"药品生产许可证"载明的项目有：许可证编号、企业名称、法定代表人、企业负责人、企业类型、注册地址、生产地址、生产范围、发证机关、发证日期、有效期限等。

其中由药品监督管理部门核准的许可事项为：企业负责人、生产范围和生产地址。

登记事项为：企业名称、法定代表人、注册地址、企业类型等。

2. "药品生产许可证"的变更管理

"药品生产许可证"的变更分为许可事项变更和登记事项变更。"药品生产许可证"变更后，原发证机关应当在"药品生产许可证"副本上记录变更的内容和时间，并按照变更后的内容重新核发"药品生产许可证"正本，收回原"药品生产许可证"正本，变更后的"药品生产许可证"有效期不变。

（1）许可事项变更。许可事项变更是指企业负责人、生产范围和生产地址的变更。

药品生产企业变更"药品生产许可证"许可事项的，应当在原许可事项发生变更 30 日前，向原发证机关提出"药品生产许可证"变更申请。未经批准，不得擅自变更许可事项。关于许可事项的变更相关要求如下。

① 原发证机关应当自收到企业变更申请之日起 15 个工作日内作出是否准予变更的决定；不予变更的，应当书面说明理由，并告知申请人享有依法申请行政复议或者提起行政诉讼的权利。

② 变更生产范围或者生产地址的，药品生产企业应当按照《药品生产监督管理办法》第五条的规定，提交涉及变更内容的有关材料，并报经所在地省、自治区、直辖市药品监督管理部门审查决定。

③ 药品生产企业依法办理"药品生产许可证"许可事项的变更手续后，应当及时向工商行政管理部门办理企业注册登记的变更手续。

（2）登记事项变更。登记事项变更是指企业名称、法定代表人、注册地址、企业类型等项目的变更。

药品生产企业变更"药品生产许可证"登记事项的，应当在工商行政管理部门核准变更后 30 日内，向原发证机关申请"药品生产许可证"变更登记。原发证机关应当自收到企业变更申请之日起 15 个工作日内办理变更手续。

（二）"药品生产许可证"的换发、补发和缴销

1. "药品生产许可证"的换发

"药品生产许可证"分正本和副本，正本、副本具有同等法律效力，有效期为 5 年。"药品生产许可证"有效期届满，需要继续生产药品的，药品生产企业应当在有效期届满前 6 个月向原发证机关申请换发"药品生产许可证"。

原发证机关结合企业遵守法律法规、GMP 和质量体系运行情况，按照《药品生产监督管理办法》关于药品生产企业开办的程序和要求进行审查，在"药品生产许可证"有效期届满前作出是否准予其换证的决定；符合规定准予换证的，收回原证，换发新证。

2. "药品生产许可证"的补发

"药品生产许可证"遗失的，药品生产企业应当立即向原发证机关申请补发，并在原发证机关指定的媒体上登载遗失声明。原发证机关在企业登载遗失声明之日起满 1 个月后，按照原核准事项在 10 个工作日内补发"药品生产许可证"。

3. "药品生产许可证"的缴销

药品生产企业终止生产药品或者关闭的，由原发证机关缴销"药品生产许可证"。

三、药品委托生产管理

（一）药品委托生产的规定

1. 药品委托生产的定义

药品委托生产是指药品生产企业（以下称委托方）在因技术改造暂不具备生产条件和能力或产能不足暂不能保障市场供应的情况下，将其持有药品批准文号的药品委托其他药品生产企业（以下称受托方）全部生产的行为，不包括部分工序的委托加工行为。

为规范药品委托生产，确保药品质量安全，根据《药品管理法》的规定，2014 年 8 月，国务院药品监督管理部门发布了《药品委托生产监督管理规定》，境内药品生产企业之间委托生产药品的申请、审查、许可和监督管理应当遵守规定。

2. 药品委托生产的监督管理

国家药品监督管理局负责对全国药品委托生产审批和监督管理进行指导和监督检查。各省级药品监督管理部门负责药品委托生产的审批和监督管理。

各省级药品监督管理部门应当组织对本行政区域内委托生产药品的企业（包括委托方和受托方）进行监督检查。对于委托方和受托方不在同一省的，委托方所在地省级药品监督管理部门可以联合受托方所在地省级药品监督管理部门组织对受托方受托生产情况进行延伸检查。监督检查和延伸检查发现企业存在违法违规行为的，依法予以处理。

3. 委托生产的品种限制

麻醉药品、精神药品、药品类易制毒化学品及其复方制剂，医疗用毒性药品，生物制品，多组分生化药品，中药注射剂、中药提取物和原料药不得委托生产。国务院药品监督管理部门可以根据监督管理工作需要调整不得委托生产的药品。

放射性药品的委托生产按照有关法律法规规定办理。

（二）药品委托生产的条件和要求

委托方和受托方均应是持有与委托生产药品相适应的《药品生产质量管理规范》认证证书的药品生产企业。委托生产药品的双方应当签订书面合同，内容应当包括质量协议，明确双方的权利与义务，并具体规定双方在药品委托生产管理、质量控制等方面的质量责任及相关的技术事项，且应当符合国家有关药品管理的法律法规。

委托方和受托方有关药品委托生产的所有活动应当符合《药品生产质量管理规范》的相关要求。

在委托生产的药品包装、标签和说明书上，应当标明委托方企业名称和注册地址、受托方企业名称和生产地址。

1. 委托方的要求

委托方应当取得委托生产药品的批准文号。委托方负责委托生产药品的质量。委托方应当对受托方的生产条件、技术水平和质量管理情况进行详细考查，向受托方提供委托生产药品的技术和质量文件，确认受托方具有受托生产的条件和能力。委托生产期间，委托方应当对委托生产的全过程进行指导和监督，负责委托生产药品的批准放行。

2. 受托方的要求

受托方应当严格执行质量协议，有效控制生产过程，确保委托生产药品及其生产符合注册和《药品生产质量管理规范》的要求。委托生产药品的质量标准应当执行国家药品标准，其药品名称、剂型、规格、处方、生产工艺、原料药来源、直接接触药品的包装材料和容器、包装规格、标签、说明书、批准文号等应当与委托方持有的药品批准证明文件的内容相同。

四、药品召回管理

（一）药品召回的由来与意义

召回的药品是指存在安全隐患的药品，即发现有可能对健康带来危害的药品。药品召回可以有效降低缺陷药品所导致的风险，最大限度地保障公众用药安全；还可降低行政执法成本，简化由严重药品不良反应造成的复杂经济纠纷，降低可能发生的更大数额的赔偿；同时有利于维护企业的良好形象，维护消费者对企业的信赖，为广大消费者安全用药建立了一道保护屏障。除企业实施召回外，为确保药品召回的效果，需要监管部门的指导和监督，也需要公众的参与。

（二）药品召回的有关概念

1. 有关定义

（1）药品召回。药品召回是指药品生产企业，包括进口药品的境外制药厂商，按照规定程序收回已上市销售的存在安全隐患的药品，已经确认为假药劣药的，不适用召回程序。

（2）安全隐患。安全隐患是指由于研发、生产等可能使药品具有危及人体健康和生命安全的不合理危险。

2. 药品召回分类

（1）主动召回。主动召回是指药品生产企业对收集的信息进行分析，对可能存在安全隐患的药品进行调查评估，发现药品存在安全隐患的，由该药品生产企业决定召回。

（2）责令召回。责令召回是指药品监督管理部门经过调查评估，认为存在安全隐患，药品生产企业应当召回药品而未主动召回的，责成药品生产企业召回药品。必要时，药品监督管理部门可以要求药品生产企业、经营企业和使用单位立即停止销售和使用该药品。

3. 药品召回分级

根据药品安全隐患的严重程度，药品召回分为三级：对使用该药品可能引起严重健康危害的实施一级召回；对使用该药品可能引起暂时的或者可逆的健康危害的实施二级召回；对使用该药品一般不会引起健康危害，但由于其他原因需要收回的实施三级召回。

（三）药品生产企业、药品经营企业和使用单位的义务

1. 药品召回的责任主体

药品生产企业是药品召回的责任主体。药品生产企业应当保存完整的购销记录，建立和完善药品召回制度，收集药品安全的相关信息，对可能具有安全隐患的药品进行调查、评估，召回存在安全隐患的药品。

进口药品的境外制药厂商与境内药品生产企业一样，也是药品召回的责任主体，履行相同的义务。进口药品需要在境内进行召回的，由进口的企业负责具体实施。

2. 销售与使用单位的职责

药品经营企业、使用单位发现其经营、使用的药品存在安全隐患的，应当立即停止销售或者使用该药品，通知药品生产企业或者供货商，并向药品监督管理部门报告。药品经营企业和使用单位应当建立和保存完整的购销记录，保证销售药品的可溯源性。

在实施药品召回时，药品经营企业、使用单位应当协助药品生产企业履行召回义务，按照召回计划的要求及时传达、反馈药品召回信息，控制和收回存在安全隐患的药品。

（四）主动召回和责令召回

1. 主动召回

（1）生产企业药品召回的时间规定。药品生产企业在作出药品召回决定后，应当制订召回计划并组织实施：一级召回在 24 小时内，二级召回在 48 小时内，三级召回在 72 小时内，通知有关药品经营企业、使用单位停止销售和使用，同时向所在地省级药品监督管理部门报告。

药品生产企业在启动药品召回后，一级召回在 1 日内，二级召回在 3 日内，三级召回在 7 日内，应当将调查评估报告和召回计划提交给所在地省级药品监督管理部门备案。省级药品监督管理部门应当将收到一级药品召回的调查评估报告和召回计划报告国务院药品监督管理部门。

药品生产企业在实施召回的过程中，一级召回每日，二级召回每 3 日，三级召回每 7 日，向所在地省级药品监督管理部门报告药品召回进展情况。

（2）药品调查评估报告。药品调查评估报告内容包括：① 召回药品的具体情况，包括名称、批次等药品信息；② 实施召回的原因；③ 调查评估结果；④ 召回分级。

2. 责令召回

（1）责令召回通知书。药品监督管理部门作出责令召回决定，应当将责令召回通知书送达药品生产企业，通知书包括以下内容：① 召回药品的具体情况，包括名称、批次等基本信息；② 实施召回的原因；③ 调查评估结果；④ 召回要求，包括范围和时限等。

（2）召回的时间规定。药品生产企业被要求执行药品召回决定后，应当制订召回计划并组织实施，一级召回在 24 小时内，二级召回在 48 小时内，三级召回在 72 小时内，通知有关药品经营企业、使用单位停止销售和使用，同时向所在地省级药品监督管理部门报告。

药品生产企业在启动药品召回后，一级召回在 1 日内，二级召回在 3 日内，三级召回在 7 日内，应当将调查评估报告和召回计划提交给所在地省级药品监督管理部门备案。

拓展阅读：

1. 《药品生产监督管理办法》（2017 年修正）的主要内容见国家药品监督管理局网站（http://www.nmpa.gov.cn/WS04/CL2077/300701.html）。

2. 《药品委托生产监督管理规定》（2014 年发布）的主要内容见国家药品监督管理局网站（http://www.nmpa.gov.cn/WS04/CL2138/299980.html）的附件。

3. 《药品召回管理办法》（2007 年制定）的主要内容见国家药品监督管理局网站（http://www.nmpa.gov.cn/WS04/CL2077/300634.html）。

五、药品包装、标签、说明书管理

药品说明书和标签的管理主要依据《药品管理法》及《药品管理法实施条例》《药品说明书和标签管理规定》（局令第 24 号）。

拓展阅读：

《药品说明书和标签管理规定》（2006 年 6 月 1 日起施行）见国家药品监督管理局网站（http://www.nmpa.gov.cn/WS04/CL2077/300623.html）。

（一）药品包装、标签的管理规定

1. 总体规定

《药品管理法》第四十九条规定，药品包装应当按照规定印有或者贴有标签并附有说明书。标签或者说明书应当注明药品的通用名称、成分、规格、上市许可持有人及其地址、生产企业及其地址、批准文号、产品批号、生产日期、有效期、适应证或者功能主治、用法、用量、禁忌、不良反应和注意事项。

《药品说明书和标签管理规定》规定，药品包装、标签必须按照国务院药品监督管理部门的规定印刷，其文字和图案不得加入任何未经批准的内容。药品的包装、标签内容不得超出国务院药品监督管理部门批准的药品说明书所限定的范围。药品包装、标签在申请该药品注册时依照药品的不同类别按照相应的管理办法办理审批手续。药品的每个最小销售单元的包装必须印有或贴有标签或说明书。药品的内包装内不得夹带任何未经批准的介绍或宣传产品、企业等或其他形式的资料。

2. 药品标签的管理

药品标签是指药品包装上印有或者贴有的内容。

药品标签分为内标签和外标签。内标签是指直接接触药品包装的标签，外标签是指内标签以外的其他包装标签。

药品内标签应当包含药品通用名称、适应证或者功能主治、规格、用法用量、生产日期、产品批号、有效期、生产企业等内容。包装尺寸过小无法全部标明上述内容的，至少应当标注药品通用名称、规格、产品批号、有效期等内容。

药品外标签应当注明药品通用名称、成分、性状、适应证或者功能主治、规格、用法用量、不良反应、禁忌、注意事项、贮藏、生产日期、产品批号、有效期、批准文号、生产企业等内容。适应证或者功能主治、用法用量、不良反应、禁忌、注意事项不能全部注明的，应当标出主要内容并注明"详见说明书"字样。

用于运输、储藏包装的标签，至少应当注明药品通用名称、规格、贮藏、生产日期、产品批号、有效期、批准文号、生产企业，也可以根据需要注明包装数量、运输注意事项或者其他标记等必要内容。

3. 药品标签中有效期的表述规定

药品标签中的有效期应当按照年、月、日的顺序标注，年份用四位数字表示，月、日用两位数字表示。具体标注格式为"有效期至××××年××月"或者"有效期至××××年××月××日"，也可以用数字和其他符号表示为"有效期至××××.××.××"或者"有效期至××/××/××"等。

有效期若标注到日，应当为起算日期对应年月日的前一天；若标注到月，应当为起算月份对应年月的前一月。

（二）药品说明书的管理规定

药品说明书包含有关药品的安全性、有效性等基本科学信息，是药品信息的来源之一，是重要的医疗文件，是医师、药师开方配药的依据之一，具有科学上、医学上和法律上的意义。

药品说明书的内容应当以国家药品监督管理局核准或获准修改的药品说明书为准，不得擅自增加和删改原批准的内容。药品说明书应当包含药品安全性、有效性的重要科学数据、结论和信息，用以指导安全、合理使用药品。药品说明书应当列出全部活性成分或者组方中的全部中药药味。注射剂和非处方药还应当列出所用的全部辅料名称。药品处方中含有可能引起严重不良反应的成分或者辅料的，应当予以说明。

国务院药品监督管理部门规定了药品说明书应采用的统一规范的格式，药品说明书应列有以下内容：药品名称（通用名、英文名、汉语拼音、化学名称）、分子式、分子量、结构式（复方制剂、生物制品应注明成分）、性状、药理毒理、药代动力学、适应证、用法用量、不良反应、禁忌、注意事项（孕妇及哺乳期妇女用药、儿童用药、药物相互作用和其他类型的相互作用，如烟、酒等）、药物过量（包括症状、急救措施、解毒药）、有效期、贮藏、批准文号、生产企业（包括地址及联系电话）等。

知识链接

药品说明书和标签中标注的药品名称及注册商标的使用规定

（1）药品说明书和标签中标注的药品名称必须符合国家药品监督管理局公布的药品通用名称和商品名称的命名原则，并与药品批准证明文件的相应内容一致。

（2）药品通用名称应当显著、突出，其字体、字号和颜色必须一致，并符合以下要求：① 对于横版标签，必须在上三分之一范围内显著位置标出；② 对于竖版标签，必须在右三分之一范围内显著位置标出；③ 不得选用草书、篆书等不易识别的字体，不得使用斜体、中空、阴影等形式对字体进行修饰；④ 字体颜色应当使用黑色或者白色，与相应的浅色或者深色背景形成强烈反差；⑤ 除因包装尺寸的限制而无法同行书写的，不得分行书写。

（3）药品商品名称不得与通用名称同行书写，其字体和颜色不得比通用名称更突出和显著，其字体以单字面积计算不得大于通用名称所用字体的二分之一。

（4）药品说明书和标签中禁止使用未经注册的商标以及其他未经国家药品监督管理局批准的药品名称。药品标签使用注册商标的，应当印刷在药品标签的边角，含文字的，其字体以单字面积计算不得大于通用名称所用字体的四分之一。

第二节　药品生产质量管理规范

《药品生产质量管理规范》的英文为"Good Manufacturing Practice"，简称GMP，人们称此制度为GMP制度。GMP是对药品生产全过程实施质量管理，保证生产出优质药品的一整套系统的、科学的管理规范，是药品生产和质量管理的基本准则。

一、GMP的渊源

美国是世界上第一个将药品生产质量管理制度形成法定性规范的国家。在美国首版的GMP批准以前，美国食品药品监督管理局（以下简称美国FDA）对药品生产和管理的监督尚处在"治标"的阶段，他们把注意力集中在药品的抽样检验上。当时，样品检验的结果是判别药品质量的唯一法定依据。样品按USP（United States Pharmacopoeia，美国药典）和美国国家处方集的要求检验合格，即判为合格；反之，则判为不合格。但美国FDA的官员在他们的监督管理实践中发现，被抽校样品的结果并不都能真实地反映市场上药品实际的质量状况，被抽校样品的结果合格，其同批药品的质量在事实上可能不符合标准。美国FDA为此对一系列严重的药品投诉事件进行了详细的调查，调查结果表明，多数事故是由药品生产中的交叉污染所致。1961年，又发生了震惊世界的"反应停"事件，美国是少数几个幸免于难的发达国家之一。这场灾难虽没有波及美国，但在美国社会激起了公众对药品监督和药品法规的普遍重视，促使美国国会于1962年对原《联邦食品、药品和化妆品法案》（1906年）进行了一次重大修改。1962年美国《联邦食品、药品和化妆品法案》的修正案对制药企业有如下四方面的要求。

第一，要求制药企业对出厂的药品提供两种证明材料：不仅要证明药品是有效的，还要证明药品是安全的。

第二，要求制药企业实行广告申请制度和向FDA报告药品的不良反应的制度。

第三，要求实行IND制度与NDA制度。

第四，要求制药企业实施GMP。

美国FDA于1963年颁布了世界上第一部GMP，药品生产企业如果没有实施GMP，其产品不得出厂销售。如果制药企业没有按照GMP的要求组织生产，不管样品抽检是否合格，美国FDA都有权将这样生产出来的药品视为不合格药品。GMP的公布从这个意义上来说，是药品生产质量管理中"质量保证"概念的新起点。

GMP的理论在此后多年的实践中经受了考验，获得了发展，它在药品生产和质量保证中的积极作用逐渐被各国政府所接受。自从美国FDA首先制定颁布了GMP作为美国制药企业指导药品生产和质量管理的法规后，WHO于1969年向全世界推荐了WHO的GMP。1969年WHO的GMP的公布标志着GMP的理论和实践开始从一国走向世界。此后，世界很多国家、地区为了维护消费者的利益和提高本国药品在国际市场的竞争力，根据药品生产和质量管理的特殊要求，以及本国的国情，分别制定了自己的GMP，一个推行GMP的热潮在全世界兴起。

我国《药品管理法》第四十三条规定如下。

"从事药品生产活动，应当遵守药品生产质量管理规范，建立健全药品生产质量管理体系，保证药品生产全过程持续符合法定要求。"

"药品生产企业的法定代表人、主要负责人对本企业的药品生产活动全面负责。"

根据法律的规定，1988年，卫生部颁布了我国第一部政府主管部门制定的GMP（非强制执行），后经多次修订和完善，于1998年由国家药品监督管理局颁布了强制实行的1998年版GMP。在多次征求意见后，我国现行的《药品生产质量管理规范》（2010年修订）（以下简称"2010年版GMP"）于2011年1月17日发布，自2011年3月1日起施行。此后，国务院药品监督管理部门发布了无菌药品、原料药、生物制品、血液制品、中药制剂、放射性药品、中药饮片、医用氧、取样等附录，作为2010年版GMP的配套文件，附录与2010年版GMP具有同等效力。

知识链接

GMP的类别与特点

1.GMP的类别

目前世界上的GMP大致有以下类别：具有国际性质的GMP，如WHO的GMP、欧盟的GMP等；国家权力机构颁布的GMP，如我国国务院药品监督管理部门、美国FDA、英国卫生和社会保障部、日本厚生省等政府机关制定的GMP；制药组织制定的GMP，如美国制药工业联合会、瑞典工业协会等制定的GMP。一般来说，国家权力机构颁布的是具有法律效力的GMP，其他组织颁布的GMP只作为建议性的规定，不具有法律效力。

2.GMP的特点

各个种类GMP的内容或形式不尽相同，但都具备以下特点。

原则性：GMP的条款仅指明了要求的目标，没有列出如何达到这些目标的解决办法。企业可自主选择适合自身的方式来达到GMP的要求。

时效性：GMP的条款只能根据该国、该地区现有的药品生产水平来制定，随着国家医药产业的发展，GMP的条款需要定期或不定期地补充、修订。

基础性：GMP是保证药品生产质量的最低标准，达到GMP标准是企业生产药品的最低要求。企业可以结合自身技术与市场竞争要求采取多样化的手段制定企业内部产品标准，但以不会影响和降低GMP本身要求为限。

多样性：尽管各国GMP在规定的内容上基本相同，但由于各国的国情与制药工业的发展水平各不相同，因此在内容要求的精度和严格程度方面各不相同。

二、GMP 的指导思想

任何药品的质量都是生产出来的，因此，要保证药品的质量，就要控制药品生产过程中所有影响药品质量的因素（主要为人员、设备、原料、工艺、环境 5 个方面），使药品的生产在符合要求、不混杂、无污染、均匀一致的条件下进行，再经抽样检验合格，这样生产出来的药品质量才有保证。

三、GMP 与 ISO9000 的比较

国际标准化组织（International Organization for Standardization，ISO）正式成立于 1947 年，是目前世界上最大、最有权威性的国际标准化专门机构，是具有民间性质的机构，其宗旨在于推进标准化的进程。ISO9000 族标准是 ISO 颁布的关于质量管理和质量保证的一系列标准的总称，最早颁布于 1987 年 3 月，其后又数次修订。ISO9000 族标准是在总结了世界上许多国家的质量管理经验基础上制定的，它指导组织选择和使用质量体系及其要素，主要用于企业质量管理体系的建立、实施和改进，为企业在质量管理和质量保证方面提供指南，目前已成为国际公认的质量保证基础。我国等同采用的国家标准代号为 GB/T 19000 系列标准。

1. GMP 与 ISO9000 的相同点

（1）目的相同。两者的目的都是保证产品质量，确保产品质量达到一定要求。

（2）方法相同。两者都是通过对影响产品质量的因素实施控制来达到保证产品质量的目的；都强调预防为主，对过程实施控制，变管结果为管因素。

（3）主导思想相同。两者都是对质量管理的基本要求，而且标准是随着科学技术生产的发展而不断发展和完善的。

2. GMP 与 ISO9000 的不同点

（1）性质不同。许多国家和地区的 GMP 具有法律效力，而 ISO9000 则是推荐性的。

（2）适用范围不同。ISO9000 适用于各行各业，而 GMP 只适用于药品生产企业。

第三节　我国 GMP 的主要内容

我国现行 GMP（2010 年修订）包括总则、质量管理、机构与人员、厂房与设施、设备、物料与产品、确认与验证、文件管理、生产管理、质量控制与质量保证、委托生产与委托检验、产品发运与召回、自检、附则等，共计 14 章、313 条，另外还有无菌药品、原料药、生物制品、血液制品、中药制剂、放射性药品、中药饮片、医用氧、取样等附录，其主要内容如下。

一、总则

企业应当建立药品质量管理体系。该体系应当针对影响药品质量的所有因素，确保药品

质量符合预定用途的有组织、有计划的全部活动。企业应当严格执行《药品生产质量管理规范》，坚持诚实守信，禁止任何虚假、欺骗行为。

二、质量管理

企业应当建立符合药品质量管理要求的质量目标，将药品注册的有关安全、有效和质量可控的所有要求，系统地贯彻到药品生产、控制及产品放行、储存、发运的全过程中，确保所生产的药品符合预定用途和注册要求。

企业高层管理人员应当确保实现既定的质量目标，不同层次的人员以及供应商、经销商应当共同参与并承担各自的责任。

企业应当配备足够的、符合要求的人员、厂房、设施和设备，为实现质量目标提供必要的条件。质量管理包括质量保证、质量控制和质量风险管理。

三、机构与人员

1. 组织机构和人员配备

企业应当建立与药品生产相适应的管理机构，并有组织机构图。企业应当设立独立的质量保证部门和质量控制部门。质量管理部门应当参与所有与质量有关的活动，负责审核所有有关的文件。

企业应当配备足够数量并具有适当资质（含学历、培训和实践经验）的管理和操作人员，应当明确规定每个部门和每个岗位的职责。岗位职责不得遗漏，交叉的职责应当有明确规定。所有人员应当明确并理解自己的职责，熟悉与其职责相关的要求，并接受必要的培训，包括上岗前培训和继续培训。

2. 关键人员

关键人员应当为企业的全职人员，至少应当包括企业负责人、生产管理负责人和质量受权人。质量管理负责人和生产管理负责人不得相互兼任。质量管理负责人和质量受权人可以兼任。应当制定操作规程确保质量受权人独立履行职责，不受企业负责人和其他人员的干扰。

3. 培训

企业应当指定部门或专人负责培训管理工作，应当有经生产管理负责人或质量管理负责人审核或批准的培训方案或计划，培训记录应当予以保存。

与药品生产、质量有关的所有人员都应当经过培训，培训的内容应当与岗位的要求相适应。除进行理论和实践的培训外，还应当有相关法规、相应岗位的职责、技能的培训，并定期评估培训的实际效果。

4. 人员卫生

所有人员都应当接受卫生要求的培训，企业应当建立人员卫生操作规程，最大限度地降低人员对药品生产造成污染的风险。

四、厂房与设施

1. 厂房的要求

厂房的选址、设计、布局、建造、改造和维护必须符合药品生产要求，应当能够最大限度地避免污染、交叉污染、混淆和差错，便于清洁、操作和维护。

2. 生产区的要求

为降低污染和交叉污染的风险，厂房、生产设施和设备应当根据所生产药品的特性、工艺流程及相应洁净度级别要求合理设计、布局和使用，并应综合考虑药品的特性、工艺和预定用途等因素，确定厂房、生产设施和设备多产品共用的可行性，并有相应的评估报告。

此外，GMP 对仓储区、质量控制区、辅助区的管理都提出了要求。

五、设备

设备的设计、选型、安装、改造和维护必须符合预定用途，应当尽可能降低产生污染、交叉污染、混淆和差错的风险，便于操作、清洁、维护，以及必要时进行消毒或灭菌。

应当建立设备使用、清洁、维护和维修的操作规程，并保存相应的操作记录。

应当建立并保存设备采购、安装、确认的文件和记录。

此外，GMP 对设备的设计和安装、维护和维修、使用和清洁、校准，以及制药用水等都有具体的规定。

六、物料与产品

药品生产所用的原辅料、与药品直接接触的包装材料应当符合相应的质量标准，应当尽可能降低物料的微生物污染程度。必要时，物料的质量标准中应当包括微生物限度、细菌内毒素或热原检查项目。药品上直接印字所用油墨应当符合食用标准要求。进口原辅料应当符合国家相关的进口管理规定。

七、确认与验证

企业应当确定需要进行的确认或验证工作，以证明有关操作的关键要素能够得到有效控制。确认或验证的范围和程度应当通过风险评估来确定。

企业的厂房、设施、设备和检验仪器应当经过确认，应当采用经过验证的生产工艺、操作规程和检验方法进行生产、操作和检验，并保持持续的验证状态。

八、文件管理

文件是质量保证系统的基本要素。企业必须有内容正确的书面质量标准、生产处方和工艺规程、操作规程以及记录等文件。

每批药品应当有批记录，包括批生产记录、批包装记录、批检验记录和药品放行审核记录等与本批产品有关的记录。批记录应当由质量管理部门负责管理，至少保存至药品有效期后一年。质量标准、工艺规程、操作规程、稳定性考察、确认、验证、变更等其他重要文件应当长期保存。

九、生产管理

所有药品的生产和包装均应当按照批准的工艺规程和操作规程进行操作并有相关记录，以确保药品达到规定的质量标准，并符合药品生产许可和注册批准的要求。

应当建立划分产品生产批次的操作规程，以及编制药品批号和确定生产日期的操作规程，每批药品均应当编制唯一的批号。

每批产品应当检查产量和物料平衡，确保物料平衡符合设定的限度。

十、质量控制与质量保证

质量控制实验室的人员、设施、设备应当与产品性质和生产规模相适应。

质量管理部门应当建立药品不良反应报告和监测管理制度，设立专门机构并配备专职人员负责管理。

应当主动收集药品不良反应，对不良反应应当详细记录、评价、调查和处理，及时采取措施控制可能存在的风险，并按照要求向药品监督管理部门报告。

十一、委托生产与委托检验

委托方和受托方必须签订书面合同，明确规定各方责任、委托生产或委托检验的内容及相关的技术事项。

委托方应当对受托生产或检验的全过程进行监督，并应当确保物料和产品符合相应的质量标准。

十二、产品发运与召回

每批产品均应当有发运记录。根据发运记录，应当能够追查每批产品的销售情况，必要时应当能够及时全部追回，发运记录内容应当包括：产品名称、规格、批号、数量、收货单位和地址、联系方式、发货日期、运输方式等。

发运记录应当至少保存至药品有效期后一年。

企业应当建立产品召回系统，必要时可迅速、有效地从市场召回任何一批存在安全隐患的产品；应当制定召回操作规程，确保召回工作的有效性。

十三、自检

质量管理部门应当定期组织对企业进行自检，监控本规范的实施情况，评估企业是否符合本规范要求，并提出必要的纠正和预防措施。

十四、附则

GMP 为药品生产质量管理的基本要求。其主要术语的含义如下。

（1）包装。待包装产品变成成品所需的所有操作步骤，包括分装、贴签等，但无菌生产工艺中产品的无菌灌装，以及最终灭菌产品的灌装等不视为包装。

（2）包装材料。药品包装所用的材料，包括与药品直接接触的包装材料和容器、印刷包装材料，但不包括发运用的外包装材料。

（3）批。经一个或若干加工过程生产的、具有预期均一质量和特性的一定数量的原辅料、包装材料或成品。为完成某些生产操作步骤，可能有必要将一批产品分成若干亚批，最终合并成为一个均一的批。在连续生产的情况下，批必须与生产中具有预期均一特性的确定数量的产品相对应，批量可以是固定数量或固定时间段内生产的产品量。

例如，口服或外用的固体、半固体制剂在成型或分装前使用同一台混合设备一次混合所生产的均质产品为一批；口服或外用的液体制剂以灌装（封）前经最后混合的药液所生产的均质产品为一批。

（4）批号。用于识别一个特定批的具有唯一性的数字和（或）字母的组合。

（5）批记录。用于记述每批药品生产、质量检验和放行审核的所有文件和记录，可追溯所有与成品质量有关的历史信息。

（6）文件。GMP 所指的文件包括质量标准、工艺规程、操作规程、记录、报告等。

（7）物料。指原料、辅料和包装材料等。

拓展阅读：

GMP 的主要内容见国家药品监督管理局网站（http://www.nmpa.gov.cn/WS04/CL2077/300569.html）。

第四节　GMP 认证管理

《药品生产监督管理办法》第九条规定："新开办药品生产企业、药品生产企业新建药品生产车间或者新增生产剂型的，应当自取得药品生产证明文件或者经批准正式生产之日起 30 日内，按照国家食品药品监督管理总局的规定向相应的食品药品监督管理部门申请《药品生产质量管理规范》认证。"

一、我国 GMP 认证的管理部门

国务院药品监督管理部门主管全国药品 GMP 认证管理工作。其主要职责包括：① 负责 GMP 认证检查评定标准的制定、修订工作；② 负责设立国家 GMP 认证检查员库及其管理工作；③ 负责进口药品 GMP 境外检查和国家或地区间药品 GMP 检查的协调工作。

省级药品监督管理部门负责本辖区内 GMP 认证和跟踪检查工作，以及国务院药品监督管理部门委托开展的药品 GMP 检查工作。省级以上药品监督管理部门设立的药品 GMP 认证检查机构承担药品认证申请的技术审查、现场检查、结果评定等工作。

二、GMP 认证的主要程序

（一）申请

新开办药品生产企业或药品生产企业新增生产范围、新建车间的，应当按照《药品管理法实施条例》的规定申请药品 GMP 认证。已取得"药品 GMP 证书"的药品生产企业应在证书有效期届满前 6 个月重新申请药品 GMP 认证。药品生产企业改建、扩建车间或生产线的，应重新申请药品 GMP 认证。

申请药品 GMP 认证的生产企业，应按规定填写"药品 GMP 认证申请书"，并报送相关资料。

（二）受理与审查

省级以上药品监督管理部门对"药品 GMP 认证申请书"及相关资料进行形式审查，申请材料齐全、符合法定形式的予以受理；未按规定提交申请资料的，以及申请资料不齐全或者不符合法定形式的，当场或者在 5 日内一次性书面告知申请人需要补正的内容。

药品认证检查机构对申请资料进行技术审查，需要补充资料的，应当书面通知申请企业。申请企业应按通知要求，在规定时限内完成补充资料，逾期未报的，其认证申请予以终止。

（三）现场检查

药品认证检查机构完成申报资料技术审查后，应当制定现场检查工作方案，并组织实施现场检查。

现场检查实行组长负责制，检查组一般由不少于 3 名药品 GMP 检查员组成，从药品 GMP 检查员库中随机选取，并应遵循回避原则。检查员应熟悉和了解相应专业知识，必要时可聘请有关专家参加现场检查。

检查组应严格按照现场检查方案实施检查，检查员应如实做好检查记录。现场检查结束后，检查组应对现场检查情况进行分析汇总，并客观、公平、公正地对检查中发现的缺陷进行风险评定。

（四）审批发证

药品认证检查机构完成综合评定后，应将评定结果予以公示，公示期为 10 个工作日。对公示内容无异议或对异议已有调查结果的，药品认证检查机构应将检查结果报同级药品监督管理部门，由药品监督管理部门进行审批。

经药品监督管理部门审批，符合药品 GMP 要求的，向申请企业发放"药品 GMP 证书"；不符合药品 GMP 要求的，认证检查不予通过，药品监督管理部门以《药品 GMP 认证审批意见》的方式通知申请企业。药品监督管理部门应将审批结果予以公告；省级药品监督管理部门应将公告上传国务院药品监督管理部门网站。

三、认证后的跟踪检查

药品监督管理部门应对持有"药品 GMP 证书"的药品生产企业组织进行跟踪检查，在"药品 GMP 证书"有效期内至少进行一次跟踪检查。

药品监督管理部门负责组织药品 GMP 跟踪检查工作；药品认证检查机构负责制订检查计划和方案，确定跟踪检查的内容及方式，并对检查结果进行评定。

四、"药品 GMP 证书"的管理

"药品 GMP 证书"载明的内容应与企业药品生产许可证明文件所载明的相关内容相一致。企业名称、生产地址名称变更但未发生实质性变化的，可以药品生产许可证明文件为凭证，企业无须申请"药品 GMP 证书"的变更。

"药品 GMP 证书"的有效期为 5 年。在有效期内与质量管理体系相关的组织结构、关键人员等如发生变化的，企业应自发生变化之日起 30 日内，按照有关规定向原发证机关进行备案。其变更后的组织结构和关键人员等应能够保证质量管理体系有效运行并符合要求。

本章练习题

一、单项选择题

1. 下列不属于 GMP 规定的药品生产企业关键人员的是企业的（　　　）。

A. 企业负责人　　　　B. 生产管理负责人　　　C. 质量受权人　　　　D. 研发负责人

2. 下列不属于"药品生产许可证"许可事项的是（　　　）。

A. 企业负责人　　　　B. 法定代表人　　　　　C. 生产范围　　　　　D. 生产地址

3. "药品生产许可证"的有效期为（　　　）。

A. 2 年　　　　　　　B. 3 年　　　　　　　　C. 5 年　　　　　　　D. 10 年

4. 药品委托生产的批准部门是（　　　）。

A. 国务院药品监督管理部门　　　　　　　　B. 省级药品监督管理部门

C. 市级药品监督管理部门　　　　　　　　　D. 县级药品监督管理部门

5. 下列药品中可以委托生产的是（　　　）。

A. 第二类精神药品　　　　　　　　　　　　B. 中药注射剂

C. 抗菌药物口服制剂　　　　　　　　　　　D. 原料药

6. 《药品管理法》规定，生产药品所需的原料、辅料，必须符合（　　　）。

A. 药用要求　　　　　B. 药品标准　　　　　　C. 生产要求　　　　　D. 药典要求

7. 批准并发给"药品生产许可证"的部门是（　　　）。

A. 国务院药品监督管理部门
B. 省级药品监督管理部门
C. 市级药品监督管理部门
D. 县级药品监督管理部门

8. 药品生产企业改变影响药品质量的生产工艺的，必须报（　　）审核批准。

A. 国务院药品监督管理部门
B. 省级药品监督管理部门
C. 市级药品监督管理部门
D. 县级药品监督管理部门

9. 制定《药品生产质量管理规范》的部门是（　　　）。

A. 国务院卫生行政部门
B. 省级卫生行政部门
C. 国务院药品监督管理部门
D. 省级药品监督管理部门

10. GMP 规定，药品的发运记录应当至少保存至药品有效期后（　　）。

A. 5 年　　　　　　B. 3 年　　　　　　C. 2 年　　　　　　D. 1 年

11. GMP 规定，包装材料不包括（　　　）。

A. 与药品直接接触的包装材料
B. 与药品直接接触的容器
C. 印刷包装材料
D. 外包装材料

12. "药品 GMP 证书"的有效期为（　　　）。

A. 5 年　　　　　　B. 3 年　　　　　　C. 2 年　　　　　　D. 1 年

13. 至少应当标注药品通用名称、规格、产品批号、有效期等内容的是药品的（　　）。

A. 说明书　　　　B. 销售标签　　　　C. 外标签　　　　D. 内标签

二、配伍选择题

[14～16 题共用答案]

A. 24 小时内　　　　B. 36 小时内　　　　C. 48 小时内
D. 60 小时内　　　　E. 72 小时内

《药品召回管理办法》规定，通知有关药品经营企业、使用单位停止销售和使用，同时向所在地省级药品监督管理部门报告的时限：

14. 一级召回（　　　）。

15. 二级召回（　　　）。

16. 三级召回（　　　）。

第六章　药品流通监督管理

学习目标

□ 掌握：药品流通的监督管理，我国 GSP 的主要内容，我国执业药师职业资格制度的主要内容。

□ 熟悉：药品经营机构的管理，药品广告管理。

□ 了解：药品流通监管的主要内容与法规，互联网药品信息服务与交易服务的监督管理，GSP 认证管理，药品价格管理。

本章知识导图

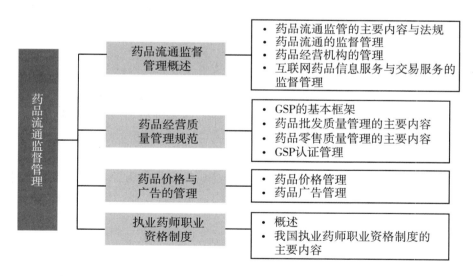

药品流通是在商品生产的条件下，药品生产企业生产的药品，通过流通，再通过市场转移到消费者手中。它包括药品从生产者流向消费者的整个活动，是药品、货币、药品所有权和药品信息的流通，包括流通的过程和体系。

第一节　药品流通监督管理概述

由于药品对人生命健康影响的重要性，国家必须通过一定的法律法规与政策措施来对药品的流通实行监督管理，从而保证药品流通市场的稳定有序，保障公众的用药有效安全与经济合理。

一、药品流通监管的主要内容与法规

和普通商品一样，药品流通由一系列的环节组成，其基本的流通形式有两种：直接销售和非直接销售。直接销售是指药品生产企业不经过流通领域的中间环节，直接销售给药品使用者，如医疗机构或病患。非直接销售是指生产企业通过流通企业的中间环节，如药品批发商或药品零售商将药品销售给病患。

（一）药品流通的特点

药品流通具有一般商品流通的共性，但存在许多特殊之处，归纳起来有以下几点。

第一，药品品种、规格及批次多，单位小，在药品流通的时候容易造成混淆，给药品的分类储存和准确分发带来一定的难度。

第二，在药品流通过程中，为了确保药品质量，对药品运输和保存条件要求严格。

例如，要根据不同药品的商品学特性选择合适的储运条件，对于需要避光的药品，应使用可以遮蔽光线的包装，在运输储存的时候应尽量避免阳光的照射；对于对温度有特殊要求的药品，如冻干粉针和生物制品等，应采用特殊的保温或低温等储运装置或设施，控制温度达到要求。

第三，由于药品的销售专业性较强，所以对销售人员和机构的要求较高。

例如，从药品的采购、分发到使用都要有执业药师的参与、管理和指导，处方药还必须根据执业医师的处方调配销售。开办药品经营机构不仅要得到"药品经营许可证"，还要通过药品监督部门的 GSP 认证等。

第四，药品的定价和价格控制的难度大。

例如，药品生产销售企业希望通过药品生产与销售获得较大的利润，而对于身患疾病，必须摆脱病痛的广大患者来说，由于药品必须获得，替代性又小，所以期望价格低廉，这就给药品价格监管带来了难度。

第五，药品广告宣传内容要求高，控制难度大。

例如，处方药和非处方药的广告分类管理。由于广大消费者缺少药学专业知识，虚假广告容易误导消费者，从而产生影响人们生命健康的严重后果，而且相关部门对这些广告监管难度很大。

（二）药品流通监管的主要内容

药品流通包括药品生产企业的销售、药品流通企业的采购与销售、医疗机构的采购与销售等，其主要内容如下。

1. 严格药品流通企业的准入制度

所有药品批发或零售企业必须经过药品监管部门批准，如获得药品经营许可和通过 GSP 认证等，满足其所设定的准入条件，才能进行有关药品销售的业务。

2. 严格对从业人员的监管

由于药品的特性，对药品流通过程中从业人员的资质有很严格的要求，要求从业人员必须有一定的学历、资历和经过相应的培训。对执业药师管理是药品监督管理的重要组成部分，是药品零售、使用领域保证药品和药学服务质量不可或缺、不可替代的药学技术力量。社会药房和医院药房必须配备依法注册取得执业药师资格证的执业药师，药房处方药的调配与销售也必须有药师的管理指导。

3. 严格控制药品流通质量

《药品经营质量管理规范》（GSP）是《药品生产质量管理规范》（GMP）的延伸，是保证药品在流通过程中其质量安全的重要措施。世界上很多国家为确保药品在流通过程中的质量，都由行业协会或政府部门制定了 GSP 并强制实施。

4. 严格实行处方药与非处方药分类管理

处方药与非处方药分类管理是控制药品分发、销售质量，保证公众用药安全的有效途径。由于处方药在使用方法、使用时间、毒副作用、耐药性、成瘾性等方面与非处方药有较大差别，实施分类管理能保证用药安全、有效。

5. 加强对药品广告的监督管理

社会公众对于药品缺乏专业知识，了解药品功效的主要途径就是通过各类药品宣传与广告。而药品具有特殊性，很容易出现夸大药效、扩大适应证等虚假广告，误导公众用药，严重影响药品的使用安全。对药品广告进行严格的监督管理非常重要，监督管理包括规定广告的内容、形式、用语、范围等方面，同时对药品广告的审批程序和违法广告的处罚也要作出详细的规定。

6. 严格对药品标识、商标的管理

药品的包装、标签、说明书、商标是消费者了解药品信息的主要来源，也是医师和药师决定用药和指导消费者购买选择药品的重要信息渠道之一。以下行为直接影响用药的安全有效，给病患生命健康带来危害：随意改变药品说明书的内容，擅自增加或减少药品包装标签条目；不同厂家生产的同一种药品，其说明书的内容不一致；等等。因此，必须对药品标识物、商标等进行严格管理。

7. 严格对药品价格的监管

由于药品需求的特殊性，以及对有限的药品资源配置有效性的需要，为了抑制医疗费用开支的快速增长，使政府财政支出、医疗保险支出及个人医疗费用负担降低，保护人们用药的经济性与可及性，国家必须对药品价格进行严格监管。

（三）药品流通监督管理的法律法规

1. 《药品管理法》与《药品管理法实施条例》

《药品管理法》涉及药品流通监管的主要内容有：药品经营（第五章）、药品价格和广告（第八章）。《药品管理法实施条例》进一步细化了这些章节实施要点和操作规定，特别对药品监督管理机关的审核批准程序、期限提出了明确的要求。

2. 《药品流通监督管理办法》

国务院药品监督管理部门于 2007 年修订的《药品流通监督管理办法》共 5 章、47 条，自 2007 年 5 月 1 日起施行。该办法对药品流通过程中涉及的药品生产企业的销售、药品经营的全过程、医疗机构的药品采购等监督管理进行了全面的阐述。

该办法的主要内容如下。

第一章为总则，阐述了该办法的宗旨与适用范围。

第二章为药品生产、经营企业购销的监督管理，对药品生产、经营企业销售药品、采购药品和销售人员的管理都有严格的要求，同时规定了处方药与非处方药的经营分类管理。在本章还特别规定了药品生产、经营企业购销药品的一些禁止性行为，如药品生产、经营企业不得以展示会、博览会、交易会、订货会、产品宣传会等方式现货销售药品，药品经营企业不得购进和销售医疗机构配制的制剂等。

第三章为医疗机构购进、储存药品的监督管理，医疗机构作为特殊的药品经营机构，没有独立的法人资格，只能凭本医院执业医师的处方出售药品给病人。本章对医疗机构药房的人员、药品的购进、储存、销售作出了明确的规定，同时规定医疗机构和计划生育技术服务机构不得未经诊疗直接向患者提供药品，不得采用邮售、互联网交易等方式直接向公众销售处方药。

第四章为法律责任，明确规定了违反本法律所应承担的法律责任。

第五章为附则，明确了药品现货销售的概念和一些特殊规定，以及该办法实施的时间。

3. 《药品经营质量管理规范》

我国现行《药品经营质量管理规范》（GSP）于 2000 年 4 月 30 日以国家药品监督管理局令第 20 号公布，2012 年 11 月 6 日卫生部部务会议第一次修订，2015 年 5 月 18 日国家食品药品监督管理总局局务会议第二次修订，根据 2016 年 6 月 30 日国家食品药品监督管理总局局务会议通过、2016 年 7 月 13 日国家食品药品监督管理总局令第 28 号公布的《关于修改〈药品经营质量管理规范〉的决定》修正。

药品流通过程的质量管理是药品生产质量管理的延伸，是控制、保持已形成的药品质量，也是药品使用质量的前提和保证。作为我国药品经营管理和质量控制的基本准则，GSP 在总结以往质量管理法规对药品经营企业要求内容的基础上，从机构与人员、硬件、软件、流通现场管理等方面对药品批发、零售企业的质量管理工作进行了具体规定。后文中将对 GSP 进行专门的讲解。

4. 其他相关法律

我国相继出台了《处方药与非处方药分类管理办法（试行）》《药品经营许可证管理办

法》《药品广告审查办法》《药品广告审查发布标准》和《执业药师职业资格制度规定》等一系列法规，对药品在市场上流通所要涉及的各个方面和各个环节进行了规范。

二、药品流通的监督管理

药品流通渠道是指药品从生产者转移到消费者手中的途径。药品流通渠道也是沟通生产者与消费者之间关系的纽带。

（一）药品流通渠道的分类

药品流通渠道是由一系列的销售机构和销售环节组成的。从销售机构的性质上可以将其大致分为三种类型：第一种是药品生产企业自己的销售体系，包括企业自己的销售公司和销售代理商等；第二种是独立的销售系统，在法律上和经济上都是独立的具有法人资格的经济组织，如医药批发企业和社会药房属于此类；第三种是没有独立法人资格，由医疗机构统一管理医院药房。这种机构在销售药品时，消费者必须出示医院医师的处方才能购买药品。

（二）药品经营企业

根据相关规定，药品经营企业是指经营药品的专营企业或者兼营企业。根据其经营方式的不同，分为药品批发企业和药品零售企业。批发和零售的本质区别在于销售对象不同：批发是将购入的商品转售给其他经济组织（包括医疗机构）的经营行为，零售是将购入的商品转售给最终消费者的经营行为。

药品批发企业是指将购入的药品销售给药品生产企业、其他药品经营企业和医疗机构的药品经营企业。药品批发企业在药品流通领域中承担着药品分销的职能，不得将药品直接销售给患者或其他不具备合法资质的机构。

药品零售企业即零售药店，是指将购进的药品直接销售给最终消费者的药品经营企业。药品零售企业又包括独立药店和连锁药店，作为直接面向病患销售药品、提供药品服务的药品流通的终端环节，其经营条件和经营行为对药品质量和安全合理用药具有重大的影响。

独立药店也称为单体药店，即单个的药品零售企业，为独立的企业法人。连锁药店即药品零售连锁企业，是指经营同类药品、使用统一商号的若干门店，在同一总部的管理下，采取统一采购配送、统一质量标准、采购同销售分离、规模化管理经营的一种组织形式。药品零售连锁企业由连锁总部、配送中心、连锁门店构成，其主要特征为"统一性、可复制性、可控制性"，其中统一性包括统一商号、统一标识、统一配送、统一价格、统一核算、统一服务标准。药品零售连锁总部与门店是互相制约的关系，其中连锁总部只能将药品配送给门店，不得对外批发，而门店只能销售总部配送的药品，不得随意从其他渠道购进药品。因此，药品零售连锁主要是企业通过物流配送的方式，将购进的药品分流到所属连锁门店，由连锁门店实现最终销售的一种经营方式。

（三）药品经营许可证制度

我国对药品生产、经营和医疗机构配制制剂等都实行许可制度。除了《药品管理法》及《药品管理法实施条例》以外，《药品经营许可证管理办法》（2004年4月1日起施行）

对药品经营许可证制度作了具体规定，其对药品经营企业开办条件以及药品经营许可证的管理也作了详细的规定。

1. 药品经营许可的管理机构

国务院药品监督管理部门主管全国药品经营许可的监督管理工作；省级药品监督管理部门负责本辖区内药品批发企业"药品经营许可证"发证、换证、变更和日常监督管理工作，并指导和监督下级药品监督管理机构开展"药品经营许可证"的监督管理工作；设区的市级药品监督管理机构或省级药品监督管理部门直接设置的县级药品监督管理机构负责本辖区内药品零售企业"药品经营许可证"发证、换证、变更和日常监督管理等工作。

2. 申领"药品经营许可证"的程序与条件

《药品管理法》第五十一条规定如下。

"从事药品批发活动，应当经所在地省、自治区、直辖市人民政府药品监督管理部门批准，取得药品经营许可证。从事药品零售活动，应当经所在地县级以上地方人民政府药品监督管理部门批准，取得药品经营许可证。无药品经营许可证的，不得经营药品。

"药品经营许可证应当标明有效期和经营范围，到期重新审查发证。

"药品监督管理部门实施药品经营许可，除依据本法第五十二条规定的条件外，还应当遵循方便群众购药的原则。"

《药品管理法》第五十二条规定如下。

"从事药品经营活动应当具备以下条件：① 有依法经过资格认定的药师或者其他药学技术人员；② 有与所经营药品相适应的营业场所、设备、仓储设施和卫生环境；③ 有与所经营药品相适应的质量管理机构或者人员；④ 有保证药品质量的规章制度，并符合国务院药品监督管理部门依据本法制定的药品经营质量管理规范要求。"

《药品经营许可证管理办法》对开办药品经营企业、申领许可证的条件作了具体规定，内容如下。

（1）开办药品批发企业。开办药品批发企业，应遵循省级药品监督管理部门药品批发企业合理布局的原则。此外，还应符合以下条件：① 具有保证所经营药品质量的规章制度；② 具有与经营规模相适应的一定数量的执业药师。质量管理负责人具有大学以上学历，且必须是执业药师；③ 具有能够保证药品储存质量要求的、与其经营品种和规模相适应的常温库、阴凉库、冷库；④ 具有独立的计算机管理信息系统，能覆盖企业内药品的购进、储存、销售以及经营和质量控制的全过程；⑤ 能全面记录企业经营管理及实施《药品经营质量管理规范》方面的信息；⑥ 具有符合《药品经营质量管理规范》对药品营业场所及辅助、办公用房以及仓库管理、仓库内药品质量安全保障和进出库、在库储存与养护方面的条件。

（2）开办药品零售企业。开办药品零售企业，应当符合当地常住人口数量、地域、交通状况和实际需要的要求，符合方便群众购药的原则。此外，还应当满足以下条件：① 具有保证所经营药品质量的规章制度；② 具有依法经过资格认定的药学技术人员。经营处方药、甲类非处方药的药品零售企业，必须配有执业药师或者其他依法经过资格认定的药学技术人员。质量负责人应有一年以上（含一年）药品经营质量管理工作经验；③ 具有与所经营药品相适应的营业场所、设备、仓储设施以及卫生环境。在超市等其他商业企业内设立零售药店的，必须具有独立的区域；④ 具有能够配备满足当地消费者所需药品的能力，并能保证 24 小时供应。

3. "药品经营许可证"的管理

（1）经营方式。药品经营方式分为药品批发和药品零售。《药品流通监督管理办法》规定"未经药品监督管理部门审核同意，药品经营企业不得改变经营方式"。

（2）经营范围。《药品流通监督管理办法》规定："药品经营企业应当按照'药品经营许可证'许可的经营范围经营药品。"药品经营范围是指经药品监督管理部门核准经营药品的品种类别，分为四大类：① 麻醉药品、精神药品、医疗用毒性药品；② 生物制品；③ 中药材、中药饮片、中成药；④ 化学原料药及其制剂、抗生素原料药及其制剂、生化药品。

对于从事药品零售的企业，应当先核定经营类别，确定经营处方药或甲类非处方药、乙类非处方药的资格，并在经营范围中予以明确，再核定具体经营范围。

（3）"药品经营许可证"的变更与换发。

① 变更。"药品经营许可证"的变更分为许可事项变更和登记事项变更。许可事项变更是指经营方式、经营范围、注册地址、仓库地址（包括增减仓库）、企业法定代表人或负责人以及质量负责人的变更。登记事项变更是指上述事项以外的其他事项的变更。

药品经营企业变更"药品经营许可证"许可事项的，应当在原许可事项发生变更 30 日前，向原发证机关申请"药品经营许可证"变更登记。药品经营企业变更"药品经营许可证"登记事项的，应在工商行政管理部门核准变更后 30 日内，向原发证机关申请"药品经营许可证"变更登记。

② 换发。"药品经营许可证"有效期为 5 年。有效期届满，药品经营企业需要继续经营药品的，持证企业应当在许可证有效期届满前 6 个月，向原发证机关申请换发"药品经营许可证"。

（4）"药品经营许可证"的注销与缴销。有下列情形之一的，"药品经营许可证"由原发证机关注销：①"药品经营许可证"有效期届满未换证的；② 药品经营企业终止经营药品或者关闭的；③"药品经营许可证"被依法撤销、撤回、吊销、收回、缴销或者宣布无效的；④ 不可抗力导致"药品经营许可证"的许可事项无法实施的；⑤ 法律、法规规定的应当注销行政许可的其他情形。

企业终止经营药品或者关闭的，"药品经营许可证"由原发证机关缴销。

三、药品经营机构的管理

（一）禁止无证经营的规定

《药品管理法》规定，无"药品经营许可证"的，不得经营药品。此外，不得出租、出借、转让、买卖"药品经营许可证"，不得伪造、变造"药品经营许可证"，不得提供虚假证明、文件资料等以骗取"药品经营许可证"。

"药品经营许可证"是取得药品经营资格的法定凭证,未经依法批准并取得"药品经营许可证"而从事药品经营活动的,属于违法行为,将依照《药品管理法》第一百一十五条的规定作出相应处罚:未取得"药品经营许可证"经营药品的,责令关闭,没收违法销售的药品和违法所得,并处违法销售的药品(包括已售出的和未售出的药品)货值金额十五倍以上三十倍以下的罚款;货值金额不足十万元的,按十万元计算。

(二) 药品采购管理的规定

药品经营企业必须从有药品生产、经营资格的企业采购药品;药品生产、经营企业采购药品时,应按规定索取、查验、留存供货企业有关证件、资料和销售凭证;药品经营企业不得购进和销售医疗机构配制的制剂;禁止非法收购药品。

(三) 禁止生产、销售假药、劣药的规定

《药品管理法》明令禁止生产(包括配制)、销售假药、劣药。药品经营企业在购销活动中发现假药、劣药,要及时向药品监督管理部门报告,不得自行销售或退换货处理。

1. 假药的界定

《药品管理法》第九十八条规定如下。

"有下列情形之一的,为假药:① 药品所含成分与国家药品标准规定的成分不符;② 以非药品冒充药品或者以他种药品冒充此种药品;③ 变质的药品;④ 药品所标明的适应证或者功能主治超出规定范围。"

2. 劣药的界定

《药品管理法》第九十八条规定如下。

"有下列情形之一的,为劣药:① 药品成分的含量不符合国家药品标准;② 被污染的药品;③ 未标明或者更改有效期的药品;④ 未注明或者更改产品批号的药品;⑤ 超过有效期的药品;⑥ 擅自添加防腐剂、辅料的药品;⑦ 其他不符合药品标准的药品。"

3. 生产、销售假药、劣药的法律责任

《药品管理法》第一百一十六条规定如下。

"生产、销售假药的,没收违法生产、销售的药品和违法所得,责令停产停业整顿,吊销药品批准证明文件,并处违法生产、销售的药品货值金额十五倍以上三十倍以下的罚款;货值金额不足十万元的,按十万元计算;情节严重的,吊销药品生产许可证、药品经营许可证或者医疗机构制剂许可证,十年内不受理其相应申请;药品上市许可持有人为境外企业的,十年内禁止其药品进口。"

《药品管理法》第一百一十七条规定如下。

"生产、销售劣药的,没收违法生产、销售的药品和违法所得,并处违法生产、销售的药品货值金额十倍以上二十倍以下的罚款;违法生产、批发的药品货值金额不足十万元的,按十万元计算,违法零售的药品货值金额不足一万元的,按一万元计算;情节严重的,责令停产停业整顿直至吊销药品批准证明文件、药品生产许可证、药品经营许可证或者医疗机构制剂许可证。

"生产、销售的中药饮片不符合药品标准，尚不影响安全性、有效性的，责令限期改正，给予警告；可以处十万元以上五十万元以下的罚款。"

《药品管理法》第一百一十八条规定如下。

"生产、销售假药，或者生产、销售劣药且情节严重的，对法定代表人、主要负责人、直接负责的主管人员和其他责任人员，没收违法行为发生期间自本单位所获收入，并处所获收入百分之三十以上三倍以下的罚款，终身禁止从事药品生产经营活动，并可以由公安机关处五日以上十五日以下的拘留。

"对生产者专门用于生产假药、劣药的原料、辅料、包装材料、生产设备予以没收。"

《药品管理法》第一百二十条规定如下。

"知道或者应当知道属于假药、劣药或者本法第一百二十四条第一款第一项至第五项规定的药品，而为其提供储存、运输等便利条件的，没收全部储存、运输收入，并处违法收入一倍以上五倍以下的罚款；情节严重的，并处违法收入五倍以上十五倍以下的罚款；违法收入不足五万元的，按五万元计算。"

（四）药品销售人员管理的规定

药品销售人员是药品流通工作的主要承担者，直接关系到药品使用的安全有效。销售人员的学历、经验、接受过的培训等，对其做好有关药品流通与服务工作影响重大。药品生产、经营企业应当对其购销人员进行药品相关的法律、法规和专业知识培训，建立培训档案，培训档案中应当记录培训时间、地点、内容及接受培训的人员。药品生产、经营企业应当加强对药品销售人员的管理，并对其销售行为作出具体规定。

（五）药品流通环节的管理制度

1. 建立并执行进货检查验收制度和药品保管制度

《药品管理法》第五十六条规定如下。

"药品经营企业购进药品，应当建立并执行进货检查验收制度，验明药品合格证明和其他标识；不符合规定要求的，不得购进和销售。"

《药品管理法》第五十九条规定如下。

"药品经营企业应当制定和执行药品保管制度，采取必要的冷藏、防冻、防潮、防虫、防鼠等措施，保证药品质量。

"药品入库和出库应当执行检查制度。"

2. 建立真实、完整的购销记录

《药品管理法》第五十七条规定如下。

"药品经营企业购销药品，应当有真实、完整的购销记录。购销记录应当注明药品的通用名称、剂型、规格、产品批号、有效期、上市许可持有人、生产企业、购销单位、购销数量、购销价格、购销日期及国务院药品监督管理部门规定的其他内容。"

3. 销售药品必须符合法定要求

《药品管理法》第五十八条规定如下。

"药品经营企业零售药品应当准确无误，并正确说明用法、用量和注意事项；调配处方应当经过核对，对处方所列药品不得擅自更改或者代用。对有配伍禁忌或者超剂量的处方，应当拒绝调配；必要时，经处方医师更正或者重新签字，方可调配。"

"药品经营企业销售中药材，必须标明产地。"

"依法经过资格认定的药师或者其他药学技术人员负责本企业的药品管理、处方审核和调配、合理用药指导等工作。"

《药品管理法》第六十条规定如下。

"城乡集市贸易市场可以出售中药材，国务院另有规定的除外。"

四、互联网药品信息服务与交易服务的监督管理

2004 年 7 月 8 日，国家食品药品监督管理局颁布了《互联网药品信息服务管理办法》，2005 年 9 月 29 日，国家食品药品监督管理局颁布了《互联网药品交易服务审批暂行规定》。上述两者进一步加强了对互联网药品信息服务和互联网药品交易服务的监督管理，确保公众用药安全有效。

（一）互联网药品信息服务的管理

1. 定义及分类

《互联网药品信息服务管理办法》第二条规定如下。

"本办法所称互联网药品信息服务，是指通过互联网向上网用户提供药品（含医疗器械）信息的服务活动。"

《互联网药品信息服务管理办法》第三条规定如下。

"互联网药品信息服务分为经营性和非经营性两类。

"经营性互联网药品信息服务是指通过互联网向上网用户有偿提供药品信息等服务的活动。

"非经营性互联网药品信息服务是指通过互联网向上网用户无偿提供公开的、共享性药品信息等服务的活动。"

2. "互联网药品信息服务资格证书"的管理

（1）申请与审批。申请提供互联网药品信息服务，应当填写国家药品监督管理局统一制发的"互联网药品信息服务申请表"，向网站主办单位所在地省级药品监督管理部门提出申请并提交相应材料。省级药品监督管理部门在收到申请材料之日起 5 日内作出受理与否的决定，自受理之日起 20 日内对申请提供互联网药品信息服务的材料进行审核，并作出同意或者不同意的决定，同意的，由省级药品监督管理部门核发"互联网药品信息服务资格证书"，同时报国家药品监督管理局备案并发布公告。

（2）有效期。"互联网药品信息服务资格证书"有效期为 5 年。有效期届满，需要继续提供互联网药品信息服务的，持证单位应当在有效期届满前 6 个月，向原发证机关申请换发"互联网药品信息服务资格证书"。

3. 互联网药品信息服务的监督管理

提供互联网药品信息服务的网站，必须取得"互联网药品信息服务资格证书"。未取得或者超出有效期使用"互联网药品信息服务资格证书"从事互联网药品信息服务的，由国务院药品监督管理部门或者省级药品监督管理部门给予警告，并责令其停止从事互联网药品信息服务；情节严重的，移送相关部门，依照有关法律、法规给予处罚。提供互联网药品信息服务的网站，应当在其网站主页显著位置标注"互联网药品信息服务资格证书"的证书编号。

提供互联网药品信息服务网站所登载的药品信息必须科学、准确，必须符合国家的法律、法规和国家有关药品、医疗器械管理的相关规定；提供互联网药品信息服务的网站不得发布麻醉药品、精神药品、医疗用毒性药品、放射性药品、戒毒药品和医疗机构制剂的产品信息；提供互联网药品信息服务的网站发布的药品（含医疗器械）广告，必须经过药品监督管理部门审查批准；提供互联网药品信息服务的网站发布的药品（含医疗器械）广告要注明广告审查批准文号。

（二）互联网药品交易服务的管理

1. 定义及类型

《互联网药品交易服务审批暂行规定》规定："本规定所称互联网药品交易服务，是指通过互联网提供药品（包括医疗器械、直接接触药品的包装材料和容器）交易服务的电子商务活动。"

互联网药品交易服务分为三类：第一类是为药品生产企业、药品经营企业和医疗机构之间的互联网药品交易提供的服务；第二类为药品生产企业、药品批发企业通过自身网站与本企业成员之外的其他企业进行的互联网药品交易服务；第三类为向个人消费者提供的互联网药品交易服务。

2. 互联网药品交易服务的监督管理

（1）为药品生产企业、药品经营企业和医疗机构之间的互联网药品交易提供服务的企业不得参与药品生产、经营；不得与行政机关、医疗机构和药品生产经营企业存在隶属关系、产权关系和其他经济利益关系。

（2）通过自身网站与本企业成员之外的其他企业进行互联网药品交易的药品生产企业和药品批发企业只能交易本企业生产或者本企业经营的药品，不得利用自身网站提供其他互联网药品交易服务。

（3）向个人消费者提供互联网药品交易服务的企业只能在网上销售本企业经营的非处方药，不得向其他企业或者医疗机构销售药品。

（4）提供互联网药品交易服务的企业必须严格审核参与互联网药品交易的药品生产企业、药品经营企业、医疗机构从事药品交易的资格及其交易药品的合法性。对首次上网交易的，必须索取、审核交易各方的资格证明文件和药品批准证明文件并进行备案。

（5）参与互联网药品交易的医疗机构只能购买药品，不得上网销售药品。

拓展阅读：

1.《药品流通监督管理办法》（2007 年 5 月 1 日起施行）见国家药品监督管理局网站（http://www.nmpa.gov.cn/WS04/CL2077/300626.html）。

2.《药品经营许可证管理办法》（2004 年 4 月 1 日起施行）见国家药品监督管理局网站（http://www.nmpa.gov.cn/WS04/CL2077/300597.html）。

3.《互联网药品信息服务管理办法》（2017 年 11 月 7 日修正）见国家药品监督管理局网站（http://www.nmpa.gov.cn/WS04/CL2174/300700.html）。

第二节　药品经营质量管理规范

《药品经营质量管理规范》（GSP）是对药品经营过程的质量管理，是药品生产质量管理的延伸。作为一种国际通用的概念，GSP 的目的是保持药品的安全、有效和质量稳定性，防止假劣药及其他不合格药品进入流通领域，是对药品流通环节所有可能的风险因素加以控制的一整套管理程序。我国 GSP 是为了保证药品在流通全过程中始终符合质量标准而制定的针对药品采购、购进验收、储存、销售及运输等环节的管理制度，其核心是通过严格的质量管理来约束企业的行为，对药品经营全过程进行质量控制。

现行 GSP 首先在 2000 年 4 月 30 日由 SDA 公布，2012 年 11 月 6 日卫生部第一次修订，2015 年 5 月 18 日 CFDA 第二次修订，其后于 2016 年 6 月 30 日 CFDA 又作了修正。针对现行 GSP，CFDA 先后发布了 5 个附录，作为正文的附加条款。

拓展阅读：

《药品经营质量管理规范》见国家药品监督管理局网站（http://www.nmpa.gov.cn/WS04/CL2077/300691.html）。

一、GSP 的基本框架

现行 GSP 正文共四章，其基本框架内容如下。

第一章为总则，主要阐明了 GSP 制定的依据、目的、适用客体范围、经营活动的诚信原则。

第二章为药品批发的质量管理，分为 14 节，主要内容包括质量管理体系、组织机构与质量管理职责、人员与培训、质量管理体系文件、设施与设备、校准与验证、计算机系统、采购、收货与验收、储存与养护、销售、出库、运输与配送、售后管理。

第三章为药品零售的质量管理，分为 8 节，主要内容包括质量管理与职责、人员管理、文件、设施与设备、采购与验收、陈列与储存、销售管理、售后管理。

第四章为附则，主要阐述了本规范中使用的术语含义、本规范的解释权以及实施时间。

二、药品批发质量管理的主要内容

1. 质量管理体系

药品批发企业应当建立质量管理体系，确定质量方针，制定质量管理体系文件，开展质量策划、质量控制、质量保证、质量改进和质量风险管理等活动。

企业质量管理体系应当与其经营范围和规模相适应，包括组织机构、人员、设施设备、质量管理体系文件及相应的计算机系统等。

2. 组织机构与质量管理职责

（1）企业负责人及质量负责人。企业负责人是药品质量的主要责任人，全面负责企业日常管理，负责提供必要的条件，保证质量管理部门和质量管理人员有效履行职责，确保企业实现质量目标并按照 GSP 的要求经营药品。

企业质量负责人应当由高层管理人员担任，全面负责药品质量管理工作，独立履行职责，在企业内部对药品质量管理具有裁决权。

（2）质量管理部门。企业应当设立质量管理部门，有效开展质量管理工作。质量管理部门的职责不得由其他部门及人员履行。

3. 人员与培训

GSP 规定，药品批发企业各岗位人员要求见表 6-1。

表 6-1 药品批发企业各岗位人员要求

工作岗位	岗位要求（专业、技术职称或职责）
企业负责人	应当具有大学专科以上学历或者中级以上专业技术职称，经过基本的药学专业知识培训，熟悉有关药品管理的法律法规及本规范
质量管理负责人	应当具有大学本科以上学历、执业药师资格和 3 年以上药品经营质量管理工作经历，在质量管理工作中具备正确判断和保障实施的能力
质量管理部门负责人	应当具有执业药师资格和 3 年以上药品经营质量管理工作经历，能独立解决经营过程中的质量问题
质量管理人员	应当具有药学中专或者医学、生物、化学等相关专业大学专科以上学历或者具有药学初级以上专业技术职称
验收、养护人员	应当具有药学或者医学、生物、化学等相关专业中专以上学历或者具有药学初级以上专业技术职称
中药材、中药饮片验收人员	应当具有中药学专业中专以上学历或者具有中药学中级以上专业技术职称；从事中药材、中药饮片养护工作的，应当具有中药学专业中专以上学历或者具有中药学初级以上专业技术职称；直接收购地产中药材的，验收人员应当具有中药学中级以上专业技术职称

此外，GSP 对人员培训、卫生与着装等方面都有规定。

4. 质量管理体系文件

从文件内容上看，企业制定质量管理体系文件应当包括质量管理制度、部门及岗位职责、操作规程、档案、报告、记录和凭证等。从文件执行上看，药品批发企业应当保证各岗位获得与其工作内容相对应的必要文件，并严格按照规定开展工作，文件应定期审核、修订，使用的文件应当为现行有效的文本。

书面记录及凭证应当及时填写，并做到字迹清晰，不得随意涂改，不得撕毁。更改记录的，应当注明理由、日期并签名，保持原有信息清晰可辨。记录及凭证应当至少保存 5 年。

5. 设施与设备

企业应当具有与其药品经营范围、经营规模相适应的经营场所和库房。库房选址、条件及其设施设备都有相应的要求。

6. 采购

企业的采购活动应当做到"三个确定"和"一个协议"，包括供货单位合法资格的确定、所购入药品合法性的确定、供货单位销售人员合法资格的确定以及与供货单位签订质量保证协议。

采购药品应当有记录。采购记录应当有药品的通用名称、剂型、规格、生产厂商、供货单位、数量、价格、购货日期等内容，采购中药材、中药饮片的还应当标明产地。

7. 收货与验收

（1）收货。企业应当按照规定的程序和要求对到货药品逐批进行收货，防止不合格药品入库。冷藏、冷冻药品应当在冷库内待验。

（2）验收。企业应当对每次到货的药品进行逐批抽样验收，抽取的样品应当具有代表性：同一批号的药品应当至少检查一个最小包装，但生产企业有特殊质量控制要求或者打开最小包装可能影响药品质量的，可不打开最小包装；破损、污染、渗液、封条损坏等包装异常以及零货、拼箱的，应当开箱检查至最小包装；外包装及封签完整的原料药、实施批签发管理的生物制品，可不开箱检查。

验收人员应当对抽样药品的外观、包装、标签、说明书以及相关的证明文件等逐一进行检查、核对；验收结束后，应当将抽取的完好样品放回原包装箱，加封并标示。

验收药品应当做好验收记录，包括药品的通用名称、剂型、规格、批准文号、批号、生产日期、有效期、生产厂商、供货单位、到货数量、到货日期、验收合格数量、验收结果等内容。验收人员应当在验收记录上签署姓名和验收日期。

8. 药品储存要求

企业应当根据药品的质量特性对药品进行合理储存，并符合以下要求。

按包装标示的温度要求储存药品，包装上没有标示具体温度的，按照《中国药典》规定的贮藏要求进行储存；储存药品的相对湿度为 35% ~ 75%；在人工作业的库房储存药品，按质量状态实行色标管理，即合格药品为绿色，不合格药品为红色，待确定药品为黄色；储存药品应当按照要求采取避光、遮光、通风、防潮、防虫、防鼠等措施；搬运和堆码药品应当严格按照外包装标示要求规范操作，堆码高度符合包装图示要求，避免损坏药品包装；药品按批号堆码，不同批号的药品不得混垛，垛间距不小于 5 厘米，与库房内墙、顶、温度调控设备及管道等设施间距不小于 30 厘米，与地面间距不小于 10 厘米；药品与非药品、外用药与其他药品分开存放，中药材和中药饮片分库存放；特殊管理的药品应当按照国家有关规定储存；拆除外包装的零货药品应当集中存放；储存药品的货架、托盘等设施设备应当保持清洁，无破损和杂物堆放；未经批准的人员不得进入储存作业区，储存作业区内的人员不得有影响药品质量和安全的行为；药品储存作业区内不得存放与储存管理无关的物品。

9. 销售

企业应当将药品销售给合法的购货单位，并对购货单位的证明文件、采购人员及提货人员的身份证明进行核实，保证药品销售流向真实、合法。企业应当严格审核购货单位的生产范围、经营范围或者诊疗范围，并按照相应的范围销售药品。

企业应当做好药品销售记录。销售记录应当包括药品的通用名称、规格、剂型、批号、有效期、生产厂商、购货单位、销售数量、单价、金额、销售日期等内容。

三、药品零售质量管理的主要内容

1. 质量管理与职责

企业应当按照有关法律法规及本规范的要求制定质量管理文件，开展质量管理活动，确保药品质量。

企业应当具有与其经营范围和规模相适应的经营条件，包括组织机构、人员、设施设备、质量管理文件，并按照规定设置计算机系统。

2. 人员管理

药品零售企业各岗位人员要求见表6-2。

表6-2　药品零售企业各岗位人员要求

工作岗位	岗位要求（专业、技术职称或职责）
企业负责人	应当具备执业药师资格。企业应当按照国家有关规定配备执业药师，负责处方审核，指导合理用药
质量管理、验收、采购人员	应当具有药学或者医学、生物、化学等相关专业学历或者具有药学专业技术职称。从事中药饮片质量管理、验收、采购人员应当具有中药学中专以上学历或者具有中药学专业初级以上专业技术职称
营业员	应当具有高中以上文化程度或者符合省级药品监督管理部门规定的条件
中药饮片调剂人员	应当具有中药学中专以上学历或者具备中药调剂员资格

3. 文件

从文件的内容上看，企业应当制定符合企业实际的质量管理文件，包括质量管理制度、岗位职责、操作规程、档案、记录和凭证等，并对质量管理文件定期审核、及时修订。记录及相关凭证应当至少保存5年。

从文件的执行上看，企业应当采取措施确保各岗位人员正确理解质量管理文件的内容，保证质量管理文件有效执行。

质量管理岗位、处方审核岗位的职责不得由其他岗位人员代为履行。

4. 设施与设备

企业的营业场所应当与其药品经营范围、经营规模相适应，并与药品储存、办公、生活辅助及其他区域分开。

5. 采购与验收

药品零售企业关于采购与验收的要求与药品批发企业基本相同。

6. 陈列与储存

（1）温湿度监控与卫生检查。企业应当对营业场所温度进行监测和调控，以使营业场所的温度符合常温要求。企业应当定期进行卫生检查，保持环境整洁。存放、陈列药品的设备应当保持清洁卫生，不得放置与销售活动无关的物品，并采取防虫、防鼠等措施，防止污染药品。

（2）药品陈列要求。按剂型、用途以及储存要求分类陈列，并设置醒目标识，类别标签字迹清晰、放置准确；药品放于货架（柜），摆放整齐有序，避免阳光直射；处方药、非处方药分区陈列，并有处方药、非处方药专用标识；处方药不得采用开架自选的方式陈列和销售；外用药与其他药品分开摆放；拆零销售的药品集中存放于拆零专柜或者专区；第二类精神药品、毒性中药品种和罂粟壳不得陈列；冷藏药品放置在冷藏设备中，按规定对温度进行监测和记录，并保证存放温度符合要求；中药饮片柜斗谱的书写应当正名正字；装斗前应当复核，防止错斗、串斗；应当定期清斗，防止饮片生虫、发霉、变质；不同批号的饮片装斗前应当清斗并记录；经营非药品应当设置专区，与药品区域明显隔离，并有醒目标识。

7. 销售管理

销售药品应当符合以下要求：处方经执业药师审核后方可调配；对处方所列药品不得擅自更改或者代用，对有配伍禁忌或者超剂量的处方，应当拒绝调配，但经处方医师更正或者重新签字确认的，可以调配；调配处方后经过核对方可销售；处方审核、调配、核对人员应当在处方上签字或者盖章，并按照有关规定保存处方或者其复印件；销售近效期药品应当向顾客告知有效期；销售中药饮片做到计量准确，并告知煎服方法及注意事项；提供中药饮片代煎服务，应当符合国家有关规定。

8. 售后管理

除药品质量原因外，药品一经售出，不得退换。

企业应当在营业场所公布药品监督管理部门的监督电话，设置顾客意见簿，及时处理顾客对药品质量的投诉。发现已售出药品有严重质量问题，应当及时采取措施追回药品并做好记录，同时向药品监督管理部门报告。

企业应当协助药品生产企业履行召回义务，控制和收回存在安全隐患的药品，并建立药品召回记录。企业应当按照国家有关药品不良反应报告制度的规定，收集、报告药品不良反应信息。

四、GSP 认证管理

GSP 认证是国家对药品经营企业药品经营质量管理进行监督的一种手段，是对药品经营企业实施 GSP 情况检查认可和监督管理的过程。GSP 认证的基本程序如图 6-1 所示。

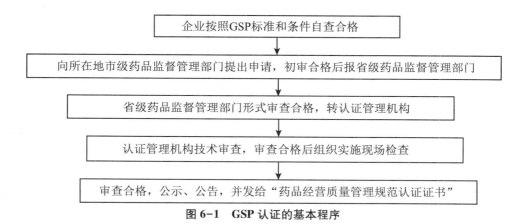

图 6-1　GSP 认证的基本程序

第三节 药品价格与广告的管理

一、药品价格管理

《药品管理法》规定，药品的生产企业、经营企业和医疗机构应当按照公平、合理和诚实信用、质价相符的原则制定价格，为用药者提供价格合理的药品。

药品的生产企业、经营企业和医疗机构应当遵守国务院价格主管部门关于药价管理的规定，制定和标明药品零售价格，禁止暴利和损害用药者利益的价格欺诈行为。

药品的生产企业、经营企业、医疗机构应当依法向政府价格主管部门提供其药品的实际购销价格和购销数量等资料。

禁止药品的生产企业、经营企业和医疗机构在药品购销中账外暗中给予、收受回扣或者其他利益。

禁止药品的生产企业、经营企业或者其代理人以任何名义给予使用其药品的医疗机构的负责人、药品采购人员、医师等有关人员以财物或者其他利益。禁止医疗机构的负责人、药品采购人员、医师等有关人员以任何名义收受药品的生产企业、经营企业或者其代理人给予的财物或者其他利益。

二、药品广告管理

为规范药品广告活动，加强药品广告管理，保证药品广告的真实性和合法性，2007 年 3 月 3 日，国家工商行政管理总局发布《药品广告审查发布标准》，2007 年 3 月 13 日，国家食品药品监督管理局发布《药品广告审查办法》，后由国家市场监督管理总局于 2018 年 12 月 21 日进行了修改。

（一）药品广告的定义

根据《药品广告审查办法》，凡利用各种媒介或者形式发布的广告含有药品名称、药品适应证（功能主治）或者与药品有关的其他内容的，为药品广告。

药品广告是消费者了解药品信息的主要方式和渠道，通过实物、文字、绘画或音响等媒体向社会宣传药品，以加强药品生产者、经营者与消费者之间的联系，从而达到销售药品、指导患者合理用药的目的。

（二）药品广告的审批

省、自治区、直辖市药品监督管理部门是药品广告的审查机关，负责本行政区域药品广告的审查工作。药品广告须经企业所在地省、自治区、直辖市人民政府药品监督管理部门批准，并发给药品广告批准文号；未取得药品广告批准文号的，不得发布。

各级药品监督管理部门应当对药品广告的发布情况进行检查，对违反《药品管理法》和《广告法》有关规定的药品广告依法撤销其药品广告批准文号，向广告监督管理机关通报并提出处理建议。

1. 药品广告的申请

药品广告批准文号的申请人必须是具有合法资格的药品生产企业或者药品经营企业。药品经营企业作为申请人的，必须征得药品生产企业的同意。申请药品广告批准文号，应当向药品生产企业所在地的药品广告审查机关提出。申请进口药品广告批准文号，应当向进口药品代理机构所在地的药品广告审查机关提出。

2. 药品广告的审查

凡利用各种媒介或者形式发布的广告含有药品名称、药品适应证（功能主治）或者与药品有关的其他内容的，为药品广告，应当依法进行审查。

非处方药仅宣传药品名称（含药品通用名称和药品商品名称）的，或者处方药在指定的医学药学专业刊物上仅宣传药品名称（含药品通用名称和药品商品名称）的，无须审查。

对审查合格的药品广告，发给药品广告批准文号。药品广告批准文号的格式为："×药广审（视）第0000000000号""×药广审（声）第0000000000号""×药广审（文）第0000000000号"。其中"×"为各省、自治区、直辖市的简称。"0"由10位数字组成，前6位代表审查年月，后4位代表广告批准序号。"视""声""文"代表用于广告媒介形式的分类代号。药品广告批准文号的有效期为1年，到期作废。

（三）药品广告的发布

1. 不得发布广告的药品

麻醉药品、精神药品、医疗用毒性药品、放射性药品等特殊药品，药品类易制毒化学品，以及戒毒治疗的药品，医疗机构配制的制剂，军队特需药品，国务院药品监督管理部门依法明令停止或者禁止生产、销售和使用的药品，批准试生产的药品不得发布广告。

2. 药品广告发布媒体的限制

处方药可以在国务院卫生行政部门和国务院药品监督管理部门共同指定的医学、药学专业刊物上介绍，但不得在大众传播媒介发布广告或者以其他方式进行以公众为对象的广告宣传，不得以赠送医学、药学专业刊物等形式向公众发布处方药广告，不得在未成年人出版物和广播电视频道、节目、栏目上发布。非处方药广告发布的媒体没有限制。

3. 异地发布药品广告的管理

在药品生产企业所在地和进口药品代理机构所在地以外的省、自治区、直辖市发布药品广告的（以下简称异地发布药品广告）备案申请，药品广告审查机关应当制作告知承诺书，向申请人提供示范文本，一次性告知备案条件和所需材料。对申请人承诺符合条件并提交材料的，当场予以备案。

（四）药品广告的内容

药品广告的内容必须真实、合法，以国务院药品监督管理部门批准的说明书为准，并应当显著标明禁忌、不良反应，不得含有虚假的内容，不得进行扩大或者恶意隐瞒的宣传，不得含有说明书以外的理论、观点等内容。

药品广告中必须标明药品的通用名称、忠告语、药品广告批准文号、药品生产批准文号；以非处方药商品名称为各种活动冠名的，可以只发布药品商品名称。药品广告必须标明药品生产企业或者药品经营企业名称，不得单独出现"咨询热线""咨询电话"等内容。非处方药广告必须同时标明非处方药专用标识（OTC）。药品广告中不得以产品注册商标代替药品名称进行宣传，但经批准作为药品商品名称使用的文字型注册商标除外。已经审查批准的药品广告在广播电台发布时，可不播出药品广告批准文号。

药品广告中有关药品功能疗效的宣传应当科学准确，不得出现下列情形：① 表示功效、安全性的断言或者保证的，利用国家机关、医药科研单位、学术机构或者专家、学者、医师、患者的名义和形象作证明；② 说明治愈率或者有效率的；③ 与其他药品的功效和安全性进行比较的；④ 违反科学规律，明示或者暗示包治百病、适应所有症状的；⑤ 含有"安全无毒副作用""毒副作用小"等内容的，含有明示或者暗示中成药为"天然"药品，因而安全性有保证等内容的；⑥ 含有明示或者暗示该药品为正常生活和治疗病症所必需等内容的；⑦ 含有明示或暗示服用该药能应付现代紧张生活和升学、考试等需要，能够帮助提高成绩、使精力旺盛、增强竞争力、增高、益智等内容的；⑧ 其他不科学的用语或者表示，如"最新技术""最高科学""最先进制法"等；⑨ 非处方药广告不得利用公众对于医药学知识的缺乏，使用公众难以理解和容易引起混淆的医学、药学术语，造成公众对药品功效与安全性的误解；⑩ 利用广告代言人作推荐、证明。

药品广告应当宣传和引导合理用药，不得直接或者间接怂恿任意、过量地购买和使用药品，不得含有以下内容：① 含有不科学的表述或者使用不恰当的表现形式，引起公众对所处健康状况和所患疾病产生不必要的担忧和恐惧，或者使公众误解不使用该药品会患某种疾病或加重病情的；② 含有免费治疗、免费赠送、有奖销售、以药品作为礼品或者奖品等促销药品内容的；③ 含有"家庭必备"或者类似内容的；④ 含有"无效退款""保险公司保险"等保证内容的；⑤ 含有评比、排序、推荐、指定、选用、获奖等综合性评价内容的。

药品广告不得含有利用医药科研单位、学术机构、医疗机构或者专家、医生、患者的名义和形象作证明的内容。药品广告不得使用国家机关和国家机关工作人员的名义。药品广告不得含有军队单位或者军队人员的名义、形象。不得利用军队装备、设施从事药品广告宣传。

药品广告不得含有涉及公共信息、公共事件或其他与公共利益相关联的内容，如各类疾病信息、经济社会发展成果或医药科学以外的科技成果。

药品广告不得含有医疗机构的名称、地址、联系办法、诊疗项目、诊疗方法以及有关义诊、医疗（热线）咨询、开设特约门诊等医疗服务的内容。

（五）药品广告的监管

目前我国由省级药品监督管理部门行使药品广告的审批权，而各级工商行政管理部门对药品广告进行监督、管理和查处。

《药品管理法》规定，省、自治区、直辖市人民政府药品监督管理部门应当对其批准的药品广告进行检查，对于违反本法和《广告法》的广告，应当向广告监督管理机关通报并提出处理建议，广告监督管理机关应当依法作出处理。

拓展阅读：

1. 《药品广告审查办法》（2007 年 5 月 1 日起施行）见国家药品监督管理局网站（http://www.nmpa.gov.cn/WS04/CL2077/300628.html）。

2. 《药品广告审查发布标准》（2007 年 5 月 1 日起施行）见国家药品监督管理局网站（http://www.nmpa.gov.cn/WS04/CL2077/300627.html）。

第四节　执业药师职业资格制度

我国于 1994 年、1995 年分别开始实施执业药师、执业中药师资格制度。1999 年 4 月，人事部、国家药品监督管理局修订印发《执业药师资格制度暂行规定》，将执业药师与执业中药师合并统称为执业药师，实行全国统一大纲、统一考试、统一注册、统一管理。随后，国家不断修订和完善相应的执业药师管理规定，逐渐形成了一套较为完整的考试、注册、继续教育和监督管理等内容的执业药师管理规定。

2019 年 3 月，国家药品监督管理局、人力资源社会保障部共同制定了《执业药师职业资格制度规定》和《执业药师职业资格考试实施办法》，对我国执业药师资格制度的具体内容进行了调整。

拓展阅读：

《国家药监局 人力资源社会保障部关于印发执业药师职业资格制度规定和执业药师职业资格考试实施办法的通知》见国家药品监督管理局网站（http://www.nmpa.gov.cn/WS04/CL2196/335795.html）。

一、概述

执业药师是指经全国统一考试合格，取得"中华人民共和国执业药师职业资格证书"（以下简称"执业药师职业资格证书"）并经注册，在药品生产、经营、使用和其他需要提供药学服务的单位中执业的药学技术人员。

我国专门制定了《执业药师职业资格制度规定》，对执业药师管理进行规制，此外，《药品管理法》《药品管理法实施条例》《处方药与非处方药流通管理暂行规定》《药品经营质量管理规范》《药品流通监督管理办法》等法律法规和行政规章中都对执业药师的权利与义务作了规定。

二、我国执业药师职业资格制度的主要内容

（一）执业药师职业资格制度的性质

国家设置执业药师准入类职业资格制度，纳入国家职业资格目录。

（二）执业药师考试

执业药师职业资格实行全国统一大纲、统一命题、统一组织的考试制度，原则上每年举行一次。

凡中华人民共和国公民和获准在我国境内就业的外籍人员，具备以下条件之一者，均可申请参加执业药师职业资格考试：① 取得药学类、中药学类专业大专学历，在药学或中药学岗位工作满 5 年；② 取得药学类、中药学类专业大学本科学历或学士学位，在药学或中药学岗位工作满 3 年；③ 取得药学类、中药学类专业第二学士学位、研究生班毕业或硕士学位，在药学或中药学岗位工作满 1 年；④ 取得药学类、中药学类专业博士学位；⑤ 取得药学类、中药学类相关专业相应学历或学位的人员，在药学或中药学岗位工作的年限相应增加 1 年。

执业药师职业资格考试分为药学、中药学两个专业类别。药学类考试科目为：药学专业知识（一）、药学专业知识（二）、药事管理与法规、药学综合知识与技能 4 个科目。中药学类考试科目为：中药学专业知识（一）、中药学专业知识（二）、药事管理与法规、中药学综合知识与技能 4 个科目。

符合《执业药师职业资格制度规定》报考条件，按照国家有关规定取得药学或医学专业高级职称并在药学岗位工作的，可免试药学专业知识（一）、药学专业知识（二），只参加药事管理与法规、药学综合知识与技能 2 个科目的考试；取得中药学或中医学专业高级职称并在中药学岗位工作的，可免试中药学专业知识（一）、中药学专业知识（二），只参加药事管理与法规、中药学综合知识与技能 2 个科目的考试。

考试以 4 年为一个周期，参加全部科目考试的人员须在连续 4 个考试年度内通过全部科目的考试。免试部分科目的人员须在连续 2 个考试年度内通过应试科目。

执业药师职业资格考试合格者，由各省级人力资源社会保障部门颁发"执业药师职业资格证书"。该证书在全国范围内有效。

中专学历人员报考执业药师的要求

符合人事部、国家药品监督管理局《关于修订印发〈执业药师资格制度暂行规定〉和〈执业药师资格考试实施办法〉的通知》（人发〔1999〕34号，以下简称原规定）要求的中专学历人员（含免试部分科目的中药学徒人员），2020年12月31日前可报名参加考试，考试成绩有效期按原规定执行，各科目成绩有效期最迟截至2020年12月31日。按照原规定，中专学历参加全部科目考试的人员须在连续2个考试年度内通过全部科目的考试。免试部分科目的人员须在1个考试年度内通过应试科目。

（三）执业药师注册

执业药师实行注册制度。国家药品监督管理局负责执业药师注册的政策制定和组织实施，指导全国执业药师注册管理工作。各省级药品监督管理部门负责本行政区域内的执业药师注册管理工作。

取得"执业药师职业资格证书"者，应当通过全国执业药师注册管理信息系统向所在地注册管理机构申请注册。经注册后，方可从事相应的执业活动。未经注册者，不得以执业药师身份执业。

执业药师注册的有效期为5年。

执业药师注册的条件和不予注册的情形

执业药师注册申请人必须同时具备以下4项条件：① 取得"执业药师职业资格证书"；② 遵纪守法，遵守药师职业道德，无不良信息记录；③ 身体健康，能坚持在执业药师岗位工作；④ 经执业单位考核同意。

有下列情况之一者不予注册：① 不具有完全民事行为之一者；② 因受刑事处罚，自处罚执行完毕之日不满2年的；③ 受过取消执业药师资格处分不满2年的；④ 国家规定不宜从事执业药师业务的其他情形的。

请你思考：怎样才能成为一名执业药师？

（四）执业药师的职责

（1）执业药师应当遵守执业标准和业务规范，以保障和促进公众用药安全有效为基本准则。

（2）执业药师必须严格遵守《药品管理法》及国家有关药品研制、生产、经营、使用的各项法规及政策。执业药师对违反《药品管理法》及有关法规、规章的行为或决定，有责任提出劝告、制止、拒绝执行，并向当地负责药品监督管理的部门报告。

（3）执业药师在执业范围内负责对药品质量进行监督和管理，参与制定和实施药品全面质量管理制度，参与单位对内部违反规定行为的处理工作。

（4）执业药师负责处方的审核及调配，提供用药咨询与信息，指导合理用药，开展治疗药物监测及药品疗效评价等临床药学工作。

（5）药品零售企业应当在醒目位置公示"执业药师注册证"，并对在岗执业的执业药师挂牌明示。执业药师不在岗时，应当以醒目方式公示，并停止销售处方药和甲类非处方药。执业药师执业时应当按照有关规定佩戴工作牌。

（五）执业药师的继续教育

为了使执业药师始终能以较高的专业水平为人们的健康服务，执业药师继续教育纳入法制化管理范畴，规定取得"执业药师职业资格证书"的人员，每年必须接受执业药师的继续教育，取得的学分证明是执业药师再次注册的必备条件之一。

目前，执业药师继续教育管理由中国药师协会承担。执业药师继续教育实行学分制。执业药师每年应当参加中国药师协会或省级（执业）药师协会组织的不少于15学分的继续教育学习。执业药师参加中国药师协会或省级（执业）药师协会组织的继续教育学习获取的学分在全国范围内有效。

拓展阅读：

《"十三五"国家药品安全规划》关于执业药师的规定见中国政府网（http://www.gov.cn/zhengce/content/2017-02/21/content_ 5169755. htm）。

知识链接

《国家药监局综合司关于开展药品零售企业执业药师"挂证"行为整治工作的通知》

2019年3月19日，国家药品监督管理局发出《国家药监局综合司关于开展药品零售企业执业药师"挂证"行为整治工作的通知》，决定在全国范围内开展为期6个月的药品零售企业执业药师"挂证"行为整治，明确将"挂证"执业药师纳入信用管理"黑名单"。具体内容详见国家药品监督管理局网站（http://www.nmpa.gov.cn/WS04/CL2196/335769.html）。

本章练习题

一、单项选择题

1. 批发和零售的本质区别在于（　　）。

A. 销售价格不同　　　　B. 购销批量不同　　　　C. 销售对象不同　　　　D. 采购渠道不同

2. 《药品管理法》规定，批准开办药品批发企业并发给《药品经营许可证》的是（　　）。

A. 国务院药品监督管理部门　　　　　　　　B. 省级药品监督管理部门

C. 市级药品监督管理部门　　　　　　　　　D. 县级药品监督管理部门

3. 根据规定，药品批发企业的质量管理负责人具有大学以上学历，且必须是（　　）。

A. 执业药师　　　　　　　　　　　　　　　B. 药学技术人员

C. 药师以上职称者　　　　　　　　　　　　D. 主管药师以上职称者

4. "药品经营许可证"的有效期为（　　）。

A. 10 年　　　　　　　B. 8 年　　　　　　　C. 6 年　　　　　　　D. 5 年

5. 《药品管理法》规定，药品经营企业销售中药材，必须标明（　　）。

A. 价格　　　　　　　　B. 批号　　　　　　　C. 产地　　　　　　　D. 功能主治

6. GSP 规定，记录及凭证应当至少保存（　　）。

A. 1 年　　　　　　　　B. 2 年　　　　　　　C. 3 年　　　　　　　D. 5 年

7. GSP 规定，储存药品的相对湿度为（　　）。

A. 35%～75%　　　　　B. 35%～85%　　　　　C. 45%～75%　　　　　D. 45%～85%

8. GSP 规定，药品零售企业中职责不得由其他岗位人员代为履行的是质量管理岗位和（　　）。

A. 质量验收岗位　　　　B. 处方审核岗位　　　　C. 处方调配岗位　　　　D. 用药指导岗位

9. 药品广告批准文号的有效期为（　　）。

A. 1 年　　　　　　　　B. 2 年　　　　　　　C. 3 年　　　　　　　D. 5 年

10. 执业药师注册的有效期为（　　）。

A. 1 年　　　　　　　　B. 2 年　　　　　　　C. 3 年　　　　　　　D. 5 年

11. 负责执业药师注册的部门是（　　）。

A. 国务院药品监督管理部门　　　　　　　　B. 省级药品监督管理部门

C. 市级药品监督管理部门　　　　　　　　　D. 县级药品监督管理部门

二、配伍选择题

[12～15 题共用答案]

A. 假药　　　　B. 按假药论处　　　C. 劣药　　　D. 按劣药论处　　　E. 合格药品

根据《药品管理法》的规定：

12. 被污染的药品属于（　　　）。

13. 含量不符合规定的药品属于（　　　）。

14. 成分不符合规定的药品属于（　　　）。

15. 超过有效期的药品属于（　　　）。

[16~18 题共用答案]

A. 红色　　　　B. 白色　　　　C. 黑色　　　　D. 黄色　　　　E. 绿色

根据 GSP 规定，药品经营企业药品仓库的色标：

16. 待验库为（　　　）。

17. 合格品库为（　　　）。

18. 不合格品库为（　　　）。

第七章 医疗机构药事管理

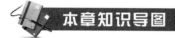

学习目标

☐ 掌握：医疗机构药品的使用管理。

☐ 熟悉：医疗机构药事管理概述，医疗机构的药品管理。

☐ 了解：临床药学与临床药师。

本章知识导图

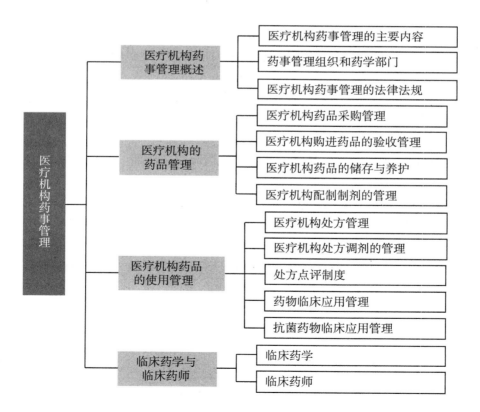

医疗机构是药事活动中有关药品使用的重要环节，科学、规范的医疗机构的药事管理为保证用药安全、有效、经济，对保障人民身体健康起着重要作用。医疗机构的药事管理包括组织机构管理、药品的采购与分发、调剂与处方管理、自配制剂管理、临床用药管理等内容。

第一节　医疗机构药事管理概述

作为药品使用最集中的药事组织，医疗机构无疑在保证用药安全、有效、经济等方面起着极其重要的作用。医疗机构药事管理制度建立的目的是科学、规范医疗机构药事管理工作，保证用药安全、有效、经济，保障人民身体健康。

一、医疗机构药事管理的主要内容

1. 有关概念

（1）医疗机构。根据国务院发布的《医疗机构管理条例》，医疗机构是以救死扶伤、防病治病、维护公众身体健康为宗旨，从事疾病诊断与治疗活动的社会组织。

（2）医疗机构药事管理。《医疗机构药事管理规定》第二条规定："本规定所称医疗机构药事管理，是指医疗机构以病人为中心，以临床药学为基础，对临床用药全过程进行有效的组织实施与管理，促进临床科学、合理用药的药学技术服务和相关的药品管理工作。"

传统的医疗机构药事管理主要是对药品采购、储存、配制、检验、分发的管理以及药品的经济管理，即以物——药品为中心的管理。

随着我国药学事业的不断发展，医疗机构药事管理的重心由面向药品逐步转移到面向病人，即以患者为中心，保证病患用药安全、有效、合理的系统药事管理。

2. 主要内容

（1）组织机构管理。针对医疗机构药事管理组织和药学部门的组织体制、人员配备、职责范围等方面的管理。

（2）药物临床应用管理。药物临床应用管理是对医疗机构临床诊断、预防和治疗疾病用药全过程实施的监督管理，包括临床药师的临床药学服务工作，药物使用的安全性、有效性、经济学评价与管理等。

（3）药剂管理。医疗机构药剂管理包括药品供应管理（采购、储存与保管）、静脉用药集中调配、制剂管理以及处方调剂、处方管理等内容。

（4）药学专业技术人员配置与管理。此项管理主要是指对医疗机构药学专业技术人员的配备、资历、职责、培训等方面的管理。

二、药事管理组织和药学部门

医疗机构药事管理工作是医疗工作的重要组成部分，药学服务质量与医疗质量密切相关。医疗机构应根据临床工作实际需要，设立药事管理组织和药学部门。

药事管理组织即药事管理与药物治疗学委员会（组）是医疗机构促进临床合理用药、科学管理医疗机构药事工作、具有学术研究性质的内部咨询机构，其既不是行政管理部门，也不属于常设机构。药学部门是医疗机构具体负责药品采购、保管、分发、调配、制剂和临床药学等工作的部门。

（一）药事管理与药物治疗学委员会（组）

二级以上医院应当设立药事管理与药物治疗学委员会，其他医疗机构应当成立药事管理与药物治疗学组。药事管理与药物治疗学委员会（组）应当建立健全相应工作制度，日常工作由药学部门负责。药事管理与药物治疗学委员会（组）监督、指导本机构科学管理药品和合理用药。

1. 人员组成

药事管理与药物治疗学委员会委员由具有高级技术职务任职资格的药学、临床医学、护理和医院感染管理、医疗行政管理等人员组成；药事管理与药物治疗学组由药学、医务、护理、医院感染、临床科室等部门负责人和具有药师、医师以上专业技术职务任职资格的人员组成。

药事管理与药物治疗学委员会（组）设主任委员1名，由医疗机构负责人担任；设副主任委员若干，由药学和医务部门负责人担任。

2. 职责

药事管理与药物治疗学委员会（组）的职责如下。

（1）贯彻执行医疗卫生及药事管理等有关法律、法规、规章，审核制定本机构药事管理和药学工作规章制度，并监督实施。

（2）制定本机构药品处方集和基本用药供应目录。

（3）推动药物治疗相关临床诊疗指南和药物临床应用指导原则的制定与实施，监测、评估本机构药物使用情况，提出干预和改进措施，指导临床合理用药。

（4）分析、评估用药风险和药品不良反应、药品损害事件，并提供咨询与指导。

（5）建立药品遴选制度，审核本机构临床科室申请的新购入药品、调整药品品种或者供应企业和申报医院制剂等事宜。

（6）监督、指导麻醉药品、精神药品、医疗用毒性药品及放射性药品的临床使用与规范化管理。

（7）对医务人员进行有关药事管理法律法规、规章制度和合理用药知识的教育培训。

（8）向公众宣传安全用药知识。

知识链接

国外医疗机构的药事管理组织

医疗机构的药事管理组织在美国、英国称为药学与治疗学委员会或药物与治疗学委员会，加拿大称为药物质量与治疗学委员会，日本称为药品选用委员会或药事委员会。国外医疗机构的长期实践证明，药事管理组织在促进合理用药、提高药物利用效率、减少药物治疗费用方面起着不可替代的作用。美国医疗机构的药物与治疗学委员会中通常还有一名资深护士或护士长、一名临床微生物学家，以及一名医院病案管理部门的成员。在一些大型医疗机构，还要有从事临床药理学和药学信息学工作的专家参与进来，有时还会邀请患者代表参与。

（二）药学部门

1. 设置

医疗机构应当根据本机构功能、任务、规模设置相应的药学部门，配备和提供与药学部门工作任务相适应的专业技术人员、设备和设施。三级医院设置药学部，并可根据实际情况设置二级科室；二级医院设置药剂科；其他医疗机构设置药房。

2. 性质

药学部门具体负责药品管理、药学专业技术服务和药事管理工作，开展以病人为中心、以合理用药为核心的临床药学工作，组织药师参与临床药物治疗，提供药学专业技术服务。

3. 人员要求

《医疗机构药事管理规定》规定："依法取得相应资格的药学专业技术人员方可从事药学专业技术工作。"

（1）药学专业技术人员配备比例。医疗机构药学专业技术人员不得少于本机构卫生专业技术人员的8%。二级综合医院药剂科药学人员中具有高等医药院校临床药学专业或者药学专业全日制本科毕业以上学历的，应当不低于药学专业技术人员总数的20%，药学专业技术人员中具有副高级以上药学专业技术职务任职资格的，应当不低于药学专业技术人员总数的6%；三级综合医院药学部药学人员中具有高等医药院校临床药学专业或者药学专业全日制本科毕业以上学历的，应当不低于药学专业技术人员总数的30%，药学专业技术人员中具有副高级以上药学专业技术职务任职资格的，应当不低于药学专业技术人员总数的13%，教学医院应当不低于医院总数的15%。

（2）药学部门负责人的要求。二级以上医院药学部门负责人应当具有高等学校药学专业或者临床药学专业本科以上学历，以及本专业高级技术职务任职资格。

除诊所、卫生所、医务室、卫生保健所、卫生站以外的其他医疗机构药学部门负责人应当具有高等学校药学专业专科以上或者中等学校药学专业毕业学历，以及药师以上专业技术职务任职资格。

知识链接

医疗机构药师的工作职责

（1）负责药品采购供应、处方或者用药医嘱审核、药品调剂、静脉用药集中调配和医院制剂配制，指导病房（区）护士请领、使用与管理药品。

（2）参与临床药物治疗，进行个体化药物治疗方案的设计与实施，开展药学查房，为病人提供药学专业技术服务。

（3）参加查房、会诊、病例讨论和疑难、危重病人的医疗救治，协同医师做好药物使用遴选，对临床药物治疗提出意见或调整建议，与医师共同对药物治疗负责。

（4）开展抗菌药物临床应用监测，实施处方点评与超常预警，促进药物合理使用。

（5）开展药品质量监测及药品严重不良反应和药品损害的收集、整理、报告等工作。

（6）掌握与临床用药相关的药物信息，提供用药信息与药学咨询服务，向公众宣传合理用药知识。

（7）结合临床药物治疗实践，进行药学临床应用研究。

（8）开展药物利用评价和药物临床应用研究。

（9）参与新药临床试验和新药上市后安全性与有效性监测等。

4. 医疗机构药学部门的任务

医疗机构药学部门的任务主要有：① 药品供应管理；② 调剂与制剂；③ 临床应用管理；④ 药品质量管理；⑤ 科研与教学。

三、医疗机构药事管理的法律法规

与医疗机构药事管理相关的法律法规主要有《药品管理法》及《药品管理法实施条例》《医疗机构管理条例》《麻醉药品和精神药品管理条例》《医疗用毒性药品管理办法》《医疗机构药事管理规定》《处方管理办法》《抗菌药物临床应用管理办法》《医疗机构药品集中采购工作规范》《关于完善公立医院药品集中采购工作的指导意见》《医疗机构制剂配制质量管理规范（试行）》《医疗机构制剂配制监督管理办法（试行）》《医疗机构制剂注册管理办法（试行）》《医疗机构药品监督管理办法（试行）》等，见表7-1。

表7-1　与医疗机构药事管理相关的法律法规

法律法规名称	制定部门	现行版本实施时间
《药品管理法》	全国人民代表大会常务委员会	2019.12.1

法律法规名称	制定部门	现行版本实施时间
《药品管理法实施条例》	国务院	2019.3.2
《医疗机构管理条例》	国务院	2016.2.6
《麻醉药品和精神药品管理条例》	国务院	2016.2.6
《医疗用毒性药品管理办法》	国务院	1988.12.27
《医疗机构药事管理规定》	卫生部、国家中医药管理局、总后勤部卫生部	2011.3.1
《处方管理办法》	卫生部	2007.5.1
《抗菌药物临床应用管理办法》	卫生部	2012.8.1
《医疗机构药品集中采购工作规范》	卫生部等7部委	2010.7.7
《关于完善公立医院药品集中采购工作的指导意见》	国务院办公厅	2015.2.28
《医疗机构制剂配制质量管理规范（试行）》	国家药品监督管理局	2001.3.13
《医疗机构制剂配制监督管理办法（试行）》	国家食品药品监督管理局	2005.6.1
《医疗机构制剂注册管理办法（试行）》	国家食品药品监督管理局	2005.8.1
《医疗机构药品监督管理办法（试行）》	国家食品药品监督管理局	2011.10.11

拓展阅读：

与医疗机构药事管理相关的部分法律法规

1. 《医疗机构药事管理规定》（2011 年发布）见国家卫生健康委员会网站（http://www. nhc. gov. cn/yzygj/s3593/201103/4119b5de252d45ac916d420e0d30fda7. shtml）。

2. 《处方管理办法》（2007 年发布）见国家卫生健康委员会网站（http://www. nhc. gov. cn/fzs/s3576/201808/d71d4735f6c842158d2757fbaa553b80. shtml）。

3. 《抗菌药物临床应用管理办法》（2012 年发布）见国家卫生健康委员会网站（http://www. nhc. gov. cn/fzs/s3576/201205/2f773c2ddbd84e19aab0b4b2d9741900. shtml）。

4. 《医疗机构药品集中采购工作规范》（2010 年发布）见国家卫生健康委员会网站（http://www. nhc. gov. cn/yaozs/s3573/201007/ea413230b3714b45b5b724f7bae84884. shtml）。

5. 《医疗机构药品监督管理办法（试行）》（2011 年发布）见国家药品监督管理局网站（http://www. nmpa. gov. cn/WS04/CL2196/323861. html）。

第二节　医疗机构的药品管理

　　医疗机构的药品管理包括药品的采购与验收、保管与养护、自配制剂管理等内容。医疗机构使用的药品，自配制剂只占一小部分，绝大部分是从市场上购进的，因此，医疗机构的药品管理对促进合理用药、保障患者用药安全也是至关重要的。

一、医疗机构药品采购管理

　　采购合格的药品是医疗机构药品管理的首要环节。药品采购管理的主要目标是依法、适时购进质量优良、价格适宜的药品，因此，购进药品要遵循质量优良、价格适宜、公平竞争的原则，在实际采购中要注意进货渠道的合法性、药品质量的可靠性，还必须加强药品采购的计划性，既要防止脱销，又要防止长期积压造成药品变质。

（一）医疗机构药品采购的法律规定

　　1.《药品管理法》及《药品管理法实施条例》的规定

　　（1）医疗机构必须从具有药品生产、经营资格的企业购进药品。

　　（2）医疗机构购进药品，必须建立并执行进货检查验收制度，验明药品合格证明和其他标识；不符合规定要求的，不得购进和使用。

　　（3）医疗机构购进药品，必须有真实、完整的药品购进记录。

　　（4）个人设置的门诊部、诊所等医疗机构不得配备常用药品和急救药品以外的其他药品。

　　2. 其他药事法规的规定

　　《药品流通监督管理办法》规定，采购药品，必须建有真实、完整的药品购进记录。医疗机构违反规定，从无"药品生产许可证""药品经营许可证"的企业购进药品的，根据规定将没收违法所购进的药品，并处违法购进药品货值金额2倍以上5倍以下的罚款，有违法所得的，没收违法所得，情节严重的，吊销"医疗机构执业许可证"。

　　《药品流通监督管理办法》还规定，医疗机构必须对销售人员的证件进行审验，并建立审验记录，按规定记入药品购销或购进记录中。药品销售人员销售药品时，必须出具下列证件：加盖本企业公章的药品生产、经营企业许可证和营业执照的复印件；加盖企业公章和企业法定代表人印章或签字的企业法定代表人的委托授权书原件；委托授权书应明确规定授权范围；药品销售人员的身份证。

　　《处方管理办法》规定，医疗机构应当按照经药品监督管理部门批准并公布的药品通用名称购进药品。同一通用名称药品的品种，注射剂型和口服剂型各不得超过2种，处方组成类同的复方制剂1~2种。因特殊诊疗需要使用其他剂型和剂量规格药品的情况除外。即按照规定，医院除特殊情况外，每一个通用名称药品品牌不能超过两个，只允许同一药品、两种规格的存在。

（二）公立医院药品集中招标采购

医院用药具有品种多、规格全、周转快的特点，因此应适时购进质量合格、价格合理的药品。我国医疗机构药品的采购方式中最常用的是药品集中采购。2010年7月，卫生部等7部委发布了《医疗机构药品集中采购工作规范》，对医疗机构药品集中采购工作提出了具体要求。2015年2月，国务院办公厅发布了《关于完善公立医院药品集中采购工作的指导意见》，提出要"坚持以省（区、市）为单位的网上药品集中采购方向，实行一个平台、上下联动、公开透明、分类采购，采取招生产企业、招采合一、量价挂钩、双信封制、全程监控等措施，加强药品采购全过程综合监管，切实保障药品质量和供应"。国家卫生和计划生育委员会进一步细化了公立医院药品集中采购的相关措施，发布了《关于落实完善公立医院药品集中采购工作指导意见的通知》，主要规定如下。

1. 合理确定采购范围和采购量

医院要按照不低于上年度药品实际使用量的80%制订采购计划，具体到通用名、剂型和规格，每种药品采购的剂型原则上不超过3种，每种剂型对应的规格原则上不超过2种。药品采购预算一般不高于医院业务支出的25%~30%。省级药品采购机构应及时汇总分析医院药品采购计划和采购预算，合理确定药品采购范围，编制公开招标采购的药品清单，落实带量采购，优先选择符合临床路径、纳入重大疾病保障、重大新药创制专项、重大公共卫生项目的药品，兼顾妇女、老人和儿童等特殊人群的用药需要，并与医保、新农合报销政策做好衔接。

充分吸收国家基本药物遴选中规范剂型、规格等有效方法，依据国家基本药物目录、医疗保险药品报销目录、基本药物临床应用指南和处方集等，遵循临床常用必需、剂型规格适宜、包装使用方便的原则，推进药品剂型、规格、包装标准化，努力提高药品采购和使用集中度。

2. 实行药品分类采购

医疗机构的药品采购分为以下几种情况。

（1）招标采购药品。对临床用量大、采购金额高、多家企业生产的基本药物和非专利药品，发挥省级集中批量采购优势，由省级药品采购机构采取双信封制度公开招标采购，医院作为采购主体，按中标价格采购药品，可根据上一年度药品采购总金额中各类药品的品规采购金额百分比排序，将占比排序累计不低于80%，且有3家及以上企业生产的基本药物和非专利药品纳入招标采购范围。在此过程中，要进一步完善双信封评价办法。投标的药品生产企业须同时编制经济技术标书和商务标书。经济技术标书主要对企业的《药品生产质量管理规范》资质认证、药品质量抽验抽查情况、生产规模、配送能力、销售额、市场信誉、电子监管能力等指标进行评审，并将通过《药品生产质量管理规范》认证情况，在美国、日本、欧盟等发达国家和地区上市销售情况，标准化的剂型、规格、包装等作为重要指标。通过经济技术标书评审的企业方可进入商务标书评审。在商务标书评审中，从有利竞争、满足需求、确保供应出发，区别药品不同情况，结合公立医院用药特点和质量要求，根据仿制药质量一致性评价技术要求，科学设定竞价分组，同一个竞价分组按报价由低到高选择中标企业和候选中标企业，每组中标企业数量不超过 2 家。对竞标价格明显偏低、可能存在质量和供应风险的药品，必须进行综合评估，避免恶性竞争。对于只有 1 家或 2 家企业投标的品规，可组织专门议价，公开议价规则，同品种议价品规的价格要参照竞价品规中标价格，尽量避免和减少人为因素影响，做到公开透明、公平公正，总体上要落实招采合一、带量采购、量价挂钩。

（2）谈判采购的药品。对部分专利药品、独家生产药品，建立公开透明、多方参与的价格谈判机制。谈判结果在国家药品供应保障综合管理信息平台上公布，医院按谈判结果采购药品。

（3）直接挂网采购的药品。此类药品包括妇儿专科非专利药品、急（抢）救药品、基础输液、临床用量小的药品和常用低价药品，以及暂不列入招标采购的药品。这些药品实行集中挂网，由医院直接采购。

（4）国家定点生产的药品。对临床必需、用量小、市场供应短缺的药品，由国家招标定点生产、议价采购。

（5）仍按现行规定采购的药品。麻醉药品和第一类精神药品、防治传染病和寄生虫病的免费用药、国家免疫规划疫苗、计划生育药品及中药饮片，仍暂时实行最高出厂价格和最高零售价格管理。

医院使用的所有药品（不含中药饮片）均应通过省级药品集中采购平台采购，采购周期原则上一年一次。对采购周期内新批准上市的药品，各地可根据疾病防治需要，经过药物经济学和循证医学评价，另行组织以省（区、市）为单位进行集中采购。

二、医疗机构购进药品的验收管理

根据《药品管理法》规定，医疗机构购进药品，必须建立并执行进货检查验收制度，验明药品合格证明和其他标识；不符合规定的，不得购进和使用。

药品生产、经营企业和医疗机构在药品购销活动中，发现假劣药品或质量可疑药品，必须及时报告当地药品监督管理部门，不得自行作销售或退货、换货处理。进口药品在进口检验时发现上述药品的，依照《进口药品管理办法》的规定处理。

对于购进、调进或退库药品，由药库管理人员、采购人员进行严格检查验收。此处的"验收"为外观验收，而不是药品的质量检验。进货检查验收制度通常包括以下内容。

（1）确认药品供方具有法定资格（即具备"药品经营许可证"或"药品生产许可证"、相应药品批准文号和营业执照）。

（2）原料药和制剂产品必须有批准文号和生产批号，应有产品合格证。

（3）药品包装的标签和所附说明书上应有生产企业的名称、地址，药品的品名、规格、批准文号、产品批号、生产日期、有效期等；标签或说明书上还应有药品的成分、适应证或功能主治、用法、用量、禁忌、不良反应、注意事项以及贮藏条件等。

（4）中药材和中药饮片应有包装，并附有质量合格的标识。中药材应在包装上标明品名、产地、供货单位；中药饮片应标明品名、生产企业、生产日期等。实施批准文号管理的中药材和中药饮片，在包装上还应标明批准文号。

（5）特殊管理药品、外用药品包装的标签或说明书上有规定的标识和警示说明。

（6）处方药和非处方药按分类管理要求，标签、说明书上有相应的警示语或忠告语；非处方药的包装有国家规定的专有标识。

（7）进口药品，其包装的标签应以中文注明药品的名称、主要成分及注册证号，并有中文说明书。进口药品应有符合规定的"进口药品注册证"和"进口药品检验报告书"复印件；进口预防性生物制品、血液制品应有"生物制品进口批件"复印件；进口药材应有"进口药材批件"复印件。以上批准文件应加盖供货单位质量检验机构或质量管理机构印章。

对所购进药品经检查验收不符合要求的应进行妥善处理或退货。

三、医疗机构药品的储存与养护

《药品管理法》规定，医疗机构必须制定和执行药品保管制度，采取必要的冷藏、防冻、防潮、防虫、防鼠等措施，保证药品质量。

医疗机构药品的仓储保管要求与经营企业的保管制度类似，如实施 GSP 管理，但没有GSP 认证要求。

医疗机构使用药品必须有一定的库存量以备用，同生产企业、经营企业一样，储存保管也必须加强管理，医疗机构与生产企业、经营企业相比较，具有储存周期短、品种多、存量少的特点，这就决定了医疗机构药品储存仓库容量较小，但同样必须具有合各类药品储存要求的设施和条件。

四、医疗机构配制制剂的管理

根据《药品管理法实施条例》的规定，医疗机构制剂是指"医疗机构根据本单位临床需要经过批准而配制、自用的固定处方制剂"。

（一）医疗机构制剂存在的必要性

医疗机构制剂的存在有着现实的原因，符合现今的医药市场及医院用药的特点。

第一，医疗机构制剂是医药市场的重要补充。一是由于病人病情的复杂多变性，各医院可根据当地的用药习惯、经济水平等实际情况配制不同的制剂品种以满足临床上的特殊要求。二是对于稳定性差、效期短的制剂和销量少、利润低的品种，各医院也可结合临床科研的实际情况，利用其灵活性和实用性强的特点酌情配制，满足临床需要。

第二，医疗机构制剂可在一定程度上降低医疗费用和成本。医疗机构制剂流通周期短，中间环节少，直接面对患者，可降低医疗成本和医疗费用，方便服务病人。

第三，医疗机构制剂中有一批使用多年，来自临床、经临床验证并具有确切疗效、不良反应低的制剂，能及时满足对病患实际救护的需要，特别是外科与急诊的需要。

（二）医疗机构制剂的注册审批

1. 医疗机构配制制剂的许可证制度

《药品管理法》第七十四条规定如下。

"医疗机构配制制剂，应当经所在地省、自治区、直辖市人民政府药品监督管理部门批准，取得医疗机构制剂许可证。无医疗机构制剂许可证的，不得配制制剂。

"医疗机构制剂许可证应当标明有效期，到期重新审查发证。"

由于配制制剂本身在性质上又是一种药品的生产活动，《药品管理法》第七十五条规定："医疗机构配制制剂，应当有能够保证制剂质量的设施、管理制度、检验仪器和卫生环境。医疗机构配制制剂，应当按照经核准的工艺进行，所需的原料、辅料和包装材料等应当符合药用要求。"此外，在"医疗机构制剂许可证"验收标准中明确提出了4项否决条款，即达不到以下4条规定，"医疗机构制剂许可证"暂不核发。

（1）人员与机构：即"配制和药检负责人应具备大专以上药学学历（或具有主管药师以上技术职称），熟悉药品管理法规，具有制剂和质量管理能力并对制剂质量负责"。

（2）厂房与设施：即"配制大容量注射剂的关键岗位应符合洁净级别要求，灌封岗位的洁净度级别应为100级，稀配、滤过和直接接触药品的包装材料的最终处理岗位为10 000级，浓配、配料等岗位应为100 000级"。

（3）设备：即"配制大容量注射剂所使用的注射用水，必须采用多效蒸馏水器制备，并符合《中国药典》的标准"。

（4）配制管理：即"配制制剂必须有处方、配制规程和标准操作规程。上述文件必须按照规定的程序进行审批修订，不得随意更改"。

2. 医疗机构制剂的注册申报

对于获得"医疗机构制剂许可证"的医疗机构，如果要进行某种制剂的配制，必须按照国务院药品监督管理部门的规定报送有关资料和样品，经所在地省、自治区、直辖市人民政府药品监督管理部门批准，并发给制剂批准文号后，方可配制。

根据《医疗机构制剂注册管理办法（试行）》，申请医疗机构制剂，应当进行相应的临床前研究，包括处方筛选、配制工艺、质量指标、药理、毒理学研究等。医疗机构制剂的名称，应当按照国家药品监督管理局颁布的药品命名原则命名，不得使用商品名称。

医疗机构制剂批准文号的有效期为3年。有效期届满需要继续配制的，申请人应当在有效期届满前3个月按照原申请配制程序提出再注册申请，报送有关资料。

医疗机构制剂的批准文号格式为：X药制字H（Z）+4位年号+4位流水号。其中，X——省、自治区、直辖市简称，H——化学制剂，Z——中药制剂。

（三）医疗机构制剂的品种与使用管理

1. 自配制剂品种管理

医疗机构配制的制剂，应当是本单位临床需要而市场上没有供应的品种。这里所说的临床需要是指临床常用而疗效确切的协定处方制剂，某些性质不稳定或效期短的制剂，市场上不能满足的不同规格、容量的制剂，其他临床需要的及科研用的制剂等。

有下列情形之一的，不得作为医疗机构制剂申报：市场上已有供应的品种；含有未经国务院药品监督管理部门批准的活性成分的品种；除变态反应原外的生物制品；中药注射剂；中药、化学药组成的复方制剂；麻醉药品、精神药品、医疗用毒性药品、放射性药品；其他不符合国家有关规定的制剂。

2. 医疗机构制剂的使用管理

《药品管理法》规定，配制的制剂必须按照规定进行质量检验，合格的，凭医师处方在本单位使用。而医疗机构的制剂品种只能凭处方在本机构用于门诊和住院病人，不得在市场上销售或变相销售，未经批准，医疗机构擅自使用其他医疗机构配制的制剂，应按《药品管理法》的规定给予处罚。此外，医疗机构配制的制剂不得发布医疗机构制剂广告，配制制剂所用的原料、辅料、包装材料必须符合药用标准。

《药品管理法》同时规定，经国务院或者省、自治区、直辖市人民政府药品监督管理部门批准，医疗机构配制的制剂可以在指定的医疗机构之间调剂使用。而《药品管理法实施条例》中规定的特殊情况为发生灾情、疫情、突发事件或者临床急需而市场没有供应。在省内进行调剂是由省、自治区、直辖市人民政府的药品监督管理部门批准，在各省之间进行调剂或者国务院药品监督管理部门规定的特殊制剂的调剂是由国务院药品监督管理部门批准。医疗机构制剂的调剂使用，不得超出规定的期限、数量和范围。

（四）医疗机构配制制剂的质量管理

为了加强医疗机构的制剂配制和质量管理，2001年，国务院药品监督管理部门根据《药品管理法》规定，参照《药品生产质量管理规范》的基本准则，制定了《医疗机构制剂配制质量管理规范（试行）》。该规范是制剂配制和质量管理的基本准则，适用于制剂配制的全过程。

医疗机构制剂室的特点是多剂型、多规格、多品种、数量少，操作烦琐，容易发生差错。在未实施《医疗机构制剂配制质量管理规范（试行）》之前，医疗机构制剂室普遍存在着管理不规范、制度不健全，岗位责任制和技术操作规程不完善，工序和岗位责任不明确，各种原始记录、工作记录不完备，差错、事故时常发生的情况，很难保证制剂质量，因此，对医疗机构制剂实施质量管理规范具有重要意义。

《医疗机构制剂配制质量管理规范（试行）》的框架和内容与《药品生产质量管理规范》基本一致，例如，各工作间应按制剂工序和空气洁净度级别要求合理布局；制剂室应具有与所配制剂相适应的物料、成品等库房，并有通风、防潮等设施；用于制剂配制和检验的仪器、仪表、量具、衡器等其适用范围和精密度应符合制剂配制和检验的要求，应定期校验；每批制剂均应按投入和产出的物料平衡进行检查，如有显著差异，必须查明原因，在得出合理解释并确认无潜在质量事故后，方可按正常程序处理。

拓展阅读：

医疗机构制剂管理相关法规

1.《医疗机构制剂配制质量管理规范（试行）》（2001 年施行）见国家药品监督管理局网站（http://www. nmpa. gov. cn/WS04/CL2077/300589. html）。

2.《医疗机构制剂配制监督管理办法（试行）》（2005 年施行）见国家药品监督管理局网站（http://www. nmpa. gov. cn/WS04/CL2174/300616. html）。

3.《医疗机构制剂注册管理办法（试行）》（2005 年施行）见国家药品监督管理局网站（http://www. nmpa. gov. cn/WS04/CL2174/300619. html）。

第三节　医疗机构药品的使用管理

一、医疗机构处方管理

1. 处方的定义

《处方管理办法》第二条规定如下。

"本办法所称处方，是指由注册的执业医师和执业助理医师（以下简称医师）在诊疗活动中为患者开具的、由取得药学专业技术职务任职资格的药学专业技术人员（以下简称药师）审核、调配、核对，并作为患者用药凭证的医疗文书。处方包括医疗机构病区用药医嘱单。"

处方按其性质分为三种，即法定处方、医师处方和协定处方。法定处方主要是指《中国药典》、局颁标准收载的处方，它具有法律的约束力。在制备法定制剂或医师开写法定制剂时均应照此规定。医师处方是指医师为患者诊断、治疗和预防用药所开具的处方。协定处方是指医院药剂科与临床医师根据医院日常医疗用药的需要，共同协商制定的处方，它适于大量配制和储备，便于控制药品的品种和质量，提高工作效率，减少患者取药等候时间。

2. 处方内容

按照卫生部统一规定的处方标准，处方由前记、正文和后记三部分组成。

（1）前记：包括医疗机构名称、患者姓名、性别、年龄、门诊或住院病历号，科别或病区和床位号、临床诊断、开具日期等，可添列特殊要求的项目。麻醉药品和第一类精神药品处方还应当包括患者身份证明编号，代办人姓名、身份证明编号。

（2）正文：以 Rp 或 R（拉丁文 Recipe "请取"的缩写）标示，分列药品名称、剂型、规格、数量、用法用量。此部分是处方的核心内容，直接关系到病人用药的安全有效。

（3）后记：医师签名或者加盖专用签章，药品金额以及审核、调配，核对、发药药师签名或者加盖专用签章。

3. 处方颜色

普通处方印刷用纸为白色；急诊处方印刷用纸为淡黄色，右上角标注"急诊"；儿科处方印刷用纸为淡绿色，右上角标注"儿科"；麻醉药品和第一类精神药品处方印刷用纸为淡红色，右上角标注"麻、精一"；第二类精神药品处方印刷用纸为白色，右上角标注"精二"。

4. 处方中药品名称的使用

对于药品名称，《处方管理办法》对医师处方应用药名作出明确规定，医师开具处方应当使用经药品监督管理部门批准并公布的药品通用名称、新活性化合物的专利药品名称和复方制剂药品名称。医师开具院内制剂处方时应当使用经省级卫生行政部门审核、药品监督管理部门批准的名称。医师可以使用由卫生部公布的药品习惯名称开具处方。

5. 处方限量

处方一般不得超过 7 日常用量；急诊处方一般不得超过 3 日常用量；对于某些慢性病、老年病或特殊情况，处方用量可适当延长，但医师应当注明理由。

为门（急）诊一般患者开具的麻醉药品注射剂，每张处方为一次常用量；控缓释制剂，每张处方不得超过 7 日常用量；其他剂型，每张处方不得超过 3 日常用量。第一类精神药品注射剂，同麻醉药品，哌醋甲酯用于治疗儿童多动症时，每张处方不得超过 15 日常用量；第二类精神药品一般每张处方不得超过 7 日常用量；对于慢性病或某些特殊情况的患者，处方用量可以适当延长，医师应当注明理由。

为门（急）诊癌症疼痛患者和中度、重度慢性疼痛患者开具的麻醉药品、第一类精神药品注射剂，每张处方不得超过 3 日常用量；控缓释制剂，每张处方不得超过 15 日常用量；其他剂型，每张处方不得超过 7 日常用量。

为住院患者开具的麻醉药品和第一类精神药品处方应当逐日开具，每张处方为 1 日常用量。

对于需要特别加强管制的麻醉药品，盐酸二氢埃托啡处方为一次常用量，仅限于二级以上医院内使用；盐酸哌替啶处方为一次常用量，仅限于医疗机构内使用。

6. 处方保管

处方由调剂处方药品的医疗机构妥善保存。普通处方、急诊处方、儿科处方保存期限为 1 年，医疗用毒性药品、第二类精神药品处方保存期限为 2 年，麻醉药品和第一类精神药品处方保存期限为 3 年。处方保存期满后，经医疗机构主要负责人批准、登记备案，方可销毁。

二、医疗机构处方调剂的管理

1. 处方调剂的概念

处方调剂俗称"配药、配方、调配处方"，是指药剂人员根据处方配药或配方、发药的活动，简单地说就是向患者提供药品的行为，与零售药店向消费者销售药品的行为类似。

2. 处方调剂的人员资质

《药品管理法》第六十九条规定："医疗机构应当配备依法经过资格认定的药师或者其他药学技术人员，负责本单位的药品管理、处方审核和调配、合理用药指导等工作。非药学技术人员不得直接从事药剂技术工作。"

同时，《处方管理办法》对医院处方调剂人员的资格作了更为详细的规定，它指出取得药学专业技术职务任职资格的人员方可从事处方调剂工作。具有药师以上专业技术职务任职资格的人员负责处方审核、评估、核对、发药以及安全用药指导，药士从事处方调配工作，从而保证了处方调剂人员的任职资格，提高了处方调剂人员的专业层次，加强了对合理用药的管理。

3. 调剂流程与步骤

在处方调剂中，由药剂人员完成的主要技术环节包括以下6个方面：① 收方；② 审查处方；③ 配方；④ 包装与贴标签；⑤ 核对处方；⑥ 发药与指导用药。其具体流程如下。

收方：包括从患者处接受处方，从病房医护人员处接受处方或请领单。

审查处方：重点审查药品名称、用药剂量、用药方法、药物配伍变化和合理用药等。

配方：调配药剂或取出药品，药师调剂处方时必须做到"四查十对"：查处方，对科别、姓名、年龄；查药品，对药名、剂型、规格、数量；查配伍禁忌，对药品性状、用法用量；查用药合理性，对临床诊断。

包装与贴标签：正确书写药袋或粘贴标签，注明患者姓名和药品名称、用法、用量。

核对处方：核对处方与调配的药品、规格、剂量、用法、用量是否一致，逐个检查药品的外观质量是否合格，有效期等均应正确无误，检查人员签字。

发药与指导用药：发药并详细交代服药方法、注意事项和答复询问等。

4. 处方审核

在上述的调剂过程中，最关键的一个步骤就是药师对处方的核查。《药品管理法》第七十三条规定如下。

"依法经过资格认定的药师或者其他药学技术人员调配处方，应当进行核对，对处方所列药品不得擅自更改或者代用。对有配伍禁忌或者超剂量的处方，应当拒绝调配；必要时，经处方医师更正或者重新签字，方可调配。"

也就是说药师在收到处方之后，进行调配之前，应对处方的前记、正文和医生签章等逐项加以审查，对不符合规定者要与处方医师联系。重点审核的内容为处方正文，要仔细审查药品名称、用药剂量、用药方法、药物配伍变化、药物相互作用和不良反应等。

审核处方可分为形式上的审核和实质上的审核两部分。

（1）形式审核。

药师应当认真逐项检查处方前记、正文和后记书写是否清晰、完整，并确认处方的合法性，对于不规范处方或者不能判定其合法性的处方，不得调剂。

（2）实质审核。

除了形式审核外，药师还应当对处方用药适宜性进行审核：规定必须做皮试的药品，处方医师是否注明过敏试验及结果的判定；处方用药与临床诊断的相符性；剂量、用法的正确性；选用剂型与给药途径的合理性；是否有重复给药的现象；是否有潜在临床意义的药物相互作用和配伍禁忌；其他用药不适宜情况。

药师经处方审核后，认为存在用药不适宜时，应当告知处方医师，请其确认或者重新开具处方，具体情况如下。

"对有配伍禁忌或者超剂量的处方，应当拒绝调配；必要时，经处方医师更正或者重新签字，方可调配。"（《药品管理法》第七十三条）

"药师发现严重不合理用药或者用药错误，应当拒绝调剂，及时告知处方医师，并应当记录，按照有关规定报告。"（《处方管理办法》第三十六条）

知识链接

单位剂量调配系统

1. 单位剂量调配系统的含义

单位剂量调配系统（Unit Dose Dispensing System, UDDS）也称为单剂量配方制，国内外对其有多种定义，大致含义是指以药房为基础，先将住院患者所服用的药品做成单剂量包装，调配时由药剂人员依医嘱把患者某天某次需要服用的几种单剂量包装药品置于特定的药盒内，该药盒类似于美国所称的患者药疗包装（patient medication package），药盒上标识的病区、姓名、床号等信息与患者一一对应，经责任药师核对后，交由病区护士领回并再次核对无误后给予患者服用，以保证药品使用的准确、安全、卫生，其针对的是患者的口服药品。

2. 单位剂量调配系统的流程

单剂量调配系统的具体操作流程如下：医师通过医嘱处理软件系统下达口服药品医嘱，中心摆药室接收医嘱，打印出病区口服药品总量单、依患者分类的摆药细单和服药信息标签，药剂人员根据病区口服药品总量单和摆药细单调配单剂量包装药品，经责任药师核对后交予病区护士，病区护士再次核对后，将单剂量包装药品和服药信息标签交给患者，并向其交代服用方法，由患者自行核对后服用。

5. 不得限制处方外购的规定

《处方管理办法》规定，除麻醉药品、精神药品、医疗用毒性药品和儿科处方外，医疗机构不得限制门诊就诊人员持处方到药品零售企业购药。

2017年2月发布的《国务院办公厅关于进一步改革完善药品生产流通使用政策的若干意见》规定，门诊患者可以自主选择在医疗机构或者零售药店购药，医疗机构不得限制门诊患者凭处方到零售药店购药。

三、处方点评制度

处方点评是根据相关法规、技术规范，对处方书写的规范性及药物临床使用的适宜性（用药适应证、药物选择、给药途径、用法用量、药物相互作用、配伍禁忌等）进行评价，发现存在或潜在的问题，制定并实施干预和改进措施，促进临床药物合理应用的过程。

《处方管理办法》第四十四条规定："医疗机构应当建立处方点评制度，填写处方评价表，对处方实施动态监测及超常预警，登记并通报不合理处方，对不合理用药及时予以干预。"

在 2015 年 5 月 6 日发布的《国务院办公厅关于城市公立医院综合改革试点的指导意见》中，也提出了采用处方点评等形式，控制抗菌药物不合理使用，强化激素类药物、抗肿瘤药物、辅助药物的临床使用干预。

1. 处方点评的实施

医院药学部门应当会同医疗管理部门，根据医院诊疗科目、科室设置、技术水平、诊疗量等实际情况，确定具体抽样方法和抽样率，其中门急诊处方的抽样率不应少于总处方量的 1%，且每月点评处方绝对数不应少于 100 张；病房（区）医嘱单的抽样率（按出院病历数计）不应少于 1‰，且每月点评出院病历绝对不应少于 30 份。处方点评小组在处方点评工作过程中发现不合理处方，应当及时通知医疗管理部门和药学部门。

三级以上医院应当逐步建立健全专项处方点评制度。专项处方点评是医院根据药事管理和药物临床应用管理的现状和存在的问题，确定点评的范围和内容，对特定的药物或特定疾病的药物（如国家基本药物、血液制品、中药注射剂、肠外营养制剂、抗菌药物、辅助治疗药物、激素等临床使用及超说明书用药、肿瘤患者和围手术期用药等）使用情况进行的处方点评。

2. 处方点评的结果

处方点评的结果分为合理处方和不合理处方两种，其中不合理处方包括不规范处方、用药不适宜处方、超常处方。

四、药物临床应用管理

药物临床应用管理是对医疗机构临床诊断、预防和治疗疾病用药全过程实施监督管理。医疗机构应当遵循安全、有效、经济的合理用药原则，尊重患者对药品使用的知情权和隐私权。

医疗机构应当建立由医师、临床药师和护士组成的临床治疗团队，开展临床合理用药工作，其中临床药师应当全职参与临床药物治疗工作，对患者进行用药教育，指导患者安全用药。医疗机构应当根据本机构性质、任务、规模配备适当数量的临床药师，三级医院临床药师不少于 5 名，二级医院临床药师不少于 3 名。临床药师应当具有高等学校临床药学专业或者药学专业本科以上学历，并应当经过规范化培训。

医疗机构应当遵循有关药物临床应用指导原则、临床路径、临床诊疗指南和药品说明书等合理使用药物；对医师处方、用药医嘱的适宜性进行审核。

医疗机构应当建立临床用药监测、评价和超常预警制度，对药物临床使用的安全性、有效性和经济性进行监测、分析、评估，实施处方和用药医嘱点评与干预。

医疗机构应当建立药品不良反应、用药错误和药品损害事件监测报告制度。医疗机构临床科室发现药品不良反应、用药错误和药品损害事件后，应当积极救治患者，立即向药学部门报告，并做好观察与记录。医疗机构应当按照国家有关规定向相关部门报告药品不良反应，用药错误和药品损害事件应当立即向所在地县级卫生行政部门报告。

五、抗菌药物临床应用管理

《医疗机构药事管理规定》第十六条明确指出："医疗机构应当依据国家基本药物制度、抗菌药物临床应用指导原则和中成药临床应用指导原则，制定本机构基本药物临床应用管理办法，建立并落实抗菌药物临床应用分级管理制度。"为了加强对医疗机构抗菌药物临床应用的管理，提高抗菌药物的临床应用水平，卫生部于2012年4月发布了《抗菌药物临床应用管理办法》，主要是对抗菌药物的临床应用分级管理提出了更加具体的要求。

1. 抗菌药物的概念

本办法所称抗菌药物是指治疗细菌、支原体、衣原体、立克次体、螺旋体、真菌等病原微生物所致感染性疾病病原的药物，不包括治疗结核病、寄生虫病和各种病毒所致感染性疾病的药物以及具有抗菌作用的中药制剂。

2. 抗菌药物分级管理

抗菌药物临床应用应当遵循安全、有效、经济的原则。抗菌药物临床应用实行分级管理，根据安全性、疗效、细菌耐药性、价格等因素，将抗菌药物分为三级：非限制使用级、限制使用级与特殊使用级，具体划分标准如下。

（1）非限制使用级：经长期临床应用证明安全、有效，对细菌耐药性影响较小，价格相对较低的抗菌药物。

（2）限制使用级：经长期临床应用证明安全、有效，对细菌耐药性影响较大，或者价格相对较高的抗菌药物。

（3）特殊使用级：主要包括具有明显或者严重不良反应，不宜随意使用的抗菌药物；需要严格控制使用，避免细菌过快产生耐药的抗菌药物；疗效、安全性方面的临床资料较少的抗菌药物；价格昂贵的抗菌药物。

3. 抗菌药物处方权的授予

具有高级专业技术职务任职资格的医师，可授予特殊使用级抗菌药物处方权；具有中级以上专业技术职务任职资格的医师，可授予限制使用级抗菌药物处方权；具有初级专业技术职务任职资格的医师，在乡、民族乡、镇、村的医疗机构独立从事一般执业活动的执业助理医师以及乡村医生，可授予非限制使用级抗菌药物处方权。

4. 抗菌药物的使用

医疗机构和医务人员应当严格掌握使用抗菌药物预防感染的指征。预防感染、治疗轻度或者局部感染应当首选非限制使用级抗菌药物；严重感染、免疫功能低下合并感染或者病原菌只对限制使用级抗菌药物敏感时，方可选用限制使用级抗菌药物；特殊使用级抗菌药物不得在门诊使用，临床应用特殊使用级抗菌药物应当严格掌握用药指征，经抗菌药物管理工作组指定的专业技术人员会诊同意后，由具有相应处方权医师开具处方。

因抢救生命垂危的患者等紧急情况，医师可以越级使用抗菌药物。越级使用抗菌药物应当详细记录用药指征，并应当于 24 小时内补办越级使用抗菌药物的必要手续。

第四节　临床药学与临床药师

一、临床药学

临床药学（clinical pharmacy）是药学发展到一定阶段的分支学科。国外于 20 世纪 50 年代后期首次提出临床药学这一名词，到了 20 世纪 60 年代，美国加利福尼亚州立大学首先建立了临床药学课程，并在临床开展了临床药学工作，继而临床药学工作在全美各地兴起并取得了巨大的成功。国内的临床药学虽早在 20 世纪 60 年代就被提出，但直到 20 世纪 80 年代才真正起步。

随着医院药学工作模式向"以病人为中心"的转变，以合理用药为根本出发点和归宿的临床药学工作也日益受到重视。

临床药学是一门以患者为对象，研究安全、有效、经济、合理地使用药品，提高药物治疗质量，促进患者健康，提高病患生存质量的综合性学科，它在医院药学中占有核心的地位，从药物治疗、药物不良反应监测直至药物信息咨询等，涉及学科范围广，内容丰富。

临床药学是药剂学、药理学和治疗学等新理论、新技术发展到一定程度形成的一门综合性交叉学科，临床药学涉及的学科有解剖学、生理学、病理学、临床药理学、临床药物治疗学、药物流行病学、药物经济学等。近年来，随着医药卫生体制改革的深化和药学服务的延伸，药学部门的工作职能已经不局限于以往的采购药品、调配处方、配制制剂等基础性工作，随着医院药学工作模式向"以病人为中心"的转变，药学部门的职能正向提供用药咨询、促进药学保健、保证合理用药等临床药学工作过渡。

二、临床药师

我国的《医疗机构药事管理规定》提出建立临床药师制，即强调和突出要加强医疗机构临床药学工作，培养临床药师，逐步建立临床药师制，并对临床药师的资质和职责作出明确规定。

拓展阅读:

临床药师产生的必要性

临床医师拥有药品处方权,用药是否合理,医师的药学知识结构与素养起着决定性的作用。医疗与药学两个学科涉及的知识与学科都非常广泛,专业性都非常强,由于专业教育的局限和个人精力的限制,临床医师在药学方面的专业能力发展受到限制,从分工来看,临床医师的工作重点是疾病的诊断与防治,药品的使用应当由专业性强、具有一定专业能力的临床药师来承担。医学与药学的精细分科,使医师与药师的工作职能相对独立,合理用药才成为可能。

近20年,随着医药科技的迅猛发展,药品新产品层出不穷,而且每年都在以较快速度增加与更新。在我国,经常流通于市场的药物制剂就高达2万种以上。由于临床医师的主要精力在疾病的诊断与防治,不可能对药品有深入的了解,而有了临床药师,这些对药品进行深入研究的工作就可以由他们来承担,确保药品使用的精确与合理。一般来说,多数临床医师只熟悉本专业用药,而事实上,一种疾病往往需要多种药物联合使用方能奏效,一个称职的、高水平的临床医师仅仅熟悉本专业的药物是远远不够的,但是如果我们强行要求临床医师既是医疗专家,又是药学专家,即具有"双重角色",也是不现实的,临床药师正是在这种情况下,逐渐成为临床医师救治患者的合作伙伴,以期达到取长补短、服务患者的目的。

临床药师是在医院从事临床药学工作的专业人员,应具备临床药学的基础知识和临床基本技能,参与全程化药学服务,以患者为中心,以合理用药为目标,向医、护、患提供药物信息与合理用药咨询,协助医师确定合理的药物治疗方案,促进临床药物治疗水平的提高,减少毒副反应的发生和降低医疗费用的支出。

《医疗机构药事管理规定》要求,三级医院至少配备5名临床药师,二级医院至少配备3名临床药师;临床药师应具有药学专业本科以上学历,并应经过规范化培训。

1. 临床药师应具备的知识结构与技能

根据工作的需要,临床药师应具备的知识结构为药学知识、医学知识、生物学知识,以及药物经济学与流行病学知识和统计学、心理学方面的知识等。

临床药师除了应具备良好的知识结构外,还应当具备以下的技能。

(1)快速获取信息的能力。临床药师应具有较高的外语水平,可直接阅读外文资料,能够及时获取国外信息知识和新动态。计算机是临床药师开展药物查询、提供信息服务的重要工具,计算机应用是临床药师必备的能力。

(2)临床检查能力。这是临床药师为观察用药反应所必须掌握并应熟练进行的能力。通常情况下,临床药师一般都随医师、护士一起下病房,一般来说其没有单独进行临床体检操作的必要,但是由于病患的实际需要,临床药师还必须单独下病房,并按需要对病患进行体格检查，只有这样方可仔细而又客观地观察到患者用药后的情况，为下一步制定用药方案提供决策依据。

（3）对各种实验室检查结果及各种体检的判断和解释能力。现代医学依赖于实验室检查及体检，熟悉各项常用实验室检查结果标准是临床药师必备的基本能力，也是正确判断药物对人体作用结果的根本保证。

（4）指导用药的能力。临床药师应该灵活运用药物知识，能够把处方、病情、治疗方法结合起来对患者解释、说明，以增加患者用药的依从性。同时，临床药师应具有搜集、鉴别患者用药资料的能力，能够指导医、护、患正确使用药品。

（5）交流沟通能力。临床药师在与医师、护士及患者交流沟通的过程中，可获取有关患者疾病和心理的信息，并运用自己的专业知识，和其他专业人员与患者一起解决药物治疗的问题，达到提高药物治疗效果的目的。

2. 临床药师的职责

临床药师是临床药学工作的承担者与实践者，我国现阶段临床药师的主要职责如下。

（1）深入临床，了解患者用药情况，为确保药物治疗的安全性、有效性提供服务。

（2）参与查房和会诊，参加危重患者的救治和病案讨论。

（3）积极开展治疗药物监测，设计个体化给药方案。

（4）结合临床用药、开展药物评价和药物利用研究。

（5）提供用药咨询服务，有效地、经济地进行全程服务，对药物治疗提出建议。

（6）积极参与药品不良反应监测工作，及时做好收集、整理、分析工作，并按照规定逐级上报。

（7）积极参与药品临床研究基地的研究工作。

3. 临床药师的工作内容

根据上述职责要求，临床药师的工作内容可以分为以下四个部分。

（1）参加临床查房、会诊及病例讨论。

（2）开展治疗药物监测，实施个体化给药。

（3）药物咨询与信息服务。

（4）结合临床开展科研工作。

4. 临床药师实践的基本要求

临床药师工作是一门实践性很强的工作，其主要任务是面向患者，在药物治疗中与医师、护士密切配合，为患者制定个体化给药方案，监测药物在体内的浓度和作用，及时发现和分析药物的不良反应，配合临床新药试用，评价新药及提药学信息服务工作，从而实施合理用药，达到安全、有效、经济的目的，提高药疗质量，保证患者健康。这些任务要求临床药师在实践中必须做到以下几点。

（1）要用全部精力投入，并有充分的时间工作在病房，参与临床医疗活动，不断提高实践能力，更好地履行自身的职责。

（2）书写药疗文件，分析择药依据和用药中可能出现的问题，并向医护人员提出改进建议。患者出院时做好总结工作，包括用药回顾、药疗效果、不良反应、药物相互作用及各种改进措施等，判断用药得与失。

（3）独立询访患者，用药史、过敏史、患者用药后的反应都必须是第一手资料，要给患者讲解有关药物知识，出院时对患者用药给予帮助指导。

（4）负责收集医、护、患三方提出的有关药物问题，并且要给予解答，收集药品不良反应报告。

（5）注意新药、静脉用药配伍的临床使用情况，这类用药往往会发生一些问题。

（6）定期汇报所在病区用药动态，为领导决策临床药学工作提供依据。

知识链接

临床药师工作的主要内容

作为药学监护工作的具体承担者，临床药师工作的主要内容有以下几点。

第一，临床药师定位在医院某个病区，与医师一起查房。

第二，临床药师、护士、医师组成一个查房组，根据查房结果，临床药师向医师建议药物的使用，并提供用药方案，使药物治疗安全、有效、经济。

第三，临床药师还必须定期填写药物不良反应报告，要把患者用药后的有关药物相互作用发生的情况及患者治疗费用分析等工作结果记录上报。

第四，临床药师可担任药学情况咨询工作，在日常工作中要善于发现患者用药不当的问题并进行监测，修正医师的不合理处方。

本章练习题

一、单项选择题

1. 任药事管理与药物治疗学委员会（组）主任委员的是（　　　）。

A. 药学部（药剂科）负责人　　　　　　　B. 医务部负责人

C. 药品采购部负责人　　　　　　　　　　D. 医疗机构负责人

2. 依据《医疗机构药事管理规定》，三级医院临床药师不少于（　　　）。

A.10 名　　　　　　B.8 名　　　　　　C.5 名　　　　　　D.3 名

3.《处方管理办法》规定，普通处方印刷用纸的颜色是（　　　）。

A. 淡红色　　　　　　B. 淡黄色　　　　　　C. 淡绿色　　　　　　D. 白色

4. 医疗机构药学专业技术人员不得少于本机构卫生专业技术人员的（　　　）。

　A. 10%　　　　　　　B. 8%　　　　　　　C. 6%　　　　　　　D. 5%

5. 医疗机构药品管理的首要环节是（　　　）。

　A. 药品采购　　　　　B. 药品保管　　　　　C. 处方调配　　　　　D. 制剂配制

6. 批准并发给《医疗机构制剂许可证》的部门是（　　　）。

　A. 国务院药品监督管理部门　　　　　　　　B. 省级药品监督管理部门

　C. 国家卫生行政部门　　　　　　　　　　　D. 省级卫生行政部门

7. 医疗机构制剂批准文号的有效期为（　　　）。

　A. 1 年　　　　　　　B. 2 年　　　　　　　C. 3 年　　　　　　　D. 5 年

8. 第二类精神药品处方保存期限为（　　　）。

　A. 1 年　　　　　　　B. 2 年　　　　　　　C. 3 年　　　　　　　D. 5 年

9. 处方点评时，每月点评门急诊处方绝对数不应少于（　　　）。

　A. 100 张　　　　　　B. 200 张　　　　　　C. 300 张　　　　　　D. 500 张

10. 经长期临床应用证明安全、有效，对细菌耐药性影响较大，或者价格相对较高的抗菌药物属于（　　　）。

　A. 限制使用级　　　　B. 非限制使用级　　　C. 特殊使用级　　　　D. 控制使用级

二、配伍选择题

[11~14 题共用答案]

　A. 15 日常用量　　　　B. 7 日常用量　　　　C. 3 日常用量　　　　D. 1 日常用量

11. 急诊处方限量一般是（　　　）。

12. 门诊患者麻醉药品控释制剂的处方限量是（　　　）。

13. 门诊癌症疼痛患者第一类精神药品缓释制剂的处方限量是（　　　）。

14. 第二类精神药品的处方限量是（　　　）。

[15~18 题共用答案]

　A. 查处方　　　　　　B. 查患者　　　　　　C. 查药品　　　　　　D. 查配伍禁忌

　E. 查用药合理性

药师调剂处方时必须做到"四查十对"，下列查、对相符的是：

15. （　　　），对临床诊断。

16. （　　　），对科别、姓名、年龄。

17. （　　　），对药名、剂型、规格、数量。

18. （　　　），对药品性状、用法用量。

第八章　药品不良反应报告与监测

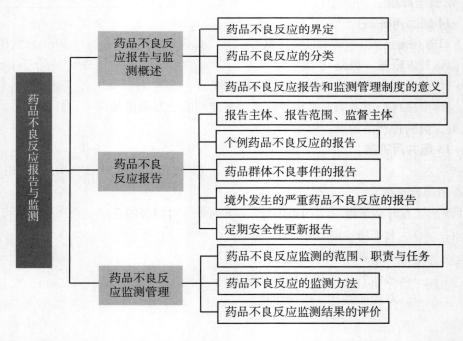

学习目标

☐ 掌握：药品不良反应报告。
☐ 熟悉：药品不良反应的界定和分类。
☐ 了解：药品不良反应报告和监测管理制度的意义，药品不良反应监测管理。

本章知识导图

- 药品不良反应报告与监测
  - 药品不良反应报告与监测概述
    - 药品不良反应的界定
    - 药品不良反应的分类
    - 药品不良反应报告和监测管理制度的意义
  - 药品不良反应报告
    - 报告主体、报告范围、监督主体
    - 个例药品不良反应的报告
    - 药品群体不良事件的报告
    - 境外发生的严重药品不良反应的报告
    - 定期安全性更新报告
  - 药品不良反应监测管理
    - 药品不良反应监测的范围、职责与任务
    - 药品不良反应的监测方法
    - 药品不良反应监测结果的评价

　　随着药品品种和使用数量的大幅度增加，不断增多的药品不良反应也逐渐引起了世界各国的注意。在 20 世纪 60 年代初"反应停"事件后，许多国家修订了本国的药品监管法规，建立了药品不良反应（Adverse Drug Reaction，ADR）监测报告制度。1968 年，WHO 在

10 多个国家药品不良反应监测工作的基础上制订了一项国际协作试验计划，并设立了协作组。1970 年，WHO 的常设机构——药物不良反应监察中心成立，1978 年更名为世界卫生组织国际药品监测合作中心，指导协调全世界药品不良反应的监测与报告工作，确保用药安全。

我国于 1989 年成立了专门的药品不良反应监测机构——国家药品不良反应监测中心，于 1998 年正式成为 WHO 国际药品监察合作计划的正式成员国，并于 2004 年颁布、2011 年修订了《药品不良反应报告和监测管理办法》，自此，我国的药品不良反应监测管理逐渐步入正轨，加强了上市药品的安全监管，规范了药品不良反应报告和监测的管理。

第一节 药品不良反应报告与监测概述

一、药品不良反应的界定

1. WHO 对药品不良反应的定义

WHO 对药品不良反应的定义是：人们为了预防、诊断、治疗疾病，或为了调整生理功能，正常地使用药物而发生的任何有害的、非预期的反应。

2. 我国与药品不良反应相关的定义

（1）药品不良反应是指合格药品在正常用法用量下出现的与用药目的无关的有害反应。

（2）严重的药品不良反应是指因使用药品引起以下损害情形之一的反应：① 导致死亡；② 危及生命；③ 致癌、致畸、致出生缺陷；④ 导致显著的或者永久的人体伤残或者器官功能的损伤；⑤ 导致住院或者住院时间延长；⑥ 导致其他重要医学事件，如不进行治疗可能出现上述所列情况的。

（3）新的药品不良反应是指药品说明书中未载明的不良反应。说明书中已有描述，但不良反应发生的性质、程度、后果或者频率与说明书描述不一致或者更严重的，按照新的药品不良反应处理。

（4）药品群体不良事件是指同一药品在使用过程中，在相对集中的时间、区域内，对一定数量人群的身体健康或者生命安全造成损害或者威胁，需要予以紧急处置的事件。

3. 药品不良事件

药品不良事件（Adverse Drug Event，ADE）不同于药品不良反应，它通常是指药品作用于机体，除发挥治疗功效外，有时还会产生某些与药品治疗目的无关的对人体有损害的反应，它是指治疗期间所发生的任何不利的医疗事件，不一定与药物的使用有因果关系，也不以"合格药品"为前提条件。

ADE 对新药的安全性评价具有重大的现实意义，因为在很多情况下，ADE 与用药虽然在时间上相关联，但因果关系并不能马上确立。为了最大限度地降低人群的用药风险，本着"可疑即报"的原则，对有重要意义的 ADE 也要进行监测，并进一步明确其与药品的因果关系。

二、药品不良反应的分类

（一）药品不良反应的主要临床表现

（1）副作用，是指治疗剂量的药物产生的、与治疗目的无关的不适反应。

（2）毒性效应，是指由于病人的个体差异、病理状态或合用其他药物引起敏感性增加，在治疗量时对人体造成某种功能性或器官性质损害的反应。

（3）后遗效应，是指停药后血药浓度已降至最低有效浓度以下，但生物效应仍存在的药理反应。后遗效应可以是短暂的，也可以是较长久的。

（4）变态反应，又称过敏反应，是指药物刺激机体而发生的不正常的免疫反应。

（5）继发反应，是指由于药物的治疗作用所引起的不良后果。

（6）特异体质反应，是指少数病人用药后，发生与药物本身药理作用无关的反应。其多数与先天性遗传异常有关。

（7）药物依赖性，是指连续使用一些作用于中枢神经系统的药物后，用药者为追求欣快感而要求定期连续地使用该药（精神依赖性），一旦停药会产生严重的戒断症状。

（8）其他临床表现，如首剂效应、停药反跳反应和致癌、致突变、致畸作用等。

（二）药品不良反应的药理学分类

根据药品不良反应与药理作用的关系，可将药品不良反应分为 A 型、B 型、C 型三类。

A 型不良反应是由于药物的药理作用增强所致，常与剂量有关，多数可预测，停药或减量后症状很快减轻或消失，发生率较高而死亡率较低，通常表现为副作用、毒性反应、过度作用、继发反应、首剂效应、后遗效应、停药综合征等。

B 型不良反应与药物正常药理作用无关，与用药剂量无关，一般很难预测，常规毒理学筛查不能发现，发生率较低而死亡率高，通常表现为特异体质反应、变态反应等。

C 型不良反应发病机制尚不清楚，多发生在长期用药后，潜伏期长，没有明确的时间关系，难以预测，通常与致癌、致畸以及长期用药后致心血管疾病、纤溶系统变化等有关。

三、药品不良反应报告和监测管理制度的意义

我国《药品管理法》第八十条规定："药品上市许可持有人应当开展药品上市后不良反应监测，主动收集、跟踪分析疑似药品不良反应信息，对已识别风险的药品及时采取风险控制措施。"第八十一条规定："药品上市许可持有人、药品生产企业、药品经营企业和医疗机构应当经常考察本单位所生产、经营、使用的药品质量、疗效和不良反应。发现疑似不良反应的，应当及时向药品监督管理部门和卫生健康主管部门报告。具体办法由国务院药品监督管理部门会同国务院卫生健康主管部门制定。"

众所周知，药品是一种具有生理活性的化学物质，是一把"双刃剑"，既能"治病"也能"致病"，既能"救命"也能"害命"。由于药品不良反应对人体生命健康的影响，

建立和完善药品不良反应监测机制是必要的，因此，药品不良反应的监测具有以下重要意义。

1. 防止严重药品不良反应的发生和蔓延，保障人民群众用药安全

药品不良反应监测系统通过收集已经发生的药品不良反应报告，进行分析、评价以找出不良反应的诱因。对于造成死亡或永久性伤残的药品，还需要评价发生频率和用药必要性。由此所得的信息具有非常重要的作用，医务工作人员在及时得到有关信息反馈后可在用药时引起注意，而药品监督管理部门可以及时采取措施，以各种方式发布信息，限制、停止有关药品的生产、销售和使用，避免同样药品产生同样不良反应事件的重复发生，保护更多人的用药安全和生命健康。

2. 弥补药品上市前研究的不足

药品不良反应存在于任何药品中，而新上市药品存在研究病例数有限、观察时间相对较短、目的较单纯、受试者年龄较为集中、使用面相对较窄等不足，因此一些发生率低的不良反应在临床研究中难以察觉，造成在上市后可能会出现意外的、未知的药品不良反应，因此，与使用多年的老药相比，对新上市药品的不良反应监测更为迫切，可为其上市后再评价提供服务。

3. 实现临床合理用药，构建和谐医患关系

药品不良反应监测的开展有助于提高医护人员、执业药师对药品不良反应的警惕性和识别能力，使其在临床用药中选用在同类药品中较为安全的品种，同时避免使用可能发生药物相互作用的药品，并注意病人用药后的反应，从而实现临床合理用药。

4. 提供药品遴选、整顿和淘汰的依据，增强企业的安全隐患意识与高度责任感

药品上市后再评价的主要内容包括药品有效性、药品不良反应和药物经济学研究。作为药品上市后再评价工作的组成部分，药品不良反应报告和监测工作在对药品安全性评价方面发挥着重要作用，同时可增强企业的安全隐患意识与高度责任感。

5. 推动指导新药研发

药品不良反应的研究对于药品的研制和开发也有重要的促进作用，研制高效、低毒的药品是新药开发的必然趋势。

第二节　药品不良反应报告

我国药品不良反应报告和监测工作的主要依据是《药品管理法》和《药品不良反应报告和监测管理办法》。

一、药品不良反应报告主体、报告范围、监督主体

1. 报告主体

药品上市许可持有人、药品生产企业（包括进口药品的境外制药厂商）、药品经营企业

和医疗机构是我国药品不良反应报告制度的法定报告主体，应当建立药品不良反应报告和监测管理制度。

药品上市许可持有人、药品生产企业应当设立专门机构并配备专职人员，药品经营企业和医疗机构应当设立或者指定机构并配备专（兼）职人员，承担本单位的药品不良反应报告和监测工作。此外，国家鼓励公民、法人和其他组织报告药品不良反应。

药品上市许可持有人、药品生产企业、药品经营企业和医疗机构应做到：获知或者发现可能与用药有关的不良反应，应当通过国家药品不良反应监测信息网络报告，不具备在线报告条件的，应当通过纸质报表报所在地药品不良反应监测机构，由所在地药品不良反应监测机构代为在线报告，报告内容应当真实、完整、准确。

2. 报告范围

我国药品不良反应的报告范围是：新药监测期内的国产药品或首次获准进口 5 年以内的进口药品，报告所有不良反应；其他国产药品和首次获准进口 5 年以上的进口药品，报告新的和严重的不良反应。

3. 监督主体

国务院药品监督管理部门主管全国药品不良反应报告和监测工作，地方各级药品监督管理部门主管本行政区域内的药品不良反应报告和监测工作，应当建立健全药品不良反应监测机构，负责本行政区域内药品不良反应报告和监测的技术工作。各级卫生行政部门负责本行政区域内医疗机构与实施药品不良反应报告制度有关的管理工作。

拓展阅读：

《药品不良反应报告和监测管理办法》（2011 年 7 月 1 日起施行）见国家药品监督管理局网站（http://www.nmpa.gov.cn/WS04/CL2077/300642.html）。

二、个例药品不良反应的报告

1. 个人

个人发现新的或者严重的药品不良反应，可以向经治医师报告，也可以向药品生产、经营企业或者当地的药品不良反应监测机构报告，必要时提供相关的病历资料。

2. 药品上市许可持有人、药品生产、经营企业和医疗机构

药品上市许可持有人、药品生产、经营企业和医疗机构应当主动收集药品不良反应，获知或者发现药品不良反应后应当详细记录、分析和处理，填写"药品不良反应/事件报告表"并报告。

药品上市许可持有人、药品生产、经营企业和医疗机构发现或者获知新的、严重的药品不良反应，应当在15 日内报告，其中死亡病例须立即报告；其他药品不良反应应当在 30 日内报告。有随访信息的，应当及时报告。

药品上市许可持有人、药品生产企业应当对获知的死亡病例进行调查，详细了解死亡病例的基本信息、药品使用情况、不良反应发生及诊治情况等，并在 15 日内完成调查报告，报药品生产企业所在地的省级药品不良反应监测机构。

三、药品群体不良事件的报告

药品上市许可持有人、药品生产、经营企业和医疗机构获知或者发现药品群体不良事件后，应当立即通过电话或者传真等方式报所在地的县级药品监督管理部门、卫生行政部门和药品不良反应监测机构，必要时可以越级报告；同时填写"药品群体不良事件基本信息表"，对每一病例还应当及时填写"药品不良反应/事件报告表"，通过国家药品不良反应监测信息网络报告。

药品上市许可持有人、药品生产企业获知药品群体不良事件后应当立即开展调查，详细了解药品群体不良事件的发生、药品使用、患者诊治以及药品生产、储存、流通、既往类似不良事件等情况，在7 日内完成调查报告，报所在地省级药品监督管理部门和药品不良反应监测机构，同时迅速开展自查，分析事件发生的原因，必要时应当暂停生产、销售、使用和召回相关药品，并报所在地省级药品监督管理部门。

药品经营企业发现药品群体不良事件应当立即告知药品生产企业，同时迅速开展自查，必要时应当暂停药品的销售，并协助药品生产企业采取相关控制措施。

医疗机构发现药品群体不良事件后应当积极救治患者，迅速开展临床调查，分析事件发生的原因，必要时可采取暂停药品的使用等紧急措施。

四、境外发生的严重药品不良反应的报告

进口药品和国产药品在境外发生的严重药品不良反应（包括自发报告系统收集的、上市后临床研究发现的、文献报道的），药品上市许可持有人、药品生产企业应当填写"境外发生的药品不良反应/事件报告表"，自获知之日起 30 日内报送国家药品不良反应监测中心。国家药品不良反应监测中心要求提供原始报表及相关信息的，药品生产企业应当在 5 日内提交。

进口药品和国产药品在境外因药品不良反应被暂停销售、使用或者撤市的，药品上市许可持有人、药品生产企业应当在获知后 24 小时内书面报国务院药品监督管理部门和国家药品不良反应监测中心。

五、定期安全性更新报告

药品上市许可持有人、药品生产企业应当对本企业持有、生产药品的不良反应报告和监测资料进行定期汇总分析，汇总国内外安全性信息，进行风险和效益评估，撰写定期安全性更新报告。

设立新药监测期的国产药品，应当自取得批准证明文件之日起每满 1 年提交一次定期安

全性更新报告，直至首次再注册，之后每 5 年报告一次；其他国产药品，每 5 年报告一次。首次进口的药品，自取得进口药品批准证明文件之日起每满 1 年提交一次定期安全性更新报告，直至首次再注册，之后每 5 年报告一次。

国产药品的定期安全性更新报告向药品上市许可持有人、药品生产企业所在地省级药品不良反应监测机构提交。进口药品（包括进口分包装药品）的定期安全性更新报告向国家药品不良反应监测中心提交。

第三节　药品不良反应监测管理

一、药品不良反应监测的范围、职责与任务

（一）药品不良反应监测的范围

我国规定的药品不良反应监测的范围：① 所有危及生命、致残直至丧失劳动能力或死亡的不良反应；② 新药投产使用后发生的各种不良反应；③ 疑为药品所引起的突变、癌变、畸形；④ 各种类型的过敏反应；⑤ 非麻醉药品产生的药物依赖性；⑥ 疑为药品间相互作用导致的不良反应；⑦ 其他一切意外的不良反应。

（二）药品不良反应监测的职责与任务

药品不良反应监测承担保证用药安全的重要职责，具体包括：① 尽早发现新药试验时没有发现、没有预料到的严重副作用；② 确定新发现的或已知的药品不良反应的发生率和严重性；③ 在医师、药师及其他医药人员中，培养合格的药品不良反应的监测人员，并建立起完备的情报系统；④ 对药品管理的卫生行政部门和使用药品的医疗单位、生产、经营药品的企业提供技术咨询；⑤ 提出药品不良反应的机制及改正措施。

药品不良反应监测应当完成以下任务：① 收集、评价和储存一切药品不良反应的情报；② 对所获取的报告中提供的可能发生的特殊问题进行严格的调查、研究，并运用科学的方法估计在某种情况下药品不良反应的发生率、严重性、逆转功能等，为国家药品监管等部门提供准确、完备的数据资料，以便采取措施；③ 引起对药品不良反应的重视，提高对病人诊断和治疗的质量，预防可能的药品不良反应的发生；④ 及时通报有关药品不良反应的情报，促进药品不良反应研究和实践预防的发展应用；⑤ 定期向世界卫生组织药品不良反应监测中心提供情报，获取其他国家信息，加强国际间的交流与合作。

二、药品不良反应的监测方法

（一）世界各国采用的药品不良反应的监测方法

目前，世界各国采用的药品不良反应的监测方法主要有以下六种：① 自发呈报系统；② 处方事件监测；③ 义务性监测；④ 集中监测系统；⑤ 分析流行病学（包括病例对照研究和队列研究）；⑥ 自动记录数据库（包括记录链接和记录应用）。这六种监测方法各有其

优缺点，但其目的均在于及时、准确地监测药品不良反应。

1. 自发呈报系统

自发呈报系统为六种监测方法中最为常用的方法。目前，大多数国家的药品不良反应监测报告制度采取自发呈报系统，也是 WHO 国际药品监测计划大多数成员国采用的基本方法。

自发呈报系统又称自愿报告系统，因在英国该报告系统所用的报告卡为黄色，也称为黄卡系统。自发呈报系统是一种自愿但有组织的报告系统，医务工作人员在医疗实践中发现药品不良反应后，填表报告国家药品不良反应监测机构、制药厂商或通过医药学文献杂志进行报道，以提高临床安全、合理用药水平。

自发呈报系统分为正式自发呈报监测和非正式自发呈报监测两种形式。

（1）正式自发呈报监测主要由专门的国家药物监测机构组织法定的药品不良反应呈报，其在一些发达国家开展较早。美国 FDA 最早实施了上市药品的监测计划，其在 1962 年的《联邦食品、药品和化妆品法案》修正案大大促进了药品不良反应监测的发展。英国在 1964 年由药品安全委员会（Committee on Safety of Medicines，CSM）负责成立不良反应登记处，印制统一表格发给医生，如发现可疑的药品不良反应就填写呈报，此即黄卡系统。澳大利亚药物评价委员会在 1964 年要求医生报告可疑的药品不良反应（其统一表格为蓝色，又称为蓝卡系统），并在 1970 年成立了药品不良反应专家咨询委员会，以监督自发呈报计划与其他有关药品不良反应监测计划的实施。

（2）非正式自发呈报监测的不良反应信息的来源主要为医药类期刊的报道。医务工作者将在治疗患者过程中发现的与药物有关的反应或疾病通过医药类期刊进行报道，以使其他医务工作者和有关机构及时了解这方面的相关情况，防止药害事件的蔓延，因此非正式自发呈报监测的报告又称为轶事报告，该报告形式对上市药品的安全性监测工作及临床安全用药具有重要意义。

例如，该监测系统最典型的例子为"心得宁"事件。1974 年，Felix 医生和 Wright 医生先后在《英国医学杂志》上报道心得宁引起患者发生眼病和皮肤病后，英国药品安全委员会将该事件通知了医务界，随后数周内，英国药品安全委员会又收到数百例相关报告，最后心得宁的使用受到限制，保障了公众用药安全。总的来说，非正式自发呈报监测可以得出较可靠的结论，但报告的延误时间较长。

自发呈报监测方式的基本特点是自愿性，其具备以下优势：① 监测范围广；② 最为经济；③ 可发现罕见的、新的不良反应，以及特殊人群和药物合用发生的药品不良反应；④ 可以及早发现潜在的药品不良反应问题的信号，从而形成假说，提出早期预警。

自发呈报监测方式的局限性主要体现在资料存在一定偏差，其具体表现为：① 过度归因；② 低归因；③ 漏报。此外，自发呈报的药品不良反应资料不能计算某项不良反应的发生率，而且部分报告的信息不完善，有时难以确定因果关系。

2. 处方事件监测

处方事件监测（Prescription Event Monitoring，PEM）为英国南安普敦大学教授 Inman 设

计的一种监测药品不良反应的方法。处方事件监测中所用的调查表为绿色，故又称绿卡系统。PEM 最初是在"反应停"事件后由英国统计学家 Finney 于 1965 年首先提出，强调对 ADE 而非 ADR 的报道。1977 年，Inman 教授在南安普敦大学创立了药品安全性研究中心（Drug Safety Research Unit，DSRU），并着手准备建立 PEM 系统。1982 年，Inman 正式开始 PEM。

所谓 PEM，就是利用现在的处方体系，对用某种新药的病人予以分组，并通过同科医生对同属一组病人的 ADE 进行监测的方法。在 PEM 中，ADE 完全改变了最初的概念，其是指任何新的诊断、向医学专家咨询或需要住院的理由、疾病的意外恶化或好转、可疑药物反应或应记入病历的主诉，即凡确认为不良反应的症状及怀疑为不良反应的症状，或因发现症状而到医院就诊等都包含在 ADE 之列。例如，医生在病历上记载的发疹、血压 170/110 mmHg、贫血倾向、黄疸等均属事件。英国政府规定，处方计价局必须将与重点药物监测药品名单有关的处方复印件交给 DSRU，后者将处方输入其数据库。对药品不良反应作进一步调查时，DSRU 根据其掌握的信息通知处方医师填写绿卡。绿卡为医疗事件的标准调查表，用于填写患者在用药过程中和用药前后发生的任何医疗事件，因此在 PEM 中，事件监测都是按照医生的主观判断作出的报告，然后在患者病历中抽出客观的事件，用于进行用药的相关性审查。

3. 义务性监测

瑞典最早采用义务性监测。瑞典在建立药品不良反应监测制度之初，为鼓励医务人员尽量多地报告药品不良反应，采取不分轻重、不论药品使用说明书上是否已经列入，可疑即报的方法。在 1975 年以后，其改为主要收集严重的、致死的和说明书上没有列入的药品不良反应为主，并且在自愿报告制度的基础上，要求医师报告所发生的每一例属于上述范围的不良反应，从而发展成为义务性监测报告制度，使报告率大为提高。

4. 集中监测系统

集中监测系统是指在一定时间（如数月、数年）、一定范围（某一地区、几个医院或/及几个病房）内根据研究的目的，详细记录药物和药品不良反应的发生情况，以探讨药品不良反应的发生规律。

集中监测系统的两大主要组成部分如下。

（1）重点医院监测。重点医院监测是指定有条件的医院报告药品不良反应和对药品不良反应进行系统监测研究。这种方法覆盖面虽然较小，但针对性和准确性有所提高，能反映一定范围内某些药品的不良反应发生率。最成功的重点医院监测是波士顿药物监测协作计划。

（2）重点药品监测。重点药品监测主要是指针对一部分上市新药加强监测，以利于及时发现一些未知的或非预期的不良反应，并作为这类药品的早期预警系统。需要重点监测的新药通常由药品不良反应专家咨询委员会决定。专家咨询委员会根据该药是否为新型药物，其相关药品是否有严重不良反应，估计该药是否会被广泛应用而决定其能否进入重点药品监测目录。

总的来说，集中监测系统的优点是资料详尽，数据准确可靠，可计算药品不良反应的发生率，但由于集中监测是在一定的时间、一定的范围内进行的，故得出的数据代表性较差，缺乏连续性，而且费用较高，其应用受到一定限制。

5. 分析流行病学

分析流行病学又叫分析性研究，其对所假设的病因或流行因素进一步在选择的人群中探寻疾病发生的条件和规律，验证所提出的假设。

分析流行病学主要包括两种：① 从疾病（结果）开始去探寻原因（病因）的研究方法，即病例对照研究，从时间上看是具有回顾性的，所以又叫回顾性研究；② 从有无可疑原因（病因）开始去观察是否发生结果（疾病）的研究方法，即队列（或群组）研究，从时间上看是具有前瞻性的，所以又叫前瞻性研究。

（1）病例对照研究。病例对照研究是指对比有某病的患者组与未患病的对照组中，其先前危险因素的暴露情况是否存在差异。在药品不良反应监测中，拟研究的疾病为怀疑药物引起的不良反应，假说因素则是可疑药物。可疑药物在病例组的暴露率与对照组比较，如果两者在统计学上有意义，说明它们相关成立。简单地说，药品不良反应的病例对照研究就是比较发生了药品不良反应的病例与未发生药品不良反应的对照例服用药物的百分比是否存在差异。该类研究的特点是在时间上是从现在到过去，从病例（发生药品不良反应）与对照（未发生药品不良反应）入手，调查其暴露因素（是否用药），即由结果查原因。

（2）队列（或群组）研究。队列（或群组）研究是指将特定的人群分为暴露于某因素（用药）与非暴露于某因素（不用药）或不同暴露水平的亚组（用不同的剂量），追踪观察一段时间，比较两组或各组间的发病率或死亡率（药品不良反应的发生率或死亡率）的差异，以检验该因素（药物）是否能影响发病（发生药品不良反应）的假说。该研究的特点是从研究暴露因素（用药）入手，然后追踪是否发病或死亡（是否发生药品不良反应），即由原因追结果。

6. 自动记录数据库

随着对药品不良反应研究的进一步深入，药物与药品不良反应因果关系的评价大量借用了流行病学的方法，药品不良反应的监测从而发展为广义的药物流行病学。尽管广义流行病学的研究范围较广，但药品不良反应仍是其研究的主要内容。由于新药上市前有更加严格的审查制度，一些潜在的发生率较低的药品不良反应已难以从小样本人群中观察到，故药物与药品不良反应的因果假设的检验常借助于大型的记录数据库。

用于药物流行病学研究的数据库分为三种：① 通过记录链接方法建立的大型自动记录数据库；② 收集潜在药源性疾病信息的数据库，如记录出生缺陷、恶性肿瘤、毒性中心的数据库；③ 记载用药史的数据库，如在荷兰有药房储存的病人用药史数据库。目前在药品不良反应监测中较为著名的数据库有南北加州 Kaiser Pesmante 数据库、Puget Sound 团体健康合作组织数据库和 Saskatchewan 卫生计划数据库。

（二）我国采用的药品不良反应的监测方法

我国现行的药品不良反应监测制度采用自愿呈报与强制报告相结合的方式，与大多数已经建立报告制度的国家相比，我国的报告制度有以下特点。

（1）我国已经颁布了专门的《药品不良反应报告和监测管理办法》，对有关机构的设置和职责、报告的程序和要求、处罚等，都以法律的形式作了系统规定。

（2）我国除国家级的药品不良反应监测中心外，还建立了省级的药品不良反应监测中心和全军药品不良反应监测中心，有些不属于卫生行政部门管辖的医疗预防保健机构、计划生育系统的技术服务、指导单位等也已成立了本部门、本系统的药品不良反应监测机构，这些机构都要贯彻《药品不良反应报告和监测管理办法》的规定，接受国家药品不良反应监测中心的指导，这样可使全国的药品不良反应监测网络更加完善、有效。

三、药品不良反应监测结果的评价

药品不良反应的评价是药品不良反应监测中一项十分重要而复杂的环节，目前主流的评价方法为因果关系评价。因果关系评价及其评价信号的可靠程度是药品不良反应监测工作的重要内容，也是最关键和最困难的问题，至今仍无统一的国际性评价标准，其大体上可分为微观评价和宏观评价：微观评价是指具体的某一不良事件与药物之间的因果关系的判断，即个案因果关系判断；宏观评价是指通过运用流行病学的研究手段和方法来验证或驳斥某一不良事件与药物之间的因果关系的假说。

1. 评价标准

由于药品不良反应的机理和影响因素错综复杂，遇到可疑的药品不良反应时，需要进行认真的因果关系分析评价，来判断是否属于药品不良反应。

（1）用药时间与不良反应出现的时间有无合理的先后关系，即要有用药在前、不良反应在后的关系，出现反应的时间间隔要合理，报告时要注明用药时间和药品不良反应出现的时间。

（2）可疑药品不良反应是否符合药物已知的药品不良反应类型。出现的不良反应符合药物已知的药品不良反应类型，有助于确定，但是如果不符合，也不能轻易否定，因为许多药物（尤其是新药）的不良反应还没有被完全了解，使用多年的老药也常有新的不良反应出现。

（3）所怀疑的药品不良反应是否可用患者的病理状态、并用药物、并用疗法的影响来解释。许多药品不良反应是由于原患疾病本身、药物的相互作用，或药物与其他疗法的相互作用所引起的，因此，应详细了解并用药物及其他疗法，进行综合分析。

（4）停药或减少剂量后，可疑药品不良反应是否减轻或消失。发现可疑药品不良反应，尤其是出现严重的反应，应停药或减少剂量，若不良反应消失或减轻，则有利于因果关系的分析判断。

（5）再次接触可疑药物是否再次出现同样反应。药品不良反应的再次出现可以肯定因果关系，但再次给药可能会给患者带来风险，应慎用此法。

2. 评价结果

根据上述五条标准，不良反应的评价结果有6级，即肯定、很可能、可能、可能无关、待评价、无法评价。

（1）肯定。用药及反应发生时间顺序合理；停药以后反应停止，或迅速减轻或好转（根据机体免疫状态，某些药品不良反应可出现在停药数天以后）；再次使用，反应再现，并可能明显加重（即激发试验阳性）；有文献资料佐证；排除原患疾病等其他混杂因素影响。

（2）很可能。无重复用药史，余同"肯定"，或虽然有合并用药，但基本可排除合并用药导致反应发生的可能性。

（3）可能。用药与反应发生时间关系密切，同时有文献资料佐证，但引发药品不良反应的药品不止一种，或原患疾病病情进展因素不能除外。

（4）可能无关。药品不良反应与用药时间相关性不密切，反应表现与已知该药的药品不良反应不相吻合，原患疾病发展同样可能有类似的临床表现。

（5）待评价。报表内容填写不齐全，等待补充后再评价，或因果关系难以定论，缺乏文献资料佐证。

（6）无法评价。报表缺项太多，因果关系难以定论，资料又无法补充。

知识链接

药品不良反应因果关系评价准则

1.时间方面的联系

时间方面的联系是指用药与药品不良反应的出现有无合理的时间关系。除了先因后果这个先决条件外，原因与结果的间隔时间也应符合已知的规律，如氰化物中毒死亡仅需几秒，青霉素引起的过敏性休克或死亡在用药后几分钟至几小时发生。对于过于少于或超出合理时间间隔的情形，则不能确定用药与不良反应之间的因果关系。

2.生物学合理性

生物学合理性是指药品不良反应在生物学上是否与现有资料一致，即从其他相关文献中已知的观点判断因果关系的合理性。相关文献包括动物实验的数据、病理生理学的理论、其他有关问题的研究成果，等等。此外，还应注意以往是否已有对此药品不良反应的报道和评述。

3.联系的一贯性

如果一项用药与不良反应真正存在联系，那么就应该可以以不同的研究方式、在不同的时间地点、在不同的人群中重复出现。例如，消化性溃疡和阿司匹林、吲哚美辛等非甾体抗炎药的联系，以及肺癌与吸烟的联系已在多个地点，通过多种研究方式，在不同的人群中得到证实。

4. 联系的特异性

联系的特异性是指"有因必有果，有果必有因"，这一命题在生物学上并不总是适用，然而当某个病例符合时，则说明联系有极强的因果关系。例如，氯霉素可引发再生障碍性贫血，但不是所有服氯霉素者都会发生再生障碍性贫血，即使是感染性疾病也并非完全符合这一条，如麻疹不可能在没有麻疹病毒感染的情况下出现，但并非感染了麻疹病毒都会出现麻疹的临床症状。这一命题更难适用于发生率低的不良反应，但是应当注意到，当某个病例符合时，则说明联系有极强的因果关系。

5. 联系的强度

联系的强度是指发生事件后撤药的结果和再用药的后果，主要从联系量的大小、剂量—反应的强度和研究的类型方式等三方面对强度进行衡量。

6. 其他原因或混杂因素的影响

如并用药物、原患疾病及其他治疗的影响。

本章练习题

单项选择题

1. 继发反应属于（   ）。

A. A 型不良反应   B. B 型不良反应   C. C 型不良反应   D. D 型不良反应

2. 药品上市许可持有人、药品生产、经营企业和医疗机构报告获知新的、严重的药品不良反应的时限是(   )。

A. 10 日   B. 15 日   C. 30 日   D. 60 日

3. 药品上市许可持有人、药品生产企业获知药品群体不良事件后应当立即开展调查，完成调查报告的时限是（   ）。

A. 30 日   B. 15 日   C. 10 日   D. 7 日

4. 导致住院或者住院时间延长的药品不良反应属于（   ）。

A. 一般的药品不良反应   B. 新的药品不良反应

C. 严重的药品不良反应   D. 药品群体不良事件

5. 不属于我国药品不良反应法定报告主体的是（   ）。

A. 药品研究机构   B. 药品生产企业   C. 药品经营企业   D. 医疗机构

6. 应当设立专门机构并配备专职人员负责药品不良反应工作的是（   ）。

A. 药品研究机构   B. 药品上市许可持有人、药品生产企业

C. 药品经营企业   D. 医疗机构

7. 新药监测期内的国产药品或首次获准进口 5 年以内的进口药品，报告 （   ）。

A. 新的不良反应   B. 严重的不良反应   C. 所有不良反应   D. 群体不良事件

8. 药品不良反应监测方法中最为常用的是 （   ）。

A. 分析流行病学   B. 处方事件监测   C. 集中监测系统   D. 自发呈报系统

9. 进口药品和国产药品在境外发生的严重药品不良反应，药品上市许可持有人、药品生产企业填表报告的时限是 （   ）。

A. 15 日   B. 30 日   C. 45 日   D. 60 日

10. 药品不良反应评价时，用药与反应发生时间关系密切，同时有文献资料佐证，但引发药品不良反应的药品不止一种，或原患疾病病情进展因素不能除外。评价结果应该是(   )。

A. 肯定   B. 很可能   C. 可能   D. 可能无关

第九章 特殊管理药品的管理

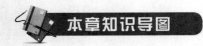

□ 掌握：麻醉药品和精神药品的管理。

□ 熟悉：医疗用毒性药品的管理，其他实行特殊管理手段药品的管理。

□ 了解：特殊管理药品概述。

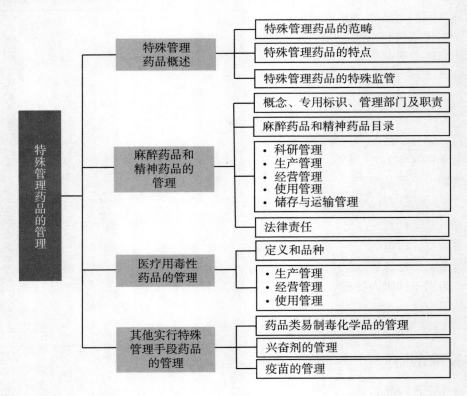

我国《药品管理法》第一百一十二条规定："国务院对麻醉药品、精神药品、医疗用毒性药品、放射性药品、药品类易制毒化学品等有其他特殊管理规定的，依照其规定。"因此，这些药品就是"特殊管理药品"。和普通药品相比，"特殊管理药品"所具有的"效毒两重性"更强。如果管理有方、使用得当，就能发挥药品固有的防病治病功效；反之，如果管理不善、使用不当，就会发生严重问题，如产生成瘾性、依赖性，以及严重毒害和伤害，会严重危害人们的身心健康乃至社会稳定。严格对这类药品进行强制性监督管理意义重大。此外，兴奋剂、疫苗等药品都需要用特殊手段管理，管理手段上与特殊管理药品相近。

第一节　特殊管理药品概述

一、特殊管理药品的范畴和特点

（一）特殊管理药品的范畴

如前文所述，麻醉药品、精神药品、医疗用毒性药品、放射性药品、药品类易制毒化学品、兴奋剂、疫苗等属于特殊管理药品的范畴。

（二）部分特殊管理药品的特点

麻醉药品对中枢神经系统有不同程度的抑制作用，从而影响人的精神活动。麻醉药品和精神药品都具有严重危害人们身心健康的毒副作用——成瘾性，连续使用会使人形成强烈的、病态的生理依赖和精神依赖性，这类药品常常被用于非医疗行为——吸毒。一些麻醉药品和精神药品还能引起人各种知觉变化，使人产生幻觉，称为致幻药。医疗用毒性药品由于其治疗剂量和中毒剂量相近，在使用剂量方面稍有差错，就能危害人的健康和生命。

放射性药品由于具有放射性，所放射出的射线具有较强的穿透力，当它通过人体时，可对人体组织发生电离作用，如掌握不好，能对人体产生放射性损害，因此，除对放射性药品生产、经营、储存、运输等环节实行严格管理外，对其使用也作出了严格的规定。医疗单位设立的核医学科（室）必须具备与其医疗任务相适应的专业技术人员，非核医学专业技术人员未经培训，不得从事核医学工作，不得使用放射性药品。

因此，特殊管理药品的特殊性在于这类药品虽然与普通药品一样都具有医疗上的价值，但因其具有特殊的药理、生理作用，如果管理、使用不当，将严重危害病患及公众的生命健康乃至社会利益，所以为了保证药品合法、安全、合理使用，防止药物滥用造成的危害，国家对这类药品实行特殊管理。

疫苗作为用于健康人体预防和控制传染性疾病的预防性生物制品，其流通与预防接种的质量安全与维护公众健康和生命安全密切相关，因此，国家对疫苗实行特殊管理，现有专门的《中华人民共和国疫苗管理法》对其进行规范。

二、特殊管理药品的特殊监管

基于特殊管理药品的特点，世界各国都采用了与普通药品有区别的特殊监管手段进行监管。

（一）设立专门的监管机构

设立专门的行政机构对麻醉药品、精神药品等实行特殊监管成为国际惯例，国际上专门设立的管理机构如下。

1. 联合国麻醉品委员会

联合国麻醉品委员会（United Nations Commission on Narcotic Drugs，UNCND）简称"麻委会"，是联合国经济及社会理事会（Economic and Social Council，ECOSOC）下属的9个职司委员会之一。其任务是：制定麻醉药品和精神药品的国际管制策略和政策；承担麻醉药品和精神药品国际公约所赋予的职能；协调经济及社会理事会行使监督公约的执行情况；定期审议世界各国各种麻醉药品和精神药品的走私情况；就国际管制工作及对现行国际管制机构的变动向理事会提出咨询意见和建议。

2. 联合国麻醉品司

联合国麻醉品司（United Nations Division of Narcotic Drugs，UNDND）是联合国麻醉品委员会的秘书处，也是联合国大会秘书处经济和社会事务部下属的一个职能机构，有麻醉品管制专业和技术知识"中央资料库"之称。

3. 国际麻醉品管制局

国际麻醉品管制局（International Narcotics Control Board，INCB）简称"麻管局"，是根据《1961年麻醉品单一公约》的规定设立的，是一个独立的半司法机构，由13名成员组成，均由联合国经济及社会理事会选举产生。

麻管局的职责一般可以分为三个方面：一是负责管理麻醉品和精神药物的合法流通，以使麻醉品的生产、制造、销售和使用完全限于满足医疗和科研需要；二是与各国政府合作，设法保持正当的供求之间的平衡，以满足对麻醉品的合法需求；三是与各国政府合作，努力防止违法或非法种植、生产、制造、贩运和使用麻醉品。

4. 联合国管制药物滥用基金会

联合国管制药物滥用基金会（United Nations Fund of Drug Abuse Control，UNFDAC）是联合国在1971年设立的一个基金机构，其基金主要来自各成员国自愿捐助。该基金会向有关国家特别是发展中国家提供资助，帮助开展管制药物滥用的工作；给一些种植天然麻醉品的国家，如泰国和拉丁美洲的一些国家提供赠款，以便执行作物改种计划。该基金会在加强国际麻醉品管制方面也发挥着重要的作用。

我国由药品监督管理部门主管麻醉药品、精神药品、医疗用毒性药品、放射性药品等的监督管理工作。卫生行政部门、公安部门和国务院其他有关部门在各自的职责范围内负责与麻醉药品、精神药品、医疗用毒性药品、放射性药品等有关的管理工作。

（二）设立特别的法律法规

在全世界范围内，设立特别的法律法规对麻醉药品等特殊管理的药品进行管制已有100多年的历史，其历程如下。

1909 年，由美国倡议、中国主办、13 个国家 41 名代表出席的万国禁烟会在我国上海召开。

1912 年，中、美、日、英、法、德等国在海牙缔结《海牙禁止鸦片公约》，全文共 6 章 25 条，要点为：① 缔约国应制定法律管理"生阿片"；② 逐渐禁止"熟阿片"的制造、贩卖和吸食；③ 切实管理吗啡、海洛因、古柯等麻醉药品；④ 规定各国在中国租界禁毒的方法。

1931 年 7 月，54 个国家在日内瓦缔结《限制麻醉药品制造、运销公约》，全文共 7 章 34 条，规定了麻醉药品的定义、需要量的估计、生产的限制等。

1946 年，联合国经济及社会理事会指定中国、法国、英国、美国、苏联、捷克斯洛伐克、秘鲁等国的代表组织起草委员会，对上述几个公约、协定合并修订，于 1946 年 12 月 12 日由联合国秘书长加盖印章作为定案，1953 年又签订了议定书。在上述公约的基础上，1961 年 3 月，联合国在纽约签订了《1961 年麻醉品单一公约》，1972 年又对其重新修订。截至 1994 年 11 月，已有 149 个国家参加该缔约。

1971 年，联合国在维也纳签订了《精神药物公约》。1988 年，联合国又在维也纳通过了《联合国禁止非法贩运麻醉药品和精神药物公约》。

知识链接

什么是毒品？

我国《刑法》所称的毒品，是指鸦片、二醋吗啡（海洛因）、甲基苯丙胺（冰毒）、吗啡、大麻、可卡因及国家规定管制的其他能够使人形成瘾癖的麻醉药品和精神药品。

目前，毒品的分类方法各异，种类繁多。联合国麻醉品委员会将毒品分为六大类：① 吗啡型药物，包括鸦片、吗啡、海洛因和罂粟植物等最危险的毒品；② 可卡因和可卡叶；③ 大麻；④ 安非他明等人工合成兴奋剂；⑤ 安眠镇静剂，包括巴比妥药物和安眠酮；⑥ 精神药物，即安定类药物。其中泛滥较广，对人类危害最大的主要是前四大类，具体品种有鸦片、吗啡、海洛因、可卡因、大麻、"摇头丸"、冰毒等。

毒品中包含部分麻醉药品、精神药品，区别它们的唯一方法是视其使用目的。为了医疗目的，用于防病治病的药品为麻醉药品或精神药品；非医疗、教学、科研用的麻醉药品、精神药品为毒品。

（三）采用特别的监管技术手段

为贯彻实施《麻醉药品和精神药品管理条例》，提高对特殊管理药品监管的效能，2007 年 8 月，国务院药品监督管理部门决定在全国范围内建设特殊管理药品监控信息网络，在 2007 年年底，在全国范围内实现对麻醉药品和第一类精神药品制剂及小包装原料药的生产、进货、销售、库存数量及流向的实时监控，并逐步实现对上述药品和第二类精神药品等其他特殊药品的数量和流向的实时监控，具体要求包括：定点生产企业自 2007 年 11 月 1 日起对所有生产出厂的麻醉药品和第一类精神药品制剂及小包装原料药进行监管码赋码，并通过特药网络进行数据采集和报送；定点经营企业自 2007 年 10 月 1 日起对所经营的麻醉药品和第一类精神药品制剂及小包装原料药进行监管码扫码，并通过特药网络进行数据采集和报送，这些举措大大强化了对这些药品的监管。

第二节　麻醉药品和精神药品的管理

为加强麻醉药品和精神药品的管理，保证麻醉药品和精神药品的合法、安全、合理使用，防止流入非法渠道，根据药品管理法和其他有关法律的规定，2005 年 8 月 3 日，国务院颁布了《麻醉药品和精神药品管理条例》（以下简称《条例》），自 2005 年 11 月 1 日起施行。

《条例》共 89 条，包括总则，种植、实验研究和生产，经营，使用，储存，运输，审批程序和监督管理，法律责任，附则共九章内容，适用于麻醉药品药用原植物的种植，麻醉药品和精神药品的实验研究、生产、经营、使用、储存、运输等活动以及监督管理。

一、概述

《条例》规定，国家对麻醉药品药用原植物以及麻醉药品和精神药品实行管制。除本条例另有规定的之外，任何单位、个人不得进行麻醉药品药用原植物的种植以及麻醉药品和精神药品的实验研究、生产、经营、使用、储存、运输等活动。

（一）麻醉药品和精神药品概念

1. 麻醉药品

麻醉药品是指连续使用后易产生身体依赖性、能成瘾癖的药品。《条例》所称麻醉药品是指列入麻醉药品目录的药品和其他物质。

麻醉药品与麻醉剂不同，麻醉剂是指药理上虽具有麻醉作用，但不会成瘾癖的药物，如氯仿、乙醚等全身麻醉药及普鲁卡因、利多卡因等局部麻醉药。特殊管理药品中不包括麻醉剂。

2. 精神药品

精神药品是指直接作用于中枢神经系统，使之兴奋或抑制，连续使用可产生依赖性的药品。《条例》所称精神药品是指列入精神药品目录的药品和其他物质。

依据精神药品使人体产生的依赖性和危害人体健康的程度，精神药品分为第一类精神药品和第二类精神药品。

知识链接

药物滥用与药物依赖性

药物滥用是指与医疗目的无关，由用药者采用自我给药的方式，反复大量使用有依赖性的药物，利用其致欣快作用产生松弛和愉快感，从而逐渐对药物产生渴望和依赖，由于不能自控而发生精神紊乱，并产生一些异常行为，经常会导致严重后果。

药物滥用的直接后果是产生依赖性。药物依赖性是指由药物与机体相互作用造成的一种精神状态，有时也包括具体状态，表现出一种强迫性地要连续或定期用该药的行为和其他反应，目的是要感受它的精神效应，有时也是为了避免停药引起的不适，可以发生或不发生耐受。用药者可以对一种以上药物产生依赖性。世界卫生组织将药物依赖性分为身体依赖性和精神依赖性。

身体依赖性也称生理依赖性或躯体依赖性，是指用药者反复地应用某种药物造成一种适应状态，停药后产生戒断症状，使人非常痛苦，甚至危及生命。其特征有：强迫性地要求连续使用该药，并且不择手段地获得药品；有加大剂量的趋势；停药后出现戒断症状；对用药者本人及社会易产生危害。

精神依赖性又称心理依赖性，是指凡能引起令人愉快意识状态的任何药物即可引起精神依赖性，精神依赖者为得到欣快感而不得不定期或连续使用某些药物。其特征有：追求药物所产生的"舒适"效应（欣快感）、有一种连续使用某种药物的要求（非强迫性）；没有加大剂量的趋势或这种趋势很小，停药后不会出现戒断症状；所引起的危害主要是对用药者本人。

（二）麻醉药品和精神药品的专用标识

根据《药品管理法》及相关规定，麻醉药品和精神药品的标签必须印有国务院药品监督管理部门规定的标识。国务院药品监督管理部门规定的麻醉药品专用标识样式如图9-1所示（颜色：蓝色与白色相间），精神药品专用标识样式如图9-2所示（颜色：绿色与白色相间）。

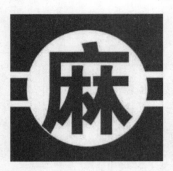

图9-1 麻醉药品专用标识样式

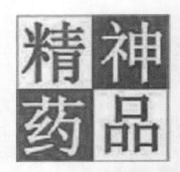

图9-2 精神药品专用标识样式

（三）管理部门及职责

国务院药品监督管理部门负责全国麻醉药品和精神药品的监督管理工作，并会同国务院农业主管部门对麻醉药品药用原植物实施监督管理。省级药品监督管理部门负责本行政区域内麻醉药品和精神药品的监督管理工作。

公安部门负责对造成麻醉药品药用原植物、麻醉药品和精神药品流入非法渠道的行为进行查处。

其他有关主管部门在各自的职责范围内负责与麻醉药品和精神药品有关的管理工作。

二、麻醉药品和精神药品目录

《条例》第三条规定，麻醉药品和精神药品目录由国务院药品监督管理部门会同国务院公安部门、国务院卫生主管部门制定、调整并公布。

根据《条例》规定，国家食品药品监督管理总局、公安部、国家卫生和计划生育委员会于2013年11月11日联合公布《麻醉药品品种目录（2013年版）》和《精神药品品种目录（2013年版）》，自2014年1月1日起施行。

（一）麻醉药品目录

《麻醉药品品种目录（2013版）》共121个品种，其中我国生产及使用的品种及包括的制剂、提取物、提取粉共有27个品种（含括号里的品种）：可卡因、罂粟浓缩物（包括罂粟果提取物、罂粟果提取物粉）、二氢埃托啡、地芬诺酯、芬太尼、氢可酮、氢吗啡酮、美沙酮、吗啡（包括吗啡阿托品注射液）、阿片（包括复方樟脑酊、阿桔片）、羟考酮、哌替啶、瑞芬太尼、舒芬太尼、蒂巴因、可待因、右丙氧芬、双氢可待因、乙基吗啡、福尔可定、布桂嗪、罂粟壳。

（二）精神药品目录

《精神药品品种目录（2013版）》共有149个品种，其中第一类精神药品有68个品种，第二类精神药品有81个品种。

目前，我国生产及使用的第一类精神药品有7个品种：哌醋甲酯、司可巴比妥、丁丙诺啡、γ-羟丁酸、氯胺酮、马吲哚、三唑仑。

目前，我国生产及使用的第二类精神药品有29个品种和1类复方制剂：异戊巴比妥、格鲁米特、喷他佐辛、戊巴比妥、阿普唑仑、巴比妥、氯氮草、氯硝西泮、地西泮、艾司唑仑、氟西泮、劳拉西泮、甲丙氨酯、咪达唑仑、硝西泮、奥沙西泮、匹莫林、苯巴比妥、唑吡坦、丁丙诺啡透皮贴剂、布托啡诺及其注射剂、咖啡因、安钠咖、地佐辛及其注射剂、麦角胺咖啡因片、氨酚氢可酮片、曲马多、扎来普隆、佐匹克隆、可待因复方口服液体制剂（包括口服溶液剂、糖浆剂）。

三、麻醉药品和精神药品的科研管理

我国《麻醉药品和精神药品管理条例》以及在 2005 年 11 月 1 日发布的《关于麻醉药品和精神药品实验研究管理规定的通知》提出了麻醉药品和精神药品实验研究的监管细则。实验研究单位编制研究计划后，向当地省级药品监督管理部门提出申请，并经国务院药品监督管理部门批准，取得《麻醉药品和精神药品实验研究立项批件》后方可实施，立项批件不得转让。研究完毕后按《新药审批办法》（后修订为《药品注册管理办法》）办理注册，并严格执行实验品的保管与使用手续，防止流失或乱用。需要转让研究成果的，应当经国务院药品监督管理部门批准。

开展实验研究活动应当具备下列条件，并经国务院药品监管部门批准：以医疗、科学研究或者教学为目的；有保证实验所需麻醉药品安全的措施和管理制度；单位及其工作人员 2 年内没有违反有关禁毒的法律、行政法规规定的行为。若在普通药品的实验研究中产生管制品种，应当立即停止实验研究活动，并向国务院药品监督管理部门报告，后者根据情况及时作出是否同意其继续进行实验研究的决定。麻醉药品临床研究应遵循《药物临床试验质量管理规范》的规则，保护受试者的合法权益，其研究过程和普通药品一致，如麻醉新药的临床研究包括临床实验和生物等效性试验，分为Ⅰ、Ⅱ、Ⅲ、Ⅳ期进行。

麻醉药品和第一类精神药品的临床实验不得以健康人为受试对象。

四、麻醉药品和精神药品的生产管理

（一）生产总量控制

国家根据麻醉药品和精神药品的医疗、国家储备和企业生产所需原料的需要确定需求总量，对麻醉药品药用原植物的种植、麻醉药品和精神药品的生产实行总量控制。

麻醉药品和精神药品的年度生产计划由国务院药品监督管理部门根据麻醉药品和精神药品的需求总量制定。

麻醉药品药用原植物年度种植计划由国务院药品监督管理部门和国务院农业主管部门根据麻醉药品年度生产计划共同制定。

（二）定点生产

国家对麻醉药品和精神药品实行定点生产制度。

国务院药品监督管理部门按照合理布局、总量控制的原则，根据麻醉药品和精神药品的需求总量，确定麻醉药品和精神药品定点生产企业的数量和布局，并根据年度需求总量对定

点生产企业的数量和布局进行调整、公布。

定点生产企业应当严格按照麻醉药品和精神药品年度生产计划安排生产，并依照规定向所在地省级药品监督管理部门报告生产情况。

经批准定点生产的麻醉药品、精神药品不得委托加工。

麻醉药品和精神药品定点生产企业销售麻醉药品和精神药品不得使用现金交易。

知识链接

麻醉药品的定点生产企业应当具备的条件

（1）有药品生产许可证，通过GMP认证。

（2）有麻醉药品实验研究批准文件，如《麻醉药品和精神药品实验研究立项批件》。

（3）有符合规定的专门的麻醉药品生产设施、储存条件和相应的安全管理设施。

（4）有通过网络实施企业安全生产管理和向药品监督管理部门报告生产信息的能力。

（5）有保证麻醉药品安全生产的管理制度。

（6）有与麻醉药品安全生产要求相适应的管理水平和经营规模。

（7）麻醉药品生产管理、质量管理部门的人员应当熟悉麻醉药品管理以及有关禁毒的法律、行政法规，如《药品管理法》《治安管理处罚条例》《全国人民代表大会常务委员会关于禁毒的决定》《麻醉药品和精神药品管理条例》。

（8）没有生产、销售假药、劣药或者违反有关禁毒的法律、行政法规规定的行为。

（9）符合国务院药品监督管理部门公布的麻醉药品和精神药品定点生产企业数量和布局的要求。

五、麻醉药品和精神药品的经营管理

（一）实行定点经营

国家对麻醉药品和精神药品实行定点经营制度，未经批准的任何单位和个人不得从事麻醉药品和精神药品经营活动。

药品经营企业不得经营麻醉药品原料药和第一类精神药品原料药，但是供医疗、科学研究、教学使用的小包装的上述药品可以由国务院药品监督管理部门规定的药品批发企业经营。

（二）定点经营企业必备条件

麻醉药品和精神药品定点批发企业除应当具备《药品管理法》第五十二条规定的从事

药品经营活动应具备的条件外，还应当具备下列条件。

（1）有符合《麻醉药品和精神药品管理条例》规定的麻醉药品和精神药品储存条件。

（2）有通过网络实施企业安全管理和向药品监督管理部门报告经营信息的能力。

（3）单位及其工作人员2年内没有违反有关禁毒的法律、行政法规规定的行为。

（4）符合国务院药品监督管理部门公布的定点批发企业布局。

麻醉药品和第一类精神药品的定点批发企业还应当具有保证供应责任区域内医疗机构所需麻醉药品和第一类精神药品的能力，并具有保证麻醉药品和第一类精神药品安全经营的管理制度。

（三）定点经营资格审批

（1）跨省、自治区、直辖市从事麻醉药品和第一类精神药品批发业务的药品经营企业称为全国性批发企业，应当经国务院药品监督管理部门批准。

（2）在本省、自治区、直辖市行政区域内从事麻醉药品和第一类精神药品批发业务的药品经营企业称为区域性批发企业，应当经所在地省级药品监督管理部门批准。

（3）专门从事第二类精神药品批发业务的药品经营企业应当经所在地省级药品监督管理部门批准。

（4）从事麻醉药品和第一类精神药品批发业务的全国性批发企业、区域性批发企业，可以从事第二类精神药品批发业务。

（5）经所在地设区的市级药品监督管理部门批准，实行统一进货、统一配送、统一管理的药品零售连锁企业可以从事第二类精神药品零售业务。

（四）麻醉药品和精神药品的购销管理

1. 购进渠道管理

（1）全国性批发企业应当从定点生产企业购进麻醉药品和第一类精神药品。

（2）区域性批发企业可以从全国性批发企业购进麻醉药品和第一类精神药品，区域性批发企业从定点生产企业购进麻醉药品和第一类精神药品制剂，须经所在地省级药品监督管理部门批准。

（3）从事第二类精神药品批发业务的企业可以从第二类精神药品定点生产企业、具有第二类精神药品经营资格的定点批发企业（全国性批发企业、区域性批发企业、其他专门从事第二类精神药品批发业务的企业）购进第二类精神药品。

2. 销售渠道管理

（1）全国性批发企业在确保责任区内区域性批发企业供药的基础上，可以在全国范围内向其他区域性批发企业销售麻醉药品和第一类精神药品。

（2）全国性批发企业向取得麻醉药品和第一类精神药品使用资格的医疗机构销售麻醉药品和第一类精神药品，须经医疗机构所在地省级药品监督管理部门批准。

（3）区域性批发企业在确保责任区内医疗机构供药的基础上，可以在本省行政区域内向其他医疗机构销售麻醉药品和第一类精神药品。

（4）由于特殊地理位置的原因，区域性批发企业需要就近向其他省、自治区、直辖市行政区域内取得麻醉药品和第一类精神药品使用资格的医疗机构销售麻醉药品和第一类精神药品的，应当经企业所在地省级药品监督管理部门批准。

（5）区域性批发企业之间因医疗急需、运输困难等特殊情况需要调剂麻醉药品和第一类精神药品的，应当在调剂后 2 日内将调剂情况分别报所在地省级药品监督管理部门备案。

（6）从事第二类精神药品批发业务的企业，可以将第二类精神药品销售给定点生产企业、具有第二类精神药品经营资格的药品批发企业、医疗机构、从事第二类精神药品零售的药品零售连锁企业。

（五）麻醉药品和精神药品零售管理

（1）麻醉药品和第一类精神药品不得零售。除经批准的药品零售连锁企业外，其他药品零售企业不得从事第二类精神药品零售活动。

（2）第二类精神药品零售企业应当凭执业医师开具的处方，按规定剂量销售第二类精神药品，并将处方保存 2 年备查。

（3）零售第二类精神药品时，处方应经执业药师或其他依法经过资格认定的药学技术人员复核；第二类精神药品一般每张处方不得超过 7 日常用量，禁止超剂量或者无处方销售第二类精神药品。不得向未成年人销售第二类精神药品。

（4）罂粟壳必须凭盖有乡镇卫生院以上医疗机构公章的医生处方配方使用，不准生用，严禁单味零售，处方保存 3 年备查。

六、麻醉药品和精神药品的使用管理

（一）使用审批

（1）药品生产企业需要以麻醉药品和第一类精神药品为原料生产普通药品的，应当向所在地省级药品监督管理部门报送年度需求计划，由省级药品监督管理部门汇总报国务院药品监督管理部门批准后，向定点生产企业购买。

（2）药品生产企业需要以第二类精神药品为原料生产普通药品的，应当将年度需求计划报所在地省级药品监督管理部门，并向定点批发企业或者定点生产企业购买。食品、食品添加剂、化妆品、油漆等非药品生产企业需要使用咖啡因作为原料的，应当经所在地省级药品监督管理部门批准，向定点批发企业或者定点生产企业购买。

（3）科学研究、教学单位需要使用麻醉药品和精神药品开展实验、教学活动的，应当经所在地省级药品监督管理部门批准，向定点批发企业或者定点生产企业购买。

（4）医疗机构需要使用麻醉药品和第一类精神药品的，应当经所在地设区的市级卫生行政部门批准，取得"麻醉药品、第一类精神药品购用印鉴卡"（以下简称"印鉴卡"）。医疗机构应当凭"印鉴卡"向本省、自治区、直辖市行政区域内的定点批发企业购买麻醉药品和第一类精神药品。

（二）"印鉴卡"管理

1. 取得"印鉴卡"的必备条件

（1）有与使用麻醉药品和第一类精神药品相关的诊疗科目。

（2）具有经过麻醉药品和第一类精神药品培训的、专职从事麻醉药品和第一类精神药品管理的药学专业技术人员。

（3）有获得麻醉药品和第一类精神药品处方资格的执业医师。

（4）有保证麻醉药品和第一类精神药品安全储存的设施和管理制度。

2. "印鉴卡"的有效期

"印鉴卡"的有效期为3年。有效期满前3个月，医疗机构应当向市级卫生行政部门重新提出申请。"印鉴卡"有效期满需要换领新卡的医疗机构，还应当提交原"印鉴卡"有效期期间内麻醉药品、第一类精神药品的使用情况。

3. "印鉴卡"的变更

当"印鉴卡"中医疗机构名称、地址、医疗机构法人代表（负责人）、医疗管理部门负责人、药学部门负责人、采购人员等项目发生变更时，医疗机构应当在变更发生之日起3日内到市级卫生行政部门办理变更手续。

（三）处方资格及处方管理

（1）医疗机构应当按照国务院卫生主管部门的规定，对本单位执业医师进行有关麻醉药品和精神药品使用知识的培训、考核，经考核合格的，授予麻醉药品和第一类精神药品处方资格。

执业医师取得麻醉药品和第一类精神药品的处方资格后，方可在本医疗机构开具麻醉药品和第一类精神药品处方，但不得为自己开具该种处方。

（2）执业医师应当使用专用处方开具麻醉药品和精神药品，单张处方的最大用量应当符合国务院卫生主管部门的规定。

对麻醉药品和第一类精神药品处方，处方的调配人、核对人应当仔细核对，签署姓名，并予以登记；对不符合处方管理规定的，处方的调配人、核对人应当拒绝发药。

（四）麻醉药品和第一类精神药品借用和配制规定

医疗机构抢救病人急需麻醉药品和第一类精神药品而本医疗机构无法提供时，可以从其他医疗机构或者定点批发企业紧急借用；抢救工作结束后，应当及时将借用情况报所在地设区的市级药品监督管理部门和卫生主管部门备案。

对临床需要而市场无供应的麻醉药品和精神药品，持有"医疗机构制剂许可证"和"印鉴卡"的医疗机构需要配制制剂的，应当经所在地省级药品监督管理部门批准。医疗机构配制的麻醉药品和精神药品制剂只能在本医疗机构使用，不得对外销售。

七、麻醉药品和精神药品的储存与运输管理

1. 储存管理

麻醉药品与第一类精神药品的储存实行"四专四双"：专库、专柜、专人、专账；双人

双锁，药品入库双人验收、出库双人复核。

第二类精神药品的储存实行"四专"：专库、专柜、专人、专账。

麻醉药品和精神药品的专用账册保存期限应当自药品有效期期满之日起不少于 5 年。

对因破损、变质、过期而不能销售的麻醉药品和精神药品品种，应清点登记造册，单独妥善保管，并及时向所在地县级以上药品监督管理部门申请销毁。

2. 运输管理

托运或自行运输麻醉药品和第一类精神药品的单位，应当向所在地设区的市级药品监督管理部门申请领取《麻醉药品、第一类精神药品运输证明》。运输第二类精神药品无须办理运输证明。

麻醉药品和精神药品可以邮寄。邮寄麻醉药品和精神药品，寄件人应当提交所在地设区的市级药品监督管理部门出具的准予邮寄证明。

定点生产企业、全国性批发企业和区域性批发企业之间运输麻醉药品、第一类精神药品时，发货单位在发货前应当向所在地省级药品监督管理部门报送本次运输货物的相关信息。

拓展阅读：

《麻醉药品和精神药品管理条例》（国务院令第 442 号，自 2005 年 11 月 1 日起施行）见国家药品监督管理局网站（http://www.nmpa.gov.cn/WS04/CL2076/300541.html）。

八、违反麻醉药品和精神药品管理规定的法律责任

对于违反《麻醉药品和精神药品管理条例》的行为，由药品监督管理部门作出的行政处罚，由县级以上药品监督管理部门按照国务院药品监督管理部门规定的职责分工决定。

（一）行政监管部门的法律责任

药品监督管理部门、卫生行政主管部门违反规定，有下列情形之一的，由其上级行政机关或者监察机关责令改正；情节严重的，对责任人员依法给予行政处分；构成犯罪的，依法追究刑事责任。

（1）对不符合条件的申请人准予行政许可或者超越法定职权作出准予行政许可决定的。

（2）未到场监督销毁过期、损坏的麻醉药品和精神药品的。

（3）未依法履行监督检查职责，应当发现而未发现违法行为、发现违法行为不及时查处，或者未依照本条例规定的程序实施监督检查的。

（4）违反条例规定的其他失职、渎职行为。

（二）种植、生产企业、科研教学单位的法律责任

麻醉药品药用原植物种植企业违反规定，有下列情形之一的，由药品监督管理部门责令限期改正，给予警告；逾期不改的，处 5 万元以上 10 万元以下罚款；情节严重的，取消种植资格。

（1）未依照麻醉药品药用原植物年度种植计划进行种植的。

（2）未依照规定报告种植情况的。

（3）未依照规定储存麻醉药品的。

定点生产企业违反规定，有下列情形之一的，由药品监督管理部门责令限期改正，给予警告，并没收违法所得和销售的药品；逾期不改的责令停产，处5万元以上10万元以下罚款；情节严重的取消生产资格。

（1）未按照麻醉药品和精神药品年度生产计划安排生产的。

（2）未依照规定向药品监督管理部门报告生产情况的。

（3）未依照规定储存麻醉药品和精神药品，或者未依照规定建立、保存专用账册的。

（4）未依照规定销售麻醉药品和精神药品的。

（5）未依照规定销毁麻醉药品和精神药品的。

药品生产企业、食品、食品添加剂、化妆品、油漆等非药品生产企业或科研教学单位违反规定，购买此类药品的，由药品监督管理部门没收违法购买的药品，责令限期改正，给予警告；逾期不改的，责令停产或停止相关活动，并处2万元以上5万元以下罚款。

药品研究单位在普通药品的实验研究和研制过程中产生管制药品，未报告的，由药品监督管理部门责令改正，给予警告，没收违法药品；拒不改正的，责令停止实验研究和研制活动。

药物临床试验机构以健康人为麻醉药品和第一类精神药品临床试验的受试对象的，由药品监督管理部门责令停止违法行为，给予警告；情节严重的，取消药物临床试验机构资格；构成犯罪的，依法追究刑事责任。对受试对象造成损害的，依法承担治疗和赔偿责任。

（三）经营企业的法律责任

定点批发企业违反规定销售此类药品、经营麻醉药品和第一类精神药品原料药的，由药监部门责令限期改正，给予警告，并没收违法所得和销售的药品；逾期不改正的，责令停业，并处违法销售药品货值金额2倍以上5倍以下罚款；情节严重的，取消定点批发资格。

（四）医疗机构的法律责任

取得"印鉴卡"的医疗机构违反规定，有下列情形之一的，由卫生主管部门责令限期改正，给予警告；逾期不改正的，处5 000元以上1万元以下罚款；情节严重的，吊销其"印鉴卡"；对直接负责的主管人员和其他直接责任人员，依法给予降级、撤职、开除的处分。

（1）未依照规定购买、储存麻醉药品和第一类精神药品的。

（2）未依照规定保存麻醉药品和精神药品专用处方，或者未依照规定进行处方专册登记的。

（3）未依照规定报告麻醉药品和精神药品的进货、库存、使用数量的。

（4）紧急借用麻醉药品和第一类精神药品后未备案的。

（5）未依照规定销毁麻醉药品和精神药品的。

　　具有麻醉药品和第一类精神药品处方资格的执业医师，违反规定开具此类处方或未按照临床应用指导原则的要求使用该种药品的，由其所在医疗机构取消其该类药品处方资格；造成严重后果的，吊销执业证书。执业医师未按照临床应用指导原则的要求使用第二类精神药品或未使用专用处方开具该药品，造成严重后果的，吊销其执业证书。

　　对未取得麻醉药品和第一类精神药品处方资格的执业医师开具该种处方的，给予警告，暂停其执业活动；造成严重后果的，吊销执业证书；构成犯罪的，依法追究刑事责任。

　　处方的调配人、核对人违反规定，未对处方进行核对，造成严重后果的，吊销其执业证书。

（五）其他法律责任

　　违反规定运输麻醉药品和精神药品的，由药监部门和运输管理部门依照各自职责，责令改正，给予警告，处 2 万元以上 5 万元以下罚款。收寄此类药品的邮政营业机构未依规定办理邮寄手续的，由邮政主管部门责令改正，给予警告；造成该类药品邮件丢失的，依照邮政法律、行政法规的规定处理。

　　提供虚假材料、隐瞒有关情况，或采取其他欺骗手段取得此类药品实验研究、生产、经营、使用资格的，撤销已取得资格，5 年内不得提出有关申请；情节严重的处 1 万元以上 3 万元以下罚款；有"药品生产许可证""药品经营许可证""医疗机构执业许可证"的，依法吊销许可证明文件。

　　定点生产、批发企业和第二类精神药品零售企业生产、销售假劣麻醉药品和精神药品的，取消生产销售资格，依照《药品管理法》予以处罚。企业或单位使用现金进行此类药品交易的，责令改正，给予警告，没收违法交易药品，并处 5 万元以上 10 万元以下罚款。

　　发生此类被盗、被抢、丢失案件的单位，违反规定未采取必要控制措施或未报告的，由相关部门责令改正，给予警告；情节严重的，处 5 000 元以上 1 万元以下罚款；有上级主管部门的要对直接负责的主管人员和其他直接责任人员依法给予降级、撤职的处分。

　　依法取得麻醉药品药用原植物种植或者麻醉药品和精神药品实验研究、生产、经营、使用、运输等资格的单位，倒卖、转让、出租、出借、涂改其该类药品许可证明文件的，吊销相应许可证明文件，没收违法所得；情节严重的，处违法所得 2 倍以上 5 倍以下罚款；没有违法所得的，处 2 万元以上 5 万元以下罚款；构成犯罪的，依法追究刑事责任。

　　违反规定致使此类药品流入非法渠道造成危害，构成犯罪的，依法追究刑事责任；尚不构成犯罪的，处 5 万元以上 10 万元以下罚款；有违法所得的，没收违法所得；情节严重的，处违法所得 2 倍以上 5 倍以下罚款；吊销药品生产、经营和使用许可证明文件。

第三节　医疗用毒性药品的管理

　　为加强医疗用毒性药品的管理，防止中毒或死亡等严重事件的发生，根据《药品管理法》，国务院于 1988 年 12 月 27 日发布《医疗用毒性药品管理办法》。该办法共 14 条，主要包括医疗用毒性药品的定义，医疗用毒性药品的生产、加工、收购、经营、配方使用等方面的管理规定，以及相应的法律责任。

拓展阅读：

《医疗用毒性药品管理办法》（国务院令第 23 号）见国家药品监督管理局网站（http://www.nmpa.gov.cn/WS04/CL2076/300543.html）。

一、医疗用毒性药品的定义和品种

（一）医疗用毒性药品的定义

医疗用毒性药品（toxic drug）是指毒性剧烈、治疗剂量与中毒剂量相近，使用不当会致人中毒或死亡的药品。

医疗用毒性药品与毒品不同，非教学、科研、医疗用途而使用的麻醉药品、精神药品被称为毒品；毒性药品与毒物（toxicant）不同，医疗用毒性药品虽具有剧烈毒性，但因其具有药品的功效，因而常用于临床医疗。

（二）医疗用毒性药品的品种

医疗用毒性药品的管理品种有毒性中药 27 种（指原药材及其饮片）、毒性西药 13 种（前 11 中仅指原料药）。

医疗用毒性中药品种（27 种）：砒石（红砒、白砒）、砒霜、水银、生马钱子、生川乌、生草乌、生白附子、生附子、生半夏、生南星、生巴豆、斑蝥、青娘虫、红娘子、生甘遂、生狼毒、生藤黄、生千金子、生天仙子、闹羊花、雪上一枝蒿、红升丹、白降丹、蟾酥、洋金花、轻粉、雄黄。

医疗用毒性西药品种（13 种）：去乙酰毛花苷丙、阿托品、洋地黄毒苷、氢溴酸后马托品、三氧化二砷、毛果芸香碱、升汞、水杨酸毒扁豆碱、亚砷酸钾、氢溴酸东莨菪碱、士的宁、亚砷酸注射液、A 型肉毒毒素及其制剂。

（三）医疗用毒性药品的专用标识

根据《药品管理法》，特殊管理药品的包装和标签必须印有规定的标识。国务院药品监督管理部门规定的医疗用毒性药品专用标识样式如图 9-3 所示（颜色：黑白相间，黑底白字）。

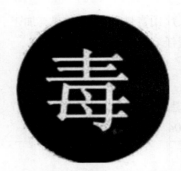

图 9-3　医疗用毒性药品专用标识样式

二、医疗用毒性药品的生产管理

（一）医疗用毒性药品的生产单位

医疗用毒性药品的生产单位由省、自治区、直辖市药品监督管理局审查批准。

（二）医疗用毒性药品的生产管理

（1）生产医疗用毒性药品的企业必须配有医药专业人员负责生产、配制和质量检验，并建立严格的生产、质量管理制度。

（2）严防与其他药品混杂或污染其他药品。生产过程中所有盛放医疗用毒性药品原料、半成品、成品的容器必须贴有黑白相间并标有"毒"字样的毒药标识。

（3）必须严格执行生产工艺操作规程，在本单位药品检验人员的监督下准确投料，产品标示量要准确无误，并建立完整的生产记录，保存 5 年备查。

（4）医疗用毒性药品生产过程中所用工具容器必须处理干净，所产生的废弃物必须妥善处理，不得污染环境。

三、医疗用毒性药品的经营管理

（一）医疗用毒性药品的经营单位

医疗用毒性药品的经营单位由省级药品监督管理部门指定，其他任何单位或个人均不得从事医疗用毒性药品的收购、经营和配方活动。

（二）医疗用毒性药品的购销

（1）收购、经营、加工和使用医疗用毒性药品的单位必须具备划定仓位、专柜加锁的仓储条件，由专人保管，严禁与其他药品混杂。

（2）建立严格的入库、储存及出库保管、验收、领发、核对等管理制度，严防收假、收错、发错事故。

（3）医疗用毒性药品的包装容器上必须印有清晰完整的毒性标识。在运输毒性药品过程中，应采取有效措施，防止发生事故。

四、医疗用毒性药品的使用管理

（1）医疗单位供应和调配毒性药品，应凭医生签名的正式处方；毒性药品的经营单位供应和调配毒性药品，应凭盖有医生所在的医疗单位公章的正式处方。每次处方剂量不得超过2日极量。

（2）调配处方时，必须认真负责，计量准确，按医嘱注明使用要求，并由配方人及具有药师以上技术职称的复核人员签名盖章后方可发出，对处方未注明"生用"的毒性中药应付炮制品。药师对处方有疑问时，须经原处方重新审定后再进行调配，处方一次有效，保存2年备查。

第四节　其他实行特殊管理手段药品的管理

一、药品类易制毒化学品的管理

为加强易制毒化学品的管理，防止易制毒化学品被用于制造毒品，2005年8月26日，国务院公布《易制毒化学品管理条例》，自2005年11月1日起施行，并于2018年9月18日修正。

为加强药品类易制毒化学品的管理，防止其流入非法渠道，根据《易制毒化学品管理条例》，2010年3月，卫生部制定发布《药品类易制毒化学品管理办法》，自2010年5月1日起施行。该办法适用于药品类易制毒化学品的生产、经营、购买及监督管理。

（一）概述

1. 概念

（1）易制毒化学品是指国家规定管制的可用于制造麻醉药品和精神药品的前体、原料和化学配剂等物质，流入非法渠道又可用于制造毒品。

（2）药品类易制毒化学品，是指《易制毒化学品管理条例》中所确定的麦角酸、麻黄素等物质。

2. 品种与分类

易制毒化学品分为三类。第一类是可以用于制毒的主要原料，第二类、第三类是可以用于制毒的化学配剂。药品类易制毒化学品属于第一类易制毒化学品。

目前，药品类易制毒化学品主要有麦角酸和麻黄素等物质。药品类易制毒化学品品种目录（2010版）所列物质如下。

① 麦角酸；② 麦角胺；③ 麦角新碱；④ 麻黄素、伪麻黄素、消旋麻黄素、去甲麻黄素、甲基麻黄素、麻黄浸膏、麻黄浸膏粉等麻黄素类物质（麻黄素也称为麻黄碱）。

需要说明两点：一是上述所列物质包括可能存在的盐类；二是药品类易制毒化学品包括原料药及其单方制剂。

3. 管理部门及职责

国务院药品监督管理部门主管全国药品类易制毒化学品生产、经营、购买等方面的监督管理工作。县级以上地方药品监督管理部门负责本行政区域内的药品类易制毒化学品生产、经营、购买等方面的监督管理工作。

（二）药品类易制毒化学品的管理

1. 生产、经营许可

（1）生产、经营药品类易制毒化学品的企业，应当依照有关规定取得药品类易制毒化学品生产、经营许可。未取得生产许可或经营许可的企业不得生产或经营药品类易制毒化学品。

药品类易制毒化学品的生产许可，由企业所在地省级食品药品监督管理部门审批。药品类易制毒化学品以及含有药品类易制毒化学品的制剂不得委托生产。

（2）药品类易制毒化学品单方制剂和小包装麻黄素，纳入麻醉药品销售渠道经营，仅能由麻醉药品全国性批发企业和区域性批发企业经销，不得零售。

未实行药品批准文号管理的品种，纳入药品类易制毒化学品原料药渠道经营。

2. 购销管理

（1）药品类易制毒化学品原料药的购销要求。国家对药品类易制毒化学品实行购买许可制度。购买药品类易制毒化学品的，应当办理"药品类易制毒化学品购用证明"。购买药品类易制毒化学品原料药的，必须取得"药品类易制毒化学品购用证明"。

（2）药品类易制毒化学品单方制剂和小包装麻黄素的购销要求。参照麻醉药品管理，其购销要求具体如下。

① 药品类易制毒化学品生产企业应当将药品类易制毒化学品单方制剂（如盐酸麻黄碱片、盐酸麻黄碱注射液、盐酸麻黄碱滴鼻液等）和小包装麻黄素销售给麻醉药品全国性批发企业。

② 麻醉药品全国性批发企业、区域性批发企业应当按照《麻醉药品和精神药品管理条例》第三章规定的渠道销售药品类易制毒化学品单方制剂和小包装麻黄素。

③ 麻醉药品区域性批发企业之间不得购销药品类易制毒化学品单方制剂和小包装麻黄素。

④ 麻醉药品区域性批发企业之间因医疗急需等特殊情况需要调剂药品类易制毒化学品单方制剂的，应当在调剂后2日内将调剂情况分别报所在地省级药品监督管理部门备案。

3. 其他管理规定

（1）药品类易制毒化学品禁止使用现金或者实物进行交易。

（2）药品类易制毒化学品生产企业、经营企业销售药品类易制毒化学品，应当逐一建立购买方档案。

（3）药品类易制毒化学品生产企业、经营企业销售药品类易制毒化学品时，应当核查采购人员身份证明和相关购买许可证明，经核查无误后方可销售，并保存核查记录。

（4）发货应当严格执行出库复核制度，认真核对实物与药品销售出库单是否相符，并确保将药品类易制毒化学品送达购买方"药品生产许可证"或者"药品经营许可证"所载明的地址，或者医疗机构的药库。在核查、发货、送货过程中发现可疑情况的，应当立即停止销售，并向所在地药品监督管理部门和公安机关报告。

二、兴奋剂的管理

为了防止在体育运动中使用兴奋剂，保护体育运动参加者的身心健康，维护体育竞赛的公平竞争，2004 年 1 月 13 日，国务院发布《反兴奋剂条例》，自 2004 年 3 月 1 日起施行。《反兴奋剂条例》规定，国家对兴奋剂目录所列禁用物质实行严格管理，任何单位和个人不得非法生产、销售、进出口。

（一）概述

1. 含义

《反兴奋剂条例》所称兴奋剂，是指兴奋剂目录所列的禁用物质等。

由于运动员为提高成绩而最早服用的药物大多属于兴奋剂药物——刺激剂类，所以尽管后来被禁用的其他类型药物并不都具有兴奋性（如利尿剂），甚至有的还具有抑制性（如β-受体阻滞剂），国际上对禁用药物仍习惯沿用兴奋剂的称谓。因此，如今通常所说的兴奋剂不再是单指那些起兴奋作用的药物，而实际上是对禁用药物和技术的统称。

2. 品种范围

兴奋剂目录由国务院体育主管部门会同国务院药品监督管理部门、国务院卫生主管部门、国务院商务主管部门和海关总署制定、调整并公布。现行兴奋剂目录是《2017 年兴奋剂目录》。

我国公布的《2017 年兴奋剂目录》将兴奋剂品种分为七大类，共计 286 个品种，该目录中品种类别分布如下。

① 蛋白同化制剂品种 80 个；② 肽类激素品种 44 个；③ 麻醉药品品种 14 个；④ 刺激剂（含精神药品）品种 71 个；⑤ 药品类易制毒化学品品种 3 个；⑥ 医疗用毒性药品品种 1 个；⑦ 其他品种（β-受体阻滞剂、利尿剂等）73 个。

（二）含兴奋剂药品标签和说明书管理

（1）《反兴奋剂条例》第十七条规定，药品中含有兴奋剂目录所列禁用物质的，生产企业应当在包装标识或者产品说明书上注明"运动员慎用"字样。

（2）药品经营企业在验收含兴奋剂药品时，应检查药品标签或说明书上是否按规定标注"运动员慎用"字样。

（三）蛋白同化制剂、肽类激素的销售及使用管理

（1）蛋白同化制剂、肽类激素的生产企业或批发企业只能向医疗机构、具有同类资质的生产企业和批发企业销售蛋白同化制剂、肽类激素。

（2）蛋白同化制剂、肽类激素的生产企业或批发企业除按上述规定销售外，还可以向药品零售企业销售肽类激素中的胰岛素。

（3）医疗机构只能凭依法享有处方权的执业医师开具的处方向患者提供蛋白同化制剂、

肽类激素。处方应当保存 2 年。

三、疫苗的管理

为了加强对疫苗流通和预防接种的管理，预防、控制传染病的发生、流行，保障人体健康和公共卫生，2005 年 3 月 24 日，国务院颁布了《疫苗流通和预防接种管理条例》，自 2005 年 6 月 1 日起施行。2016 年 4 月 23 日，国务院公布并实施了《国务院关于修改〈疫苗流通和预防接种管理条例〉的决定》。2019 年 6 月 29 日，第十三届全国人民代表大会常务委员会第十一次会议通过了《中华人民共和国疫苗管理法》（以下简称《疫苗管理法》），自 2019 年 12 月 1 日起施行，这标志着我国对疫苗的管理进入了新的阶段。

《疫苗管理法》共分为 11 章、100 条，架构为：第一章，总则；第二章，疫苗研制和注册；第三章，疫苗生产和批签发；第四章，疫苗流通；第五章，预防接种；第六章，异常反应监测和处理；第七章，疫苗上市后管理；第八章，保障措施；第九章，监督管理；第十章，法律责任；第十一章，附则。

《疫苗管理法》的主要内容如下。

（一）疫苗的概念、分类与管理原则

《疫苗管理法》所称疫苗，是指为预防、控制疾病的发生、流行，用于人体免疫接种的预防性生物制品，包括免疫规划疫苗和非免疫规划疫苗。

免疫规划疫苗，是指居民应当按照政府的规定接种的疫苗，包括国家免疫规划确定的疫苗，省、自治区、直辖市人民政府在执行国家免疫规划时增加的疫苗，以及县级以上人民政府或者其卫生健康主管部门组织的应急接种或者群体性预防接种所使用的疫苗。非免疫规划疫苗，是指由居民自愿接种的其他疫苗。

国家对疫苗实行最严格的管理制度，坚持安全第一、风险管理、全程管控、科学监管、社会共治。

（二）疫苗管理相关制度

1. 免疫规划制度

国家实行免疫规划制度。居住在中国境内的居民，依法享有接种免疫规划疫苗的权利，履行接种免疫规划疫苗的义务。政府免费向居民提供免疫规划疫苗。

2. 电子追溯制度

国家实行疫苗全程电子追溯制度。国务院药品监督管理部门会同国务院卫生健康主管部门制定统一的疫苗追溯标准和规范，建立全国疫苗电子追溯协同平台，整合疫苗生产、流通和预防接种全过程追溯信息，实现疫苗可追溯。

疫苗上市许可持有人（指依法取得疫苗药品注册证书和"药品生产许可证"的企业）应当建立疫苗电子追溯系统，与全国疫苗电子追溯协同平台相衔接，实现生产、流通和预防接种全过程最小包装单位疫苗可追溯、可核查。疾病预防控制机构、接种单位应当依法如实记录疫苗流通、预防接种等情况，并按照规定向全国疫苗电子追溯协同平台提供追溯信息。

3. 生物安全管理制度

疫苗研制、生产、检验等过程中应当建立健全生物安全管理制度，严格控制生物安全风险，加强菌毒株等病原微生物的生物安全管理，保护操作人员和公众的健康，保证菌毒株等病原微生物用途合法、正当。疫苗研制、生产、检验等使用的菌毒株和细胞株，应当明确历史、生物学特征、代次，建立详细档案，保证来源合法、清晰、可追溯；来源不明的，不得使用。

4. 批签发制度

国家实行疫苗批签发制度。每批疫苗销售前或者进口时，应当经国务院药品监督管理部门指定的批签发机构按照相关技术要求进行审核、检验。符合要求的，发给批签发证明；不符合要求的，发给不予批签发通知书。

不予批签发的疫苗不得销售，并应当由省、自治区、直辖市人民政府药品监督管理部门监督销毁；不予批签发的进口疫苗应当由口岸所在地药品监督管理部门监督销毁或者依法进行其他处理。

5. 定期检查制度

疾病预防控制机构、接种单位应当建立疫苗定期检查制度，对存在包装无法识别、储存温度不符合要求、超过有效期等问题的疫苗，采取隔离存放、设置警示标志等措施，并按照国务院药品监督管理部门、卫生健康主管部门、生态环境主管部门的规定处置。疾病预防控制机构、接种单位应当如实记录处置情况，处置记录应当保存至疫苗有效期满后不少于五年备查。

（三）疫苗流通

国家免疫规划疫苗由国务院卫生健康主管部门会同国务院财政部门等组织集中招标或者统一谈判，形成并公布中标价格或者成交价格，各省、自治区、直辖市实行统一采购。国家免疫规划疫苗以外的其他免疫规划疫苗、非免疫规划疫苗由各省、自治区、直辖市通过省级公共资源交易平台组织采购。

疫苗上市许可持有人应当按照采购合同约定，向疾病预防控制机构供应疫苗。疾病预防控制机构应当按照规定向接种单位供应疫苗。疾病预防控制机构以外的单位和个人不得向接种单位供应疫苗。

疫苗上市许可持有人应当按照采购合同约定，向疾病预防控制机构或者疾病预防控制机构指定的接种单位配送疫苗。疫苗上市许可持有人、疾病预防控制机构自行配送疫苗应当具备疫苗冷链储存、运输条件，也可以委托符合条件的疫苗配送单位配送疫苗。

疾病预防控制机构、接种单位、疫苗上市许可持有人、疫苗配送单位应当遵守疫苗储存、运输管理规范，保证疫苗质量。疫苗在储存、运输全过程中应当处于规定的温度环境，冷链储存、运输应当符合要求，并定时监测、记录温度。

（四）相关文件和记录

疫苗上市许可持有人在销售疫苗时，应当提供加盖其印章的批签发证明复印件或者电子文件；销售进口疫苗的，还应当提供加盖其印章的进口药品通关单复印件或者电子文件。疾病预防控制机构、接种单位在接收或者购进疫苗时，应当索取前款规定的证明文件，并保存至疫苗有效期满后不少于五年备查。

疫苗上市许可持有人应当按照规定，建立真实、准确、完整的销售记录，并保存至疫苗有效期满后不少于五年备查。疾病预防控制机构、接种单位、疫苗配送单位应当按照规定，建立真实、准确、完整的接收、购进、储存、配送、供应记录，并保存至疫苗有效期满后不少于五年备查。

疾病预防控制机构、接种单位接收或者购进疫苗时，应当索取本次运输、储存全过程温度监测记录，并保存至疫苗有效期满后不少于五年备查；对不能提供本次运输、储存全过程温度监测记录或者温度控制不符合要求的，不得接收或者购进，并应当立即向县级以上地方人民政府药品监督管理部门、卫生健康主管部门报告。

拓展阅读：

1. 《戒毒条例》（国务院令第 597 号）见国家药品监督管理局网站（http://www. nmpa. gov. cn/WS04/CL2076/300553. html）。

2. 《易制毒化学品管理条例》（国务院令第 445 号）见国家药品监督管理局网站（http://www. nmpa. gov. cn/WS04/CL2079/333321. html）。

3. 《药品类易制毒化学品管理办法》（卫生部令第 72 号）见国家药品监督管理局网站（http://www. nmpa. gov. cn/WS04/CL2174/300640. html）。

4. 《反兴奋剂条例》（国务院令第 398 号）见国家药品监督管理局网站（http://www. nmpa. gov. cn/WS04/CL2076/300550. html）。

5. 《中华人民共和国疫苗管理法》（2019 年 6 月 29 日第十三届全国人民代表大会常务委员会第十一次会议通过）见国家药品监督管理局网站（http://www. nmpa. gov. cn/WS04/CL2076/338648. html）。

本章练习题

一、单项选择题

1. 下列属于独立的半司法机构的是（　　　）。

A. 联合国麻醉品委员会　　　　　　　　B. 联合国麻醉品司

C. 国际麻醉品管制局　　　　　　　　　D. 联合国管制药物滥用基金会

2. 麻醉药品专用标识的颜色是（　　　）。

A. 蓝白　　　　　　B. 绿白　　　　　　C. 红白　　　　　　D. 红黄

3. 《麻醉药品、第一类精神药品购用印鉴卡》的有效期是（　　）。

A. 2 年　　　　　　　　B. 3 年　　　　　　　　C. 4 年　　　　　　　　D. 5 年

4. 医疗用毒性药品的每次处方剂量不得超过（　　）。

A. 3 日常用量　　　　　B. 2 日常用量　　　　　C. 3 日极量　　　　　　D. 2 日极量

5. 蛋白同化制剂、肽类激素的处方应当保存（　　）。

A. 1 年　　　　　　　　B. 2 年　　　　　　　　C. 3 年　　　　　　　　D. 5 年

6. 下列不属于药品类易制毒化学品的是（　　）。

A. 甲基麻黄素　　　　　　　　　　　B. 麦角胺

C. 麦角新碱　　　　　　　　　　　　D. 麻黄

二、配伍选择题

[7~10 题共用答案]

A. 哌替啶　　　B. 丁丙诺啡　　C. 艾司唑仑　　D. 阿托品　　　E. 麻黄素

7. （　　）属于医疗用毒性药品。

8. （　　）属于第一类精神药品。

9. （　　）属于第二类精神药品。

10. （　　）属于麻醉药品。

[11~14 题共用答案]

A. 国务院药品监督管理部门　　B. 国务院卫生行政部门

C. 省级药品监督管理部门　　　D. 市级药品监督管理部门

E. 市级卫生行政部门

11. 批准全国性批发企业开办的部门是（　　）。

12. 批准区域性批发企业开办的部门是（　　）。

13. 批准第二类精神药品零售的部门是（　　）。

14. 批准并核发"麻醉药品、第一类精神药品购用印鉴卡"的部门是（　　）。

第十章　中药管理

![学习目标]

□ 掌握：中药的概念与类别，中药材的生产、经营和使用管理，中药饮片管理，中药品种保护。

□ 熟悉：《中药材生产质量管理规范（试行）》，野生药材资源保护管理，医疗机构中药制剂管理。

□ 了解：中医药立法，中药创新和发展体系建设。

![本章知识导图]

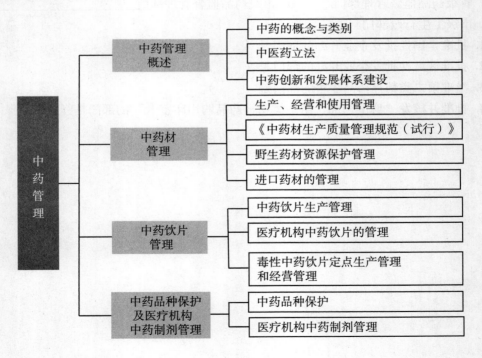

中药是我国宝贵的医药学遗产，从古到今为防病治病、保障人民身体健康作出了重要的贡献。中华人民共和国成立后与改革开放以来，我国政府更加重视和支持中医药的发展，但是由于中医药的特殊性，中华人民共和国成立以前的中药管理都是依靠传统的管理经验，缺乏可测量性、完整传承性等，因此，加强中药的管理，提高中药管理水平，已成为发展中药事业迫在眉睫的任务。加强中药管理工作，对提高医疗质量、保障人民身体健康具有重要的意义。

第一节　中药管理概述

一、中药的概念与类别

1. 中药的概念

中药（Traditional Chinese Medicine，TCM）是指在中医药理论指导下用以防病治病的药物。

从广义上讲，中药是我国传统药物的总称，是祖国医学的重要组成部分，包括传统中药、民间药（草药）和民族药。

传统中药是指在全国范围内广泛使用，并作为商品在中药市场流通，载于中医药典籍，以传统中医药学理论阐述药理作用并指导临床应用，有独特的理论体系和使用形式，加工炮制比较规范的天然药物及其加工品。

民间药是指草药医生或民间用以防治疾病的天然药物及其加工品，通常根据经验辨证施治，一般是自种、自采、自制、自用，少见于或不见于典籍，而且应用地区局限，缺少比较系统的医药学理论及统一的加工炮制规范。

民族药则是指我国除汉族外，各少数民族在本民族区域内使用的天然药物，有独特的医药理论体系，以民族医药理论或民族用药经验为指导，多为自采自用或采用巡回行医售药的经营方式。民族药是我国传统医药体系的重要组成部分，它的存在与发展不仅丰富了中国医药学主库，也促进了中药的发展。

传统中药、民间药和民族药三者既有区别，又有紧密的内在联系，在用药方面相互交叉、相互渗透、相互补充，从而丰富和延伸了"中药"的内涵，组成了广义的中药体系。

2. 中药的类别

中药包括三大类：第一类是中药材，包括植物药、动物药、矿物药、合成药；第二类是中药饮片；第三类是中成药。

中药材是指将药用植物、动物、矿物的药用部分采收后经产地初加工形成的原料药材。大部分中药材来源于植物，药用部位有根、茎、叶、花、果实、种子、皮等，少部分来自药用动物的骨、角、胆、结石、皮、肉及脏器等。药用动植物最初主要来源于野生动植物，由于医药发展和科技进步，药物需求量日益增长，野生动植物药材已不能满足人们的需求，便出现了人工栽培植物和家养动物的品种。矿物类药材包括可供药用的天然矿物、矿物加工品种及动物的化石等，如朱砂、石膏、轻粉、芒硝、白降丹、红粉等。

中药饮片是指在中医药理论指导下，根据辨证施治和调剂、制剂的需要，对中药材进行特殊加工炮制后的制成品。中医临床用以治病的药物是中药饮片和中成药，而中成药的原料亦是中药饮片，并非中药材。所以严格地讲，中药的性味归经及功效实为中药饮片的属性。饮片有广义与狭义之分：广义是指凡是供中医临床配方用的全部药材统称为饮片；狭义则是指切制成一定形状的药材，如片、块、丝、段等称为饮片。中药饮片大多由中药饮片加工企业提供。

"成药"是根据疗效确切、应用范围广泛的处方、验方或秘方，具备一定质量规格，批量生产供应的药物。在"成药"生产中，为有别于西药，故称之为"中成药"，如丸、散、膏、丹、露、酒、锭、片剂、冲剂、糖浆等都属于中成药。中成药应由依法取得"药品生产许可证"的企业生产，质量符合国家药品标准，包装、标签、说明书符合《药品管理法》的规定。

二、中医药立法

为了继承和弘扬中医药，保障和促进中医药事业发展，保护人民健康，我国第十二届全国人民代表大会常务委员会第二十五次会议通过了《中医药法》，自 2017 年 7 月 1 日起施行。

《中医药法》所称中医药，是包括汉族和少数民族医药在内的我国各民族医药的统称，是反映中华民族对生命、健康和疾病的认识，具有悠久历史传统和独特理论及技术方法的医药学体系。

《中医药法》规定，中医药事业是我国医药卫生事业的重要组成部分。国家大力发展中医药事业，实行中西医并重的方针，建立符合中医药特点的管理制度，充分发挥中医药在我国医药卫生事业中的作用。发展中医药事业应当遵循中医药发展规律，坚持继承和创新相结合，保持和发挥中医药特色和优势，运用现代科学技术，促进中医药理论和实践的发展。

《中医药法》关于中药管理的规定主要包括以下内容。

（1）国家制定中药材种植养殖、采集、贮存和初加工的技术规范、标准，加强对中药材生产流通全过程的质量监督管理，保障中药材质量安全。

（2）国家鼓励发展中药材规范化种植养殖，严格管理农药、肥料等农业投入品的使用，禁止在中药材种植过程中使用剧毒、高毒农药，支持中药材良种繁育，提高中药材质量。

（3）国家建立道地中药材评价体系，支持道地中药材品种选育，扶持道地中药材生产基地建设，加强道地中药材生产基地生态环境保护，鼓励采取地理标志产品保护等措施保护道地中药材。

（4）国务院药品监督管理部门应当组织并加强对中药材质量的监测，定期向社会公布监测结果。国务院有关部门应当协助做好中药材质量监测有关工作。采集、贮存中药材以及对中药材进行初加工，应当符合国家有关技术规范、标准和管理规定。国家鼓励发展中药材现代流通体系，提高中药材包装、仓储等技术水平，建立中药材流通追溯体系。药品生产企业购进中药材应当建立进货查验记录制度。中药材经营者应当建立进货查验和购销记录制度，并标明中药材产地。

（5）国家保护药用野生动植物资源，对药用野生动植物资源实行动态监测和定期普查，建立药用野生动植物资源种质基因库，鼓励发展人工种植养殖，支持依法开展珍贵、濒危药用野生动植物的保护、繁育及其相关研究。

（6）在村医疗机构执业的中医医师、具备中药材知识和识别能力的乡村医生，按照国家有关规定可以自种、自采地产中药材并在其执业活动中使用。

（7）国家保护中药饮片传统炮制技术和工艺，支持应用传统工艺炮制中药饮片，鼓励运用现代科学技术开展中药饮片炮制技术研究。

（8）对市场上没有供应的中药饮片，医疗机构可以根据本医疗机构医师处方的需要，在本医疗机构内炮制、使用。医疗机构应当遵守中药饮片炮制的有关规定，对其炮制的中药饮片的质量负责，保证药品安全。医疗机构炮制中药饮片，应当向所在地设区的市级人民政府药品监督管理部门备案。

根据临床用药需要，医疗机构可以凭本医疗机构医师的处方对中药饮片进行再加工。

（9）国家鼓励和支持中药新药的研制和生产。国家保护传统中药加工技术和工艺，支持传统剂型中成药的生产，鼓励运用现代科学技术研究开发传统中成药。

（10）生产符合国家规定条件的来源于古代经典名方的中药复方制剂，在申请药品批准文号时，可以仅提供非临床安全性研究资料。具体管理办法由国务院药品监督管理部门会同中医药主管部门制定。

（11）国家鼓励医疗机构根据本医疗机构临床用药需要配制和使用中药制剂，支持应用传统工艺配制中药制剂，支持以中药制剂为基础研制中药新药。

医疗机构配制中药制剂，应当依照《药品管理法》的规定取得"医疗机构制剂许可证"，或者委托取得药品生产许可证的药品生产企业、取得"医疗机构制剂许可证"的其他医疗机构配制中药制剂。委托配制中药制剂，应当向委托方所在地省、自治区、直辖市人民政府药品监督管理部门备案。

医疗机构对其配制的中药制剂的质量负责；委托配制中药制剂的，委托方和受托方对所配制的中药制剂的质量分别承担相应责任。

（12）医疗机构配制的中药制剂品种，应当依法取得制剂批准文号，但是仅应用传统工艺配制的中药制剂品种，向医疗机构所在地省、自治区、直辖市人民政府药品监督管理部门备案后即可配制，不需要取得制剂批准文号。

医疗机构应当加强对备案的中药制剂品种的不良反应监测，并按照国家有关规定进行报告。药品监督管理部门应当加强对备案的中药制剂品种配制、使用的监督检查。

三、中药创新和发展体系建设

2007年3月，科技部、卫生部、国家中医药管理局、国家食品药品监督管理局等16个部门联合制定了《中医药创新发展规划纲要（2006—2020年）》；2015年4月，国务院办公厅转发了《中药材保护和发展规划（2015—2020年）》，印发了《中医药健康服务发展规划（2015—2020年）》；2016年2月，国务院印发了《中医药发展战略规划纲要（2016—2030年）》。这些规定对当前和今后一个时期，我国中药材资源保护、中药材产业发展和中药资源的可持续发展进行了全面部署。

（一）《中医药创新发展规划纲要（2006—2020年）》

根据《中医药创新发展规划纲要（2006—2020年）》，我国中医药创新发展的总体目标是：通过科技创新支撑中医药现代化发展，不断提高中医药对我国经济和社会发展的贡献率，巩固和加强我国在传统医药领域的优势地位；重点突破中医药传承和医学及生命科学创新发展的关键问题，争取成为中国科技走向世界的突破口之一；促进东西方医学优势互补、相互融合，为建立具有中国特色的新医药学奠定基础；应用全球科技资源推进中医药国际化进程，弘扬中华民族优秀文化，为人类卫生保健事业作出新贡献。

（二）《中药材保护和发展规划（2015—2020年）》

为加强中药材保护、促进中药产业科学发展，应坚持以发展促保护、以保护谋发展。依靠科技支撑，科学发展中药材种植养殖，保护野生中药材资源，推动生产流通现代化和信息化，努力实现中药材优质安全、供应充足、价格平稳，促进中药产业持续健康发展，满足人民群众日益增长的健康需求。针对中药材保护和发展现状，《中药材保护和发展规划（2015—2020年）》提出了2020年的发展目标：中药材资源保护与监测体系基本完善，濒危中药材供需矛盾有效缓解，常用中药材生产稳步发展；中药材科技水平大幅提升，质量持续提高；中药材现代生产流通体系初步建成，产品供应充足，市场价格稳定，中药材保护和发展水平显著提高。具体指标为：中药材资源监测站点和技术信息服务网络覆盖80%以上的县级中药材产区；100种《中国药典》收载的野生中药材实现种植养殖；种植养殖中药材产量平均增长10%；中药生产企业使用产地确定的中药材原料比例达到50%，百强中药生产企业主要中药材原料基地化率达到60%；流通环节中药材规范化集中仓储率达到70%；100种中药材质量标准显著提高；全国中药材质量监督抽检覆盖率达到100%。主要任务是实施野生中药材资源保护工程、优质中药材生产工程、中药材技术创新行动、中药材生产组织创新工程和构建中药材质量保障体系、中药材生产服务体系、中药材现代流通体系等七大任务。

（三）《中医药健康服务发展规划（2015—2020年）》

根据我国健康服务业发展的总体部署和中医药健康服务发展现状，《中医药健康服务发展规划（2015—2020年）》提出了2020年发展目标：基本建立中医药健康服务体系，中医药服务加快发展，成为我国健康服务业的重要力量和国际竞争力的重要体现，成为推动经济社会转型发展的重要力量。

不断增加中医药健康服务供给，提升中医药健康服务能力，积极促进中医药健康服务相关支撑产业发展，促进中药资源可持续发展。促进中药材种植业绿色发展，加快推动中药材优良品种筛选和无公害规范种植，健全中药材行业规范，加强中药资源动态监测与保护，建设中药材追溯系统，打造精品中药材。开展中药资源出口贸易状况监测与调查，保护重要中药资源和生物多样性。

（四）《中医药发展战略规划纲要（2016—2030 年）》

为促进中医药事业健康，深化医药卫生体制改革，加快推进健康中国建设，迫切需要在构建中国特色基本医疗制度中发挥中医药独特作用。《中医药发展战略规划纲要（2016—2030 年）》明确了未来数年我国中医药发展方向和工作重点，确定了七大重点任务和五大保障措施。

重点任务包括切实提高中医医疗服务能力、大力发展中医养生保健服务、扎实推进中医药继承、着力推进中医药创新、全面提升中药产业发展水平、大力弘扬中医药文化和积极推动中医药海外发展。在全面提升中药产业发展水平方面，主要是应加强中药资源保护利用，推进中药材规范化种植养殖，促进中药工业转型升级，构建现代中药材流通体系。

保障措施包括健全中医药法律体系、完善中医药标准体系、加大中医药政策扶持力度、加强中医药人才队伍建设和推进中医药信息化建设。

第二节　中药材管理

一、中药材的生产、经营和使用管理

中药材是中药饮片和中成药生产的原料，中药材生产关系到中药材的供应、质量和临床疗效。因此，搞好中药材生产和质量是中药产业发展的关键。

1. 中药材种植、养殖管理

国家重视中药材资源的保护、利用和可持续发展，加强中药材野生资源的采集和抚育管理，采集使用国家保护品种，要严格按规定履行审批手续。严禁非法贩卖野生动物和非法采挖野生中药材资源。国家保护野生中药材资源，扶持濒危动植物中药材人工代用品的研究和开发利用。

国家鼓励培育中药材。对集中规模化栽培养殖、质量可以控制并符合国务院药品监督管理部门规定条件的中药材品种实行批准文号管理。

要在全国中药材资源普查的基础上结合本地中药材资源分布、自然环境条件、传统种植养殖历史和道地药材特性，加强中药材种植养殖的科学管理，按品种逐一制定并严格实施种植养殖和采集技术规范，统一建立种子种苗繁育基地，合理使用农药和化肥，按年限、季节和药用部位采收中药材，提高中药材种植养殖的科学化、规范化水平。

禁止在非适宜区种植养殖中药材，严禁使用高毒、剧毒农药，严禁滥用农药、抗生素、化肥，特别是动物激素类物质、植物生长调节剂和除草剂。根据药用植物的营养特点及土壤的供肥能力，确定施肥种类、时间和数量，施用肥料的种类以有机肥为主，根据不同药用植物物种生长发育的需要有限度地使用化学肥料。允许施用经充分腐熟达到无害化卫生标准的农家肥。禁止施用城市生活垃圾、工业垃圾及医院垃圾和粪便。

药用植物病虫害的防治应采取综合防治策略。如必须施用农药时，应按照《农药管理条例》的规定，采用最小有效剂量并选用高效、低毒、低残留农药，以降低农药残留和重金属污染。禁止将中毒、感染疫病的药用动物加工成中药材。

对养殖、栽培或野生采集的药用动植物，应准确鉴定其物种，包括亚种、变种或品种，记录其中文名及学名。种子、菌种和繁殖材料在生产、储运过程中应实行检验和检疫制度，以保证质量和防止病虫害及杂草的传播；防止伪劣种子、菌种和繁殖材料的交易与传播。加快技术、信息和供应保障服务体系建设，完善中药材质量控制标准及农药、重金属等有害物质限量控制标准；加强检验检测，防止不合格的中药材流入市场。

根据药用动物生存环境、食性、行为特点及对环境的适应能力等，确定相应的养殖方式和方法。科学配制饲料，定时定量投喂。适时适量地补充精料、维生素、矿物质及其他必要的添加剂，不得添加激素、类激素等添加剂。药用动物养殖应视季节、气温、通气等情况，确定给水的时间及次数。草食动物应尽可能通过多食青绿多汁的饲料补充水分。应按动物习性进行药用动物的引种及驯化，捕捉和运输时应避免动物机体和精神损伤。引种动物必须严格检疫，并进行一定时间的隔离、观察。加强中药材良种选育、配种工作，建立良种繁育基地，保护药用动植物种质资源。

2. 中药材产地初加工管理

产地初加工是指在中药材产地对地产中药材进行洁净、除去非药用部位、干燥等处理，是防止霉变虫蛀、便于储存运输、保障中药材质量的重要手段。各地要结合地产中药材的特点，加强对中药材产地初加工的管理，逐步实现初加工集中化、规范化、产业化。

要对地产中药材逐品种制定产地初加工规范，统一质量控制标准，改进加工工艺，提高中药材产地初加工水平，避免粗制滥造导致中药材有效成分流失、质量下降。严禁滥用硫黄熏蒸等方法，二氧化硫等物质残留必须符合国家规定。严厉打击产地初加工过程中掺杂使假、染色增重、污染霉变、非法提取等违法违规行为。

采集应坚持"最大持续产量"原则，野生或半野生药用动植物的采集应坚持"最大持续产量"原则，"最大持续产量"即不危害生态环境，可持续生产（采收）的最大产量。

确定适宜的采收时间和方法，有计划地进行野生抚育、轮采与封育，以利生物的繁衍与资源的更新。根据产品质量及植物单位面积产量或动物养殖数量，并参考传统采收经验等因素确定适宜的采收时间，包括采收期、采收年限，以及采收方法。采收机械、器具应保持清洁、无污染，存放在无虫鼠害和禽畜的干燥场所。加工场地应清洁、通风，具有遮阳、防雨和防鼠、虫及禽畜的设施。

　　药用部分采收后，经过拣选、清洗、切制或修整等适宜的加工，需干燥的应采用适宜的方法和技术迅速干燥，并控制温度和湿度，使中药材不受污染，有效成分不被破坏。

　　鲜用药材可采用冷藏、砂藏、罐贮、生物保鲜等适宜的保鲜方法，尽可能不使用保鲜剂和防腐剂。如必须使用时，应符合国家对食品添加剂的有关规定。采收及初加工过程中应尽可能排除非药用部分及异物，特别是杂草及有毒物质，剔除破损、腐烂变质的部分。道地药材加工时，应按传统方法进行加工。如有改动，应提供充分试验数据，不得影响药材质量。

　　3. 中药材自种、自采、自用的管理规定

　　自种、自采、自用中草药是指乡村中医药技术人员自己种植、采收、使用，无须特殊加工炮制的植物中草药。《中共中央 国务院关于进一步加强农村卫生工作的决定》提出了在规范农村中医药管理和服务的基础上，允许乡村中医药技术人员自种、自采、自用中草药的要求。

　　为了加强乡村中医药技术人员自种、自采、自用中草药的管理，规范其服务行为，切实减轻农民医药负担，保障农民用药安全有效，2006 年 7 月 31 日，卫生部、国家中医药管理局发布《关于加强乡村中医药技术人员自种自采自用中草药管理的通知》。通知要求自种、自采、自用中草药的人员应同时具备以下条件：① 熟悉中草药知识和栽培技术，具有中草药辨识能力；② 熟练掌握中医基本理论、技能和自种、自采中草药的性味功用、临床疗效、用法用量、配伍禁忌、毒副反应、注意事项等。

　　乡村中医药技术人员不得自种、自采、自用下列中草药：① 国家规定需要特殊管理的医疗用毒性中草药；② 国家规定需要特殊管理的麻醉药品原植物；③ 国家规定需要特殊管理的濒稀野生植物药材。

　　根据当地实际工作需要，乡村中医药技术人员自种、自采、自用的中草药，只限于其所在的村医疗机构内使用，不得上市流通，不得加工成中药制剂。自种、自采、自用的中草药应当保证药材质量，不得使用变质、被污染等影响人体安全、药效的药材。对有毒副反应的中草药，乡村中医药技术人员应严格掌握其用法用量，并熟悉其中毒的预防和救治。发现可能与用药有关的毒副反应，应按规定及时向当地主管部门报告。乡村民族医药技术人员自种、自采、自用民族草药的管理参照上述条款执行。

二、《中药材生产质量管理规范（试行）》

　　《中药材生产质量管理规范（试行）》（GAP）是中药材生产和质量管理的基本准则，适用于中药材生产企业生产中药材（含植物、动物药）的全过程。2002 年 4 月 17 日，国家药品监督管理局发布《中药材生产质量管理规范（试行）》，自 2002 年 6 月 1 日起施行。GAP 要求中药材生产企业应运用规范化管理和质量监控手段，保护野生药材资源和生态环境，实现资源的可持续利用。从保证中药材质量出发，控制影响中药材生产质量的各种因素，规范药材生产的各环节及全过程。GAP 是将传统中药的优势特色与现代科学技术相结合，按国际认可的标准规范进行研究、开发、生产和管理，是中药现代化、国际化的第一步。

（一）GAP 的主要内容

GAP 是"Good Agricultural Practice"的缩写，直译为"良好的农业规范"，在中药行业译为"中药材生产质量管理规范"。它是我国中药制药企业实施的 GMP 的重要配套工程，是药学和农学结合的产物，是确保中药质量的基础工程。实施 GAP 的目的是规范中药材生产全过程，从源头上控制中药质量，以达到中药质量"真实、优质、稳定、可控"的目的。GAP 的内容包括中药材的产地环境生态，对大气、水质、土壤环境生态因子的要求，种质和繁殖材料，物种鉴定、种质资源的优质化，优良的栽培技术措施，田间管理和病虫害防治，采收与产地加工，药材加工技术、包装、运输、贮藏、质量管理确定等。我国 GAP 有10 章 57 条，包括从产前（如种子品质标准化）、产中（如生产技术管理各个环节标准化）到产后（如加工、贮运等标准化）的全过程，都要进行规范化管理，从而形成一套完整的管理体系。其主要内容包括：第一章总则；第二章产地生态环境；第三章种质和繁殖材料；第四章栽培与养殖管理；第五章采收与初加工；第六章包装、运输与贮藏；第七章质量管理；第八章人员和设备；第九章文件管理；第十章附则。

（二）GAP 的特点

我国 GAP 是在传统中药材种植管理的基础上，以及汲取国外 GAP 成功经验的基础上形成的，其特点可总结为以下几个方面。

第一，GAP 内容广泛，涉及中药学、生物学、农学及质量管理学等，GAP 的核心是"规范生产过程以保证药材的质量安全、有效、稳定、可控"，各条款都是围绕药材质量及可能影响质量的内、外在因素的调控而制定的。

例如，GAP 要求选择对病虫害有抗性或耐性的品种；品种选择应适于当地的农艺措施；转基因植物的种植应符合相关法律法规规定；应将产品的转基因身份告之客户；转基因作物应与其他作物分别处理和储存；应有土壤耕作图；采用的耕作技术应能够降低水土流失发生的可能性；等等。

第二，GAP 的内容既体现了保持中国传统医药特色，强调道地药材和传统的栽培技术及加工方法等，又体现了现代质量管理的基本原则与国外的先进经验。

例如，GAP 要求作物生产基地的生态环境条件与预期目标（生产）相适应；要求当对场所进行更改时，应进行风险评估；要求制订农场管理计划以最大限度地降低已知风险，如地下水污染等；要求运送谷物的设备清洁卫生，并适合其运输；要求所有用于装载农作物的散装设备在使用前应进行清洁；要求农场采取措施以优化能源的使用并最大限度地减少垃圾生成；有书面垃圾管理计划，防止空气、土壤和水被有害物质污染；农场应评估农事活动对环境造成的影响；农场或当地有关部门应有旨在改善农场环境和生物多样性的保护管理计划；保护管理计划应符合农业生产的可持续性，能将农事活动对环境的影响降到最低；等等。

第三，GAP 涵盖的不仅仅是栽培的药用植物及家养药用动物，还包括野生的药用植物和动物,这是根据我国实际情况确定的,因为目前我国野生药材还占有相当大的比重。

例如,GAP 第三条规定生产企业应运用规范化管理和质量监控手段,保护野生药材资源和生态环境,坚持"最大持续产量"原则,实现资源的可持续利用。

第四,中药材是防治疾病的武器,选用新技术、新工艺,吸取新品种要符合安全、有效原则。生物技术、转基因品种应经过认真鉴定和安全评价。

例如,GAP 对肥料的使用数量和类型、有机肥料的使用提出了使用建议;对施肥记录、施肥机械和肥料的储存提出了控制点和符合性要求;对灌溉用水的质量提出了要求,如禁止使用未经过处理的污水进行灌溉等;对植物保护过程中的化学品的选择、使用记录、使用安全间隔期、剩余药液的处理提出了明确的控制点和符合性要求;对植保产品的残留分析、植保产品的存储和处理、使用过的植保产品容器等提出了明确的控制点和符合性要求;等等。

(三)GAP 认证

2003 年 9 月 19 日,国家食品药品监督管理局印发了《中药材生产质量管理规范认证管理办法(试行)》及《中药材 GAP 认证检查评定标准(试行)》的通知。该通知明确,自 2003 年 11 月 1 日起,国家食品药品监督管理局正式受理中药材的认证申请,并组织认证试点工作。

2016 年 2 月 3 日,国务院印发了《关于取消 13 项国务院部门行政许可事项的决定》,规定取消中药材生产质量管理规范(GAP)认证。

三、野生药材资源保护管理

近几十年,国内对药用植物野生种群的过度采集造成了 100 多种中药资源量急剧下降。为了保护和合理利用野生药材资源,适应人民医疗保健事业的需要,国务院于 1987 年制定了《野生药材资源保护管理条例》。

知识链接

野生药材资源破坏的状况

近几十年,国内对药用植物野生种群的过度采集造成了很多种中药资源量急剧下降。冬虫夏草、川贝母、川黄连、麻黄等野生资源破坏严重,人参、三七、杜仲、天麻的野生个体已很难发现,同时,对野生中药材的无序采挖,导致了大面积植被被毁,生态环境日益恶化。宁夏因甘草滥采乱挖已损失了 800 万亩(1 亩 ≈ 667 平方米)草原,全国每年因采收麻黄而破坏的草场达到 2 700 平方千米,因此,加强对野生药材资源的保护和管理刻不容缓。

1. 保护原则

国家对野生药材资源实行保护、采猎相结合的原则，并创造条件开展人工种养。

2. 国家重点保护野生药材物种的分级

国家重点保护的野生药材物种分为三级管理。

一级保护野生药材物种是指濒临灭绝状态的稀有珍贵野生药材物种。

二级保护野生药材物种是指分布区域缩小，资源处于衰竭状态的重要野生药材物种。

三级保护野生药材物种是指资源严重减少的主要常用野生药材物种。

3. 国家重点保护野生药材物种采猎管理

禁止采猎一级保护野生药材物种。

采猎、收购二、三级保护野生药材物种必须按照批准的计划执行。采猎者必须持有采药证，需要进行采伐或狩猎的，必须申请采伐证或狩猎证。不得在禁止采猎期、禁止采猎区采猎二、三级保护野生药材物种，并不得使用禁用工具进行采猎。二、三级保护野生药材物种属于国家计划管理的品种，由中国药材公司统一经营管理，其余品种由产地县药材公司或其他单位按照计划收购。

4. 国家重点保护的野生药材物种出口管理规定

一级保护野生药材物种属于自然淘汰的，其药用部分由各级药材公司负责经营管理，但不得出口。

二、三级保护野生药材物种的药用部分，除国家另有规定外，实行限量出口。

5. 国家重点保护的野生药材物种名录

国家重点保护的野生药材物种名录共收载了野生药材物种 76 种，野生中药材 43 种。其中一级保护的野生药材物种 4 种，野生中药材 4 种；二级保护的野生药材物种 27 种，野生中药材 17 种（鹿茸一级、二级保护都有）；三级保护的野生药材物种 45 种，野生中药材 22 种，具体野生中药材如下。

（1）一级保护野生中药材：虎骨、豹骨、羚羊角、鹿茸（梅花鹿）。

（2）二级保护野生中药材：鹿茸（马鹿）、麝香、熊胆、穿山甲、蟾酥、蛤蟆油、金钱白花蛇、乌梢蛇、蕲蛇、蛤蚧、甘草、黄连、人参、杜仲、厚朴、黄柏、血竭。

（3）三级保护野生中药材：川贝母、伊贝母、刺五加、黄芩、天冬、猪苓、龙胆、防风、远志、胡黄连、肉苁蓉、秦艽、细辛、紫草、五味子、蔓荆子、诃子、山茱萸、石斛、阿魏、连翘、羌活。

四、进口药材的管理

2020 年 1 月 1 日起施行的《进口药材管理办法》对进口药材有明确的规定。

1. 主管部门

国家药品监督管理局主管全国进口药材监督管理工作。国家药品监督管理局委托省、自治区、直辖市药品监督管理部门（以下简称省级药品监督管理部门）实施首次进口药材审批，并对委托实施首次进口药材审批的行为进行监督指导。

省级药品监督管理部门依法对进口药材进行监督管理，并在委托范围内以国家药品监督管理局的名义实施首次进口药材审批。

允许药品进口的口岸或者允许药材进口的边境口岸所在地负责药品监督管理的部门（以下简称口岸药品监督管理部门）负责进口药材的备案，组织口岸检验并进行监督管理。

2. 药材进口单位

药材进口单位是指办理首次进口药材审批的申请人或者办理进口药材备案的单位。药材进口单位，应当是中国境内的中成药上市许可持有人、中药生产企业，以及具有中药材或者中药饮片经营范围的药品经营企业。

3. 进口药材的分类与标准

进口药材，分为首次进口药材和非首次进口药材。

首次进口药材，应当按照规定取得进口药材批件后，向口岸药品监督管理部门办理备案。首次进口药材，是指非同一国家（地区）、非同一申请人、非同一药材基原的进口药材。

非首次进口药材，应当按照规定直接向口岸药品监督管理部门办理备案。非首次进口药材实行目录管理，具体目录由国家药品监督管理局制定并调整。尚未列入目录，但申请人、药材基原以及国家（地区）均未发生变更的，按照非首次进口药材管理。

进口的药材应当符合国家药品标准。《中国药典》现行版未收载的品种，应当执行进口药材标准；《中国药典》现行版、进口药材标准均未收载的品种，应当执行其他的国家药品标准。少数民族地区进口当地习用的少数民族药药材，尚无国家药品标准的，应当符合相应的省、自治区药材标准。

拓展阅读：

1. 《野生药材资源保护管理条例》见国家药品监督管理局网站（http://www.nmpa.gov.cn/WS04/CL2076/300542.html）。

2. 《中药品种保护条例》（国务院令第106号）见国家药品监督管理局网站（http://www.nmpa.gov.cn/WS04/CL2076/300549.html）。

3. 《进口药材管理办法》见国家药品监督管理局网站（http://www.nmpa.gov.cn/WS04/CL2077/337971.html）。

4. 《中药材生产质量管理规范（试行）》（局令第32号）见国家药品监督管理局网站（http://www.nmpa.gov.cn/WS04/CL2077/300588.html）。

第三节 中药饮片管理

中药饮片生产是以中医理论为指导的我国特有的制药技术。中药饮片既可根据中药处方直接调配煎汤（剂）服用，又可作为中成药生产的原料供制药厂使用，其质量好坏直接影响中医临床疗效，直接关系到公众用药安全和中药产业的发展。

一、中药饮片生产管理

《药品管理法》规定，"中药饮片应当按照国家药品标准炮制；国家药品标准没有规定的，应当按照省、自治区、直辖市人民政府药品监督管理部门制定的炮制规范炮制。""在中国境内上市的药品，应当经国务院药品监督管理部门批准，取得药品注册证书；但是，未实施审批管理的中药材和中药饮片除外。实施审批管理的中药材、中药饮片品种目录由国务院药品监督管理部门会同国务院中医药主管部门制定。"

《药品管理法实施条例》规定，"生产中药饮片，应当选用与药品性质相适应的包装材料和容器；包装不符合规定的中药饮片，不得销售。中药饮片包装必须印有或者贴有标签。""中药饮片的标签必须注明品名、规格、产地、生产企业、产品批号、生产日期，实施批准文号管理的中药饮片还必须注明药品批准文号。"

为加强中药饮片生产经营管理，2011年1月5日，国家食品药品监督管理局、卫生部、国家中医药管理局联合印发了《关于加强中药饮片监督管理的通知》。该通知规定，中药饮片生产经营必须依法取得许可证照，按照法律法规及有关规定组织开展生产经营活动。严禁未取得合法资质的企业和个人从事中药饮片生产、中药提取。各地要坚决取缔无证生产经营中药饮片的非法窝点，严厉打击私切滥制等非法加工、变相生产中药饮片的行为。要加强对药品生产经营企业的管理，严厉打击药品生产经营企业出租出借许可证照、将中药饮片生产转包给非法窝点或药农、购买非法中药饮片改换包装出售等违法行为。鼓励和引导中药饮片、中成药生产企业逐步使用可追溯的中药材为原料，在传统主产区建立中药材种植养殖和生产加工基地，保证中药材质量稳定。

生产中药饮片必须持有"药品生产许可证""药品GMP证书"；必须以中药材为起始原料，使用符合药用标准的中药材，并应尽量固定药材产地；必须严格执行国家药品标准和地方中药饮片炮制规范、工艺规程；必须在符合《药品生产质量管理规范》的条件下组织生产，出厂的中药饮片应检验合格，并随货附纸质或电子版的检验报告书。批发零售中药饮片必须持有"药品经营许可证""药品经营质量管理规范认证证书"，必须从持有"药品GMP证书"的生产企业或持有"药品经营质量管理规范认证证书"的经营企业采购。批发企业销售给医疗机构、药品零售企业和使用单位的中药饮片，应随货附加盖单位公章的生产、经营企业资质证书及检验报告书（复印件）。

严禁生产企业外购中药饮片半成品或成品进行分包装或改换包装标签等行为。严禁经营企业从事饮片分包装、改换标签等活动；严禁从中药材市场或其他不具备中药饮片生产经营资质的单位或个人采购中药饮片。

二、医疗机构中药饮片的管理

2007 年 3 月 12 日，国家中医药管理局、卫生部发布了《医院中药饮片管理规范》，明确对各级各类医院中药饮片的人员配备要求、采购、验收、保管、调剂、临方炮制、煎煮等管理进行了规定。

1. 人员要求

医院应配备与医院级别相适应的中药学技术人员。直接从事中药饮片技术工作的，应当是中药学专业技术人员。三级医院应当至少配备一名副主任中药师以上专业技术人员，二级医院应当至少配备一名主管中药师以上专业技术人员，一级医院应当至少配备一名中药师或相当于中药师以上专业技术水平的人员。

2. 采购

医院应当建立健全中药饮片采购制度。采购中药饮片必须符合国家法律和医院制度规定。

3. 验收

医院对所购的中药饮片，应当按照国家药品标准和省、自治区、直辖市药品监督管理部门制定的标准和规范进行验收，验收不合格的不得入库。

4. 保管

医院对中药饮片的保管应符合要求。中药饮片仓库应当有与使用量相适应的面积，具备通风、调温、调湿、防潮、防虫、防鼠等条件及设施。中药饮片出入库应当有完整记录。中药饮片出库前，应当严格进行检查核对，不合格的不得出库使用。应当定期进行中药饮片养护检查并记录检查结果。养护中发现质量问题，应及时上报本单位领导处理并采取相应措施。

5. 调剂与临方炮制

医院对中药饮片调剂和临方炮制要符合国家有关规定。

中药饮片调配后，必须经复核后方可发出。二级以上医院应当由主管中药师以上专业技术人员负责调剂复核工作，复核率应当达到 100%。医院应当定期对中药饮片调剂质量进行抽查并记录检查结果。中药饮片调配每剂质量误差应当在±5% 以内。

罂粟壳不得单方发药，必须凭有麻醉药处方权的执业医师签名的淡红色处方方可调配，每张处方不得超过 3 日用量，连续使用不得超过 7 天，成人一次的常用量为每天 3~6 克。处方保存 3 年备查。

医院进行临方炮制，应当具备与之相适应的条件和设施，严格遵照国家药品标准和省、自治区、直辖市药品监督管理部门制定的炮制规范炮制，并填写饮片炮制加工及验收记录，经医院质量检验合格后方可投入临床使用。

知识链接

中药配方颗粒的监管

中药配方颗粒是由单味中药饮片经提取浓缩制成的、供中医临床配方用的颗粒。国内以前称单味中药浓缩颗粒剂，商品名及民间称呼还有免煎中药饮片、新饮片、精制饮片、饮料型饮片、科学中药等。中药配方颗粒实行单味定量包装，供药剂人员遵临床医嘱随证处方，按规定剂量调配给病人直接服用。应该说这是中药汤剂改革的一种尝试，提倡者大多强调其在生产、使用、调配、使用上的优越性，认为其免去了中药煎煮、浓缩、醇沉等工序，缩短了制备时间，不受煎煮时间的限制，且提取工艺科学、先进，其推广应用不但可以节省中药材资源，而且能够推动中药饮片现代化及有关标准的完善，但中药配方颗粒在疗效、价格及包装规格方面还存在争议。

2013年6月，国家食品药品监督管理总局办公厅发布了《关于严格中药饮片炮制规范及中药配方颗粒试点研究管理等有关事宜的通知》，对于将尚处在科研阶段的科研产品或按制剂管理的产品列入炮制规范等问题要进行严格管理。

1．严格中药饮片炮制规范

在制定或修订本辖区中药饮片炮制规范时，应严格按照《药品管理法》及《药品管理法实施条例》的相关规定，其收载范围仅限于确有地方炮制特色和中医用药特点的炮制方法及中药饮片。不得将尚处于科学研究阶段、未获得公认的安全性、有效性方面数据的科研产品，以及片剂、颗粒剂等常规按制剂管理的产品作为中药饮片管理，并不得为其制定中药饮片炮制规范。

2．严格中药配方颗粒试点研究管理

中药配方颗粒仍处于科研试点研究，国务院药品监督管理部门将会同相关部门推进中药配方颗粒试点研究工作，发现问题，总结经验，适时出台相关规定。此前，各省级食品药品监督管理部门不得以任何名义自行批准中药配方颗粒生产。

3．严格药品注册审评审批

应严格按照《药品注册管理办法》等规章或文件规定的程序和要求，依法办理药品监督管理部门负责的药品注册审批或备案事项。依法行政、严格标准、严格审批，对已发生的不当审批行为须立即纠正、妥善处理。国务院药品监督管理部门将开展监督检查，一旦发现问题将依法依规严肃查处，并追究相关责任者责任。

三、毒性中药饮片定点生产管理和经营管理

（1）国务院药品监督管理部门对毒性中药饮片实行统一规划，合理布局，定点生产。

毒性中药饮片定点生产原则如下。

① 对于市场需求量大，毒性中药材生产较多的地区的定点要合理布局，相对集中，按省区确定 2~3 个定点企业。

② 对于一些产地集中的毒性中药材品种，如朱砂、雄黄、附子等，要全国集中统一定点生产，供全国使用，逐步实现以毒性中药材主产区为中心择优定点。

③ 毒性中药饮片定点生产企业要符合《医疗用毒性药品管理办法》等规范要求。

（2）加强对定点生产毒性中药饮片企业的管理，建立健全毒性中药饮片的各项生产管理制度，包括生产管理、质量管理、仓储管理、营销管理等。强化和规范毒性中药饮片生产工艺技术管理，制定切实可行的工艺操作规程，建立批生产记录，保证生产过程的严肃性、规范性。

加强毒性中药饮片包装管理，严格执行《国家中医药管理局中药饮片包装管理办法（试行）》，包装要有突出、鲜明的毒药标识。

建立毒性中药饮片生产、技术经济指标统计报告制度。定点生产的毒性中药饮片，应销往具有经营毒性中药饮片资格的经营单位或直销到医疗单位。

（3）具有经营毒性中药资格的企业采购毒性中药饮片，必须从持有毒性中药饮片定点生产证的中药饮片生产企业和具有经营毒性中药资格的批发企业购进，严禁从非法渠道购进毒性中药饮片。

毒性中药饮片必须按照国家有关规定，实行专人、专库（柜）、专账、专用衡器，双人双锁保管，做到账、货、卡相符。

第四节　中药品种保护及医疗机构中药制剂管理

国家对中成药的管理方式基本上等同于普通的化学药品。

一、中药品种保护

我国实行中药品种保护制度。国务院于 1992 年 10 月 14 日发布《中药品种保护条例》，自 1993 年 1 月 1 日起施行。该条例规定："国家鼓励研制开发临床有效的中药品种，对质量稳定、疗效确切的中药品种实行分级保护制度。"

1.《中药品种保护条例》的适用范围

《中药品种保护条例》适用于中国境内生产制造的中药品种，包括中成药、天然药物的提取物及其制剂和中药人工制品。

申请专利的中药品种，依照专利法的规定办理，不适用本条例。

2. 中药保护品种的等级划分

对受保护的中药品种分为一级和二级进行管理。中药一级保护品种的保护期限分别为 30 年、20 年、10 年，中药二级保护品种的保护期限为 7 年。

（1）申请中药一级保护品种应具备的条件。符合下列条件之一的中药品种，可以申请一级保护：① 对特定疾病有特殊疗效的；② 相当于国家一级保护野生药材物种的人工制成品；③ 用于预防和治疗特殊疾病的。

对特定疾病有特殊疗效，是指对某一疾病在治疗效果上取得重大突破性进展。

相当于国家一级保护野生药材物种的人工制成品是指列为国家一级保护物种药材的人工制成品，或目前虽属于二级保护物种，但其野生资源已处于濒危状态物种药材的人工制成品。

"特殊疾病"是指严重危害百姓身体健康和正常社会生活、经济秩序的重大疑难疾病、危急重症、烈性传染病和罕见病。用于预防和治疗特殊疾病的中药品种，其疗效应明显优于现有治疗方法。

（2）申请中药二级保护品种应具备的条件。符合下列条件之一的中药品种，可以申请二级保护：① 符合上述一级保护的品种或者已经解除一级保护的品种；② 对特定疾病有显著疗效的；③ 从天然药物汇总提取的有效物质及特殊制剂。

对特定疾病有显著疗效，是指能突出中医辨证施治、对症下药的理法特色，具有显著临床应用优势，或对主治的疾病、证候或症状的疗效优于同类品种。

从天然药物中提取的有效物质及特殊制剂，是指从中药、天然药物中提取的有效成分、有效部位制成的制剂，且具有临床应用优势。

3. 中药保护品种的保护措施

（1）中药一级保护品种的保护措施。该品种的处方组成、工艺制法在保护期内由获得"中药保护品种证书"的生产企业和有关的药品监督管理部门、单位和个人负责保密，不得公开。负有保密责任的部门、企业和单位应按照国家有关规定，建立必要的保密制度。向国外转让中药一级保护品种的处方组成、工艺制法，应当按照国家有关保密的规定办理。

因特殊情况需要延长保护期的，由生产企业在该品种保护期满前 6 个月，依照中药品种保护的申请办理程序申报。由国务院药品监督管理部门确定延长的保护期限，不得超过第一次批准的保护期限。

（2）中药二级保护品种的保护措施。中药二级保护品种在保护期满后可以延长保护期限，时间为 7 年，由生产企业在该品种保护期满前 6 个月，依据条例规定的程序申报。

（3）其他规定。除临床用药紧张的中药保护品种另有规定外，被批准保护的中药品种在保护期内仅限于已获得"中药保护品种证书"的企业生产。

二、医疗机构中药制剂管理

我国《中医药法》规定，医疗机构配制中药制剂，应当依照《药品管理法》的规定取得"医疗机构制剂许可证"，或者委托取得"药品生产许可证"的药品生产企业、取得"医疗机构制剂许可证"的其他医疗机构配制中药制剂。委托配制中药制剂，应当向委托方所在地省、自治区、直辖市人民政府药品监督管理部门备案。医疗机构对其配制的中药制剂的质量负责；委托配制中药制剂的，委托方和受托方对所配制的中药制剂的质量分别承担相应责任。

医疗机构配制的中药制剂品种，应当依法取得制剂批准文号，但是仅应用传统工艺配制的中药制剂品种，向医疗机构所在地省、自治区、直辖市人民政府药品监督管理部门备案后即可配制，不需要取得制剂批准文号。

医疗机构应当加强对备案的中药制剂品种的不良反应监测，并按照国家有关规定进行报告。药品监督管理部门应当加强对备案的中药制剂品种配制、使用的监督检查。

本章练习题

一、单项选择题

1. 《中药材保护和发展规划（2015—2020 年）》规定，到 2020 年全国中药材质量监督抽检覆盖率要达到（　　）。

A. 100%　　　　B. 90%　　　　C. 80%　　　　D. 60%

2. 中药二级保护品种的保护期限为（　　）。

A. 5 年　　　　B. 7 年　　　　C. 10 年　　　　D. 20 年

3. 罂粟壳的每张处方不得超过（　　）。

A. 1 日用量　　B. 2 日用量　　C. 3 日用量　　D. 5 日用量

4. 下列属于申请中药一级保护品种条件的是（　　）。

A. 对特定疾病有显著疗效的　　　　B. 从天然药物汇总提取的有效物质

C. 国家一级保护野生药材　　　　D. 用于预防和治疗特殊疾病的

5. 严格地讲，中药的性味归经及功效实为（　　）的属性。

A. 中药材　　　　B. 中药饮片　　　　C. 中成药　　　　D. 中草药

6. 中药饮片炮制规范的制定部门是（　　）。

A. 国务院药品监督管理部门　　　　B. 国务院中医药管理部门

C. 省级药品监督管理部门　　　　D. 省级中医药管理部门

7. 中药饮片调配每剂质量误差应当在（　　）以内。

A. ±5%　　　　B. ±3%　　　　C. ±10%　　　　D. ±2%

二、配伍选择题

[8~11 题共用答案]

A. 羚羊角　　B. 黄连　　C. 麻黄　　D. 黄芩　　E. 黄精

8. （　　）属于一级保护野生药材资源。

9. （　　）属于二级保护野生药材资源。

10. （　　）属于三级保护野生药材资源。

11. 分布区域缩小，资源处于衰竭状态的重要野生药材是（　　）。

参考文献

［1］梁毅．药事管理与法规．北京：中央广播电视大学出版社，2011.

［2］颜久兴．药事管理与法规．北京：国家开放大学出版社，2018.

［3］国家食品药品监督管理总局执业药师资格认证中心．药事管理与法规．7 版．北京：中国医药科技出版社，2015.

［4］刘兰茹．药事管理学．2 版．北京：人民卫生出版社，2013.

［5］杨世民．药事管理学．6 版．北京：人民卫生出版社，2016.

［6］张新平，刘兰茹．药品管理学．北京：人民卫生出版社，2013.

［7］孟锐．药事管理学．4 版．北京：科学出版社，2016.

附录1 各章练习题参考答案

第一章

1. C   2. A   3. D   4. B   5. A   6. D   7. D   8. E   9. C   10. B

第二章

1. B   2. C   3. D   4. A   5. B   6. D   7. A   8. C   9. D   10. E   11. D   12. C   13. A
14. B

第三章

1. A   2. B   3. C   4. D   5. B   6. C   7. D   8. B   9. A   10. C

第四章

1. D   2. B   3. D   4. A   5. C   6. A   7. E   8. D   9. A   10. B

第五章

1. D   2. B   3. C   4. B   5. C   6. A   7. B   8. A   9. C   10. D   11. D   12. A   13. D
14. A   15. C   16. E

第六章

1. C   2. B   3. A   4. D   5. C   6. D   7. A   8. B   9. A   10. D   11. B   12. C   13. C
14. A   15. D   16. D   17. E   18. A

第七章

1. D　2. C　3. D　4. B　5. A　6. B　7. C　8. B　9. A　10. A　11. C　12. B　13. A
14. B　15. E　16. A　17. C　18. D

第八章

1. A　2. B　3. D　4. C　5. A　6. B　7. C　8. D　9. B　10. C

第九章

1. C　2. A　3. B　4. D　5. B　6. D　7. D　8. B　9. C　10. A　11. A　12. C　13. D
14. E

第十章

1. A　2. B　3. C　4. D　5. B　6. C　7. A　8. A　9. B　10. D　11. B

附录 2 中华人民共和国药品管理法

（1984 年 9 月 20 日第六届全国人民代表大会常务委员会第七次会议通过，2001 年 2 月 28 日第九届全国人民代表大会常务委员会第二十次会议第一次修订，根据 2013 年 12 月 28 日第十二届全国人民代表大会常务委员会第六次会议《关于修改〈中华人民共和国海洋环境保护法〉等七部法律的决定》第一次修正，根据 2015 年 4 月 24 日第十二届全国人民代表大会常务委员会第十四次会议《关于修改〈中华人民共和国药品管理法〉的决定》第二次修正，2019 年 8 月 26 日第十三届全国人民代表大会常务委员会第十二次会议第二次修订）

第一章 总 则

第一条 为了加强药品管理，保证药品质量，保障公众用药安全和合法权益，保护和促进公众健康，制定本法。

第二条 在中华人民共和国境内从事药品研制、生产、经营、使用和监督管理活动，适用本法。

本法所称药品，是指用于预防、治疗、诊断人的疾病，有目的地调节人的生理机能并规定有适应证或者功能主治、用法和用量的物质，包括中药、化学药和生物制品等。

第三条 药品管理应当以人民健康为中心，坚持风险管理、全程管控、社会共治的原则，建立科学、严格的监督管理制度，全面提升药品质量，保障药品的安全、有效、可及。

第四条 国家发展现代药和传统药，充分发挥其在预防、医疗和保健中的作用。

国家保护野生药材资源和中药品种，鼓励培育道地中药材。

第五条 国家鼓励研究和创制新药，保护公民、法人和其他组织研究、开发新药的合法权益。

第六条 国家对药品管理实行药品上市许可持有人制度。药品上市许可持有人依法对药品研制、生产、经营、使用全过程中药品的安全性、有效性和质量可控性负责。

第七条 从事药品研制、生产、经营、使用活动，应当遵守法律、法规、规章、标准和规范，保证全过程信息真实、准确、完整和可追溯。

第八条 国务院药品监督管理部门主管全国药品监督管理工作。国务院有关部门在各自职责范围内负责与药品有关的监督管理工作。国务院药品监督管理部门配合国务院有关部门，执行国家药品行业发展规划和产业政策。

省、自治区、直辖市人民政府药品监督管理部门负责本行政区域内的药品监督管理工作。设区的市级、县级人民政府承担药品监督管理职责的部门（以下称药品监督管理部门）负责本行政区域内的药品监督管理工作。县级以上地方人民政府有关部门在各自职责范围内负责与药品有关的监督管理工作。

第九条　县级以上地方人民政府对本行政区域内的药品监督管理工作负责，统一领导、组织、协调本行政区域内的药品监督管理工作以及药品安全突发事件应对工作，建立健全药品监督管理工作机制和信息共享机制。

第十条　县级以上人民政府应当将药品安全工作纳入本级国民经济和社会发展规划，将药品安全工作经费列入本级政府预算，加强药品监督管理能力建设，为药品安全工作提供保障。

第十一条　药品监督管理部门设置或者指定的药品专业技术机构，承担依法实施药品监督管理所需的审评、检验、核查、监测与评价等工作。

第十二条　国家建立健全药品追溯制度。国务院药品监督管理部门应当制定统一的药品追溯标准和规范，推进药品追溯信息互通互享，实现药品可追溯。

国家建立药物警戒制度，对药品不良反应及其他与用药有关的有害反应进行监测、识别、评估和控制。

第十三条　各级人民政府及其有关部门、药品行业协会等应当加强药品安全宣传教育，开展药品安全法律法规等知识的普及工作。

新闻媒体应当开展药品安全法律法规等知识的公益宣传，并对药品违法行为进行舆论监督。有关药品的宣传报道应当全面、科学、客观、公正。

第十四条　药品行业协会应当加强行业自律，建立健全行业规范，推动行业诚信体系建设，引导和督促会员依法开展药品生产经营等活动。

第十五条　县级以上人民政府及其有关部门对在药品研制、生产、经营、使用和监督管理工作中做出突出贡献的单位和个人，按照国家有关规定给予表彰、奖励。

第二章　药品研制和注册

第十六条　国家支持以临床价值为导向、对人的疾病具有明确或者特殊疗效的药物创新，鼓励具有新的治疗机理、治疗严重危及生命的疾病或者罕见病、对人体具有多靶向系统性调节干预功能等的新药研制，推动药品技术进步。

国家鼓励运用现代科学技术和传统中药研究方法开展中药科学技术研究和药物开发，建立和完善符合中药特点的技术评价体系，促进中药传承创新。

国家采取有效措施，鼓励儿童用药品的研制和创新，支持开发符合儿童生理特征的儿童用药品新品种、剂型和规格，对儿童用药品予以优先审评审批。

第十七条　从事药品研制活动，应当遵守药物非临床研究质量管理规范、药物临床试验质量管理规范，保证药品研制全过程持续符合法定要求。

药物非临床研究质量管理规范、药物临床试验质量管理规范由国务院药品监督管理部门会同国务院有关部门制定。

第十八条　开展药物非临床研究，应当符合国家有关规定，有与研究项目相适应的人员、场地、设备、仪器和管理制度，保证有关数据、资料和样品的真实性。

第十九条　开展药物临床试验，应当按照国务院药品监督管理部门的规定如实报送研制方法、质量指标、药理及毒理试验结果等有关数据、资料和样品，经国务院药品监督管理部门批准。国务院药品监督管理部门应当自受理临床试验申请之日起六十个工作日内决定是否同意并通知临床试验申办者，逾期未通知的，视为同意。其中，开展生物等效性试验的，报国务院药品监督管理部门备案。

开展药物临床试验，应当在具备相应条件的临床试验机构进行。药物临床试验机构实行备案管理，具体办法由国务院药品监督管理部门、国务院卫生健康主管部门共同制定。

第二十条　开展药物临床试验，应当符合伦理原则，制定临床试验方案，经伦理委员会审查同意。

伦理委员会应当建立伦理审查工作制度，保证伦理审查过程独立、客观、公正，监督规范开展药物临床试验，保障受试者合法权益，维护社会公共利益。

第二十一条　实施药物临床试验，应当向受试者或者其监护人如实说明和解释临床试验的目的和风险等详细情况，取得受试者或者其监护人自愿签署的知情同意书，并采取有效措施保护受试者合法权益。

第二十二条　药物临床试验期间，发现存在安全性问题或者其他风险的，临床试验申办者应当及时调整临床试验方案、暂停或者终止临床试验，并向国务院药品监督管理部门报告。必要时，国务院药品监督管理部门可以责令调整临床试验方案、暂停或者终止临床试验。

第二十三条　对正在开展临床试验的用于治疗严重危及生命且尚无有效治疗手段的疾病的药物，经医学观察可能获益，并且符合伦理原则的，经审查、知情同意后可以在开展临床试验的机构内用于其他病情相同的患者。

第二十四条　在中国境内上市的药品，应当经国务院药品监督管理部门批准，取得药品注册证书；但是，未实施审批管理的中药材和中药饮片除外。实施审批管理的中药材、中药饮片品种目录由国务院药品监督管理部门会同国务院中医药主管部门制定。

申请药品注册，应当提供真实、充分、可靠的数据、资料和样品，证明药品的安全性、有效性和质量可控性。

第二十五条　对申请注册的药品，国务院药品监督管理部门应当组织药学、医学和其他技术人员进行审评，对药品的安全性、有效性和质量可控性以及申请人的质量管理、风险防控和责任赔偿等能力进行审查；符合条件的，颁发药品注册证书。

国务院药品监督管理部门在审批药品时，对化学原料药一并审评审批，对相关辅料、直接接触药品的包装材料和容器一并审评，对药品的质量标准、生产工艺、标签和说明书一并核准。

本法所称辅料，是指生产药品和调配处方时所用的赋形剂和附加剂。

第二十六条 对治疗严重危及生命且尚无有效治疗手段的疾病以及公共卫生方面急需的药品，药物临床试验已有数据显示疗效并能预测其临床价值的，可以附条件批准，并在药品注册证书中载明相关事项。

第二十七条 国务院药品监督管理部门应当完善药品审评审批工作制度，加强能力建设，建立健全沟通交流、专家咨询等机制，优化审评审批流程，提高审评审批效率。

批准上市药品的审评结论和依据应当依法公开，接受社会监督。对审评审批中知悉的商业秘密应当保密。

第二十八条 药品应当符合国家药品标准。经国务院药品监督管理部门核准的药品质量标准高于国家药品标准的，按照经核准的药品质量标准执行；没有国家药品标准的，应当符合经核准的药品质量标准。

国务院药品监督管理部门颁布的《中华人民共和国药典》和药品标准为国家药品标准。

国务院药品监督管理部门会同国务院卫生健康主管部门组织药典委员会，负责国家药品标准的制定和修订。

国务院药品监督管理部门设置或者指定的药品检验机构负责标定国家药品标准品、对照品。

第二十九条 列入国家药品标准的药品名称为药品通用名称。已经作为药品通用名称的，该名称不得作为药品商标使用。

第三章 药品上市许可持有人

第三十条 药品上市许可持有人是指取得药品注册证书的企业或者药品研制机构等。

药品上市许可持有人应当依照本法规定，对药品的非临床研究、临床试验、生产经营、上市后研究、不良反应监测及报告与处理等承担责任。其他从事药品研制、生产、经营、储存、运输、使用等活动的单位和个人依法承担相应责任。

药品上市许可持有人的法定代表人、主要负责人对药品质量全面负责。

第三十一条 药品上市许可持有人应当建立药品质量保证体系，配备专门人员独立负责药品质量管理。

药品上市许可持有人应当对受托药品生产企业、药品经营企业的质量管理体系进行定期审核，监督其持续具备质量保证和控制能力。

第三十二条 药品上市许可持有人可以自行生产药品，也可以委托药品生产企业生产。

药品上市许可持有人自行生产药品的，应当依照本法规定取得药品生产许可证；委托生产的，应当委托符合条件的药品生产企业。药品上市许可持有人和受托生产企业应当签订委托协议和质量协议，并严格履行协议约定的义务。

国务院药品监督管理部门制定药品委托生产质量协议指南，指导、监督药品上市许可持有人和受托生产企业履行药品质量保证义务。

血液制品、麻醉药品、精神药品、医疗用毒性药品、药品类易制毒化学品不得委托生产；但是，国务院药品监督管理部门另有规定的除外。

第三十三条 药品上市许可持有人应当建立药品上市放行规程，对药品生产企业出厂放行的药品进行审核，经质量受权人签字后方可放行。不符合国家药品标准的，不得放行。

第三十四条 药品上市许可持有人可以自行销售其取得药品注册证书的药品，也可以委托药品经营企业销售。药品上市许可持有人从事药品零售活动的，应当取得药品经营许可证。

药品上市许可持有人自行销售药品的，应当具备本法第五十二条规定的条件；委托销售的，应当委托符合条件的药品经营企业。药品上市许可持有人和受托经营企业应当签订委托协议，并严格履行协议约定的义务。

第三十五条 药品上市许可持有人、药品生产企业、药品经营企业委托储存、运输药品的，应当对受托方的质量保证能力和风险管理能力进行评估，与其签订委托协议，约定药品质量责任、操作规程等内容，并对受托方进行监督。

第三十六条 药品上市许可持有人、药品生产企业、药品经营企业和医疗机构应当建立并实施药品追溯制度，按照规定提供追溯信息，保证药品可追溯。

第三十七条 药品上市许可持有人应当建立年度报告制度，每年将药品生产销售、上市后研究、风险管理等情况按照规定向省、自治区、直辖市人民政府药品监督管理部门报告。

第三十八条 药品上市许可持有人为境外企业的，应当由其指定的在中国境内的企业法人履行药品上市许可持有人义务，与药品上市许可持有人承担连带责任。

第三十九条 中药饮片生产企业履行药品上市许可持有人的相关义务，对中药饮片生产、销售实行全过程管理，建立中药饮片追溯体系，保证中药饮片安全、有效、可追溯。

第四十条 经国务院药品监督管理部门批准，药品上市许可持有人可以转让药品上市许可。受让方应当具备保障药品安全性、有效性和质量可控性的质量管理、风险防控和责任赔偿等能力，履行药品上市许可持有人义务。

第四章 药品生产

第四十一条 从事药品生产活动，应当经所在地省、自治区、直辖市人民政府药品监督管理部门批准，取得药品生产许可证。无药品生产许可证的，不得生产药品。

药品生产许可证应当标明有效期和生产范围，到期重新审查发证。

第四十二条 从事药品生产活动，应当具备以下条件：

（一）有依法经过资格认定的药学技术人员、工程技术人员及相应的技术工人；

（二）有与药品生产相适应的厂房、设施和卫生环境；

（三）有能对所生产药品进行质量管理和质量检验的机构、人员及必要的仪器设备；

（四）有保证药品质量的规章制度，并符合国务院药品监督管理部门依据本法制定的药品生产质量管理规范要求。

第四十三条　从事药品生产活动，应当遵守药品生产质量管理规范，建立健全药品生产质量管理体系，保证药品生产全过程持续符合法定要求。

药品生产企业的法定代表人、主要负责人对本企业的药品生产活动全面负责。

第四十四条　药品应当按照国家药品标准和经药品监督管理部门核准的生产工艺进行生产。生产、检验记录应当完整准确，不得编造。

中药饮片应当按照国家药品标准炮制；国家药品标准没有规定的，应当按照省、自治区、直辖市人民政府药品监督管理部门制定的炮制规范炮制。省、自治区、直辖市人民政府药品监督管理部门制定的炮制规范应当报国务院药品监督管理部门备案。不符合国家药品标准或者不按照省、自治区、直辖市人民政府药品监督管理部门制定的炮制规范炮制的，不得出厂、销售。

第四十五条　生产药品所需的原料、辅料，应当符合药用要求、药品生产质量管理规范的有关要求。

生产药品，应当按照规定对供应原料、辅料等的供应商进行审核，保证购进、使用的原料、辅料等符合前款规定要求。

第四十六条　直接接触药品的包装材料和容器，应当符合药用要求，符合保障人体健康、安全的标准。

对不合格的直接接触药品的包装材料和容器，由药品监督管理部门责令停止使用。

第四十七条　药品生产企业应当对药品进行质量检验。不符合国家药品标准的，不得出厂。

药品生产企业应当建立药品出厂放行规程，明确出厂放行的标准、条件。符合标准、条件的，经质量受权人签字后方可放行。

第四十八条　药品包装应当适合药品质量的要求，方便储存、运输和医疗使用。

发运中药材应当有包装。在每件包装上，应当注明品名、产地、日期、供货单位，并附有质量合格的标志。

第四十九条　药品包装应当按照规定印有或者贴有标签并附有说明书。

标签或者说明书应当注明药品的通用名称、成分、规格、上市许可持有人及其地址、生产企业及其地址、批准文号、产品批号、生产日期、有效期、适应证或者功能主治、用法、用量、禁忌、不良反应和注意事项。标签、说明书中的文字应当清晰，生产日期、有效期等事项应当显著标注，容易辨识。

麻醉药品、精神药品、医疗用毒性药品、放射性药品、外用药品和非处方药的标签、说明书，应当印有规定的标志。

第五十条　药品上市许可持有人、药品生产企业、药品经营企业和医疗机构中直接接触药品的工作人员，应当每年进行健康检查。患有传染病或者其他可能污染药品的疾病的，不得从事直接接触药品的工作。

第五章 药品经营

第五十一条 从事药品批发活动，应当经所在地省、自治区、直辖市人民政府药品监督管理部门批准，取得药品经营许可证。从事药品零售活动，应当经所在地县级以上地方人民政府药品监督管理部门批准，取得药品经营许可证。无药品经营许可证的，不得经营药品。

药品经营许可证应当标明有效期和经营范围，到期重新审查发证。

药品监督管理部门实施药品经营许可，除依据本法第五十二条规定的条件外，还应当遵循方便群众购药的原则。

第五十二条 从事药品经营活动应当具备以下条件：

（一）有依法经过资格认定的药师或者其他药学技术人员；

（二）有与所经营药品相适应的营业场所、设备、仓储设施和卫生环境；

（三）有与所经营药品相适应的质量管理机构或者人员；

（四）有保证药品质量的规章制度，并符合国务院药品监督管理部门依据本法制定的药品经营质量管理规范要求。

第五十三条 从事药品经营活动，应当遵守药品经营质量管理规范，建立健全药品经营质量管理体系，保证药品经营全过程持续符合法定要求。

国家鼓励、引导药品零售连锁经营。从事药品零售连锁经营活动的企业总部，应当建立统一的质量管理制度，对所属零售企业的经营活动履行管理责任。

药品经营企业的法定代表人、主要负责人对本企业的药品经营活动全面负责。

第五十四条 国家对药品实行处方药与非处方药分类管理制度。具体办法由国务院药品监督管理部门会同国务院卫生健康主管部门制定。

第五十五条 药品上市许可持有人、药品生产企业、药品经营企业和医疗机构应当从药品上市许可持有人或者具有药品生产、经营资格的企业购进药品；但是，购进未实施审批管理的中药材除外。

第五十六条 药品经营企业购进药品，应当建立并执行进货检查验收制度，验明药品合格证明和其他标识；不符合规定要求的，不得购进和销售。

第五十七条 药品经营企业购销药品，应当有真实、完整的购销记录。购销记录应当注明药品的通用名称、剂型、规格、产品批号、有效期、上市许可持有人、生产企业、购销单位、购销数量、购销价格、购销日期及国务院药品监督管理部门规定的其他内容。

第五十八条 药品经营企业零售药品应当准确无误，并正确说明用法、用量和注意事项；调配处方应当经过核对，对处方所列药品不得擅自更改或者代用。对有配伍禁忌或者超剂量的处方，应当拒绝调配；必要时，经处方医师更正或者重新签字，方可调配。

药品经营企业销售中药材，应当标明产地。

依法经过资格认定的药师或者其他药学技术人员负责本企业的药品管理、处方审核和调配、合理用药指导等工作。

第五十九条　药品经营企业应当制定和执行药品保管制度，采取必要的冷藏、防冻、防潮、防虫、防鼠等措施，保证药品质量。

药品入库和出库应当执行检查制度。

第六十条　城乡集市贸易市场可以出售中药材，国务院另有规定的除外。

第六十一条　药品上市许可持有人、药品经营企业通过网络销售药品，应当遵守本法药品经营的有关规定。具体管理办法由国务院药品监督管理部门会同国务院卫生健康主管部门等部门制定。

疫苗、血液制品、麻醉药品、精神药品、医疗用毒性药品、放射性药品、药品类易制毒化学品等国家实行特殊管理的药品不得在网络上销售。

第六十二条　药品网络交易第三方平台提供者应当按照国务院药品监督管理部门的规定，向所在地省、自治区、直辖市人民政府药品监督管理部门备案。

第三方平台提供者应当依法对申请进入平台经营的药品上市许可持有人、药品经营企业的资质等进行审核，保证其符合法定要求，并对发生在平台的药品经营行为进行管理。

第三方平台提供者发现进入平台经营的药品上市许可持有人、药品经营企业有违反本法规定行为的，应当及时制止并立即报告所在地县级人民政府药品监督管理部门；发现严重违法行为的，应当立即停止提供网络交易平台服务。

第六十三条　新发现和从境外引种的药材，经国务院药品监督管理部门批准后，方可销售。

第六十四条　药品应当从允许药品进口的口岸进口，并由进口药品的企业向口岸所在地药品监督管理部门备案。海关凭药品监督管理部门出具的进口药品通关单办理通关手续。无进口药品通关单的，海关不得放行。

口岸所在地药品监督管理部门应当通知药品检验机构按照国务院药品监督管理部门的规定对进口药品进行抽查检验。

允许药品进口的口岸由国务院药品监督管理部门会同海关总署提出，报国务院批准。

第六十五条　医疗机构因临床急需进口少量药品的，经国务院药品监督管理部门或者国务院授权的省、自治区、直辖市人民政府批准，可以进口。进口的药品应当在指定医疗机构内用于特定医疗目的。

个人自用携带入境少量药品，按照国家有关规定办理。

第六十六条　进口、出口麻醉药品和国家规定范围内的精神药品，应当持有国务院药品监督管理部门颁发的进口准许证、出口准许证。

第六十七条　禁止进口疗效不确切、不良反应大或者因其他原因危害人体健康的药品。

第六十八条　国务院药品监督管理部门对下列药品在销售前或者进口时，应当指定药品检验机构进行检验；未经检验或者检验不合格的，不得销售或者进口：

（一）首次在中国境内销售的药品；

（二）国务院药品监督管理部门规定的生物制品；

（三）国务院规定的其他药品。

第六章　医疗机构药事管理

第六十九条　医疗机构应当配备依法经过资格认定的药师或者其他药学技术人员，负责本单位的药品管理、处方审核和调配、合理用药指导等工作。非药学技术人员不得直接从事药剂技术工作。

第七十条　医疗机构购进药品，应当建立并执行进货检查验收制度，验明药品合格证明和其他标识；不符合规定要求的，不得购进和使用。

第七十一条　医疗机构应当有与所使用药品相适应的场所、设备、仓储设施和卫生环境，制定和执行药品保管制度，采取必要的冷藏、防冻、防潮、防虫、防鼠等措施，保证药品质量。

第七十二条　医疗机构应当坚持安全有效、经济合理的用药原则，遵循药品临床应用指导原则、临床诊疗指南和药品说明书等合理用药，对医师处方、用药医嘱的适宜性进行审核。

医疗机构以外的其他药品使用单位，应当遵守本法有关医疗机构使用药品的规定。

第七十三条　依法经过资格认定的药师或者其他药学技术人员调配处方，应当进行核对，对处方所列药品不得擅自更改或者代用。对有配伍禁忌或者超剂量的处方，应当拒绝调配；必要时，经处方医师更正或者重新签字，方可调配。

第七十四条　医疗机构配制制剂，应当经所在地省、自治区、直辖市人民政府药品监督管理部门批准，取得医疗机构制剂许可证。无医疗机构制剂许可证的，不得配制制剂。

医疗机构制剂许可证应当标明有效期，到期重新审查发证。

第七十五条　医疗机构配制制剂，应当有能够保证制剂质量的设施、管理制度、检验仪器和卫生环境。

医疗机构配制制剂，应当按照经核准的工艺进行，所需的原料、辅料和包装材料等应当符合药用要求。

第七十六条　医疗机构配制的制剂，应当是本单位临床需要而市场上没有供应的品种，并应当经所在地省、自治区、直辖市人民政府药品监督管理部门批准；但是，法律对配制中药制剂另有规定的除外。

医疗机构配制的制剂应当按照规定进行质量检验；合格的，凭医师处方在本单位使用。经国务院药品监督管理部门或者省、自治区、直辖市人民政府药品监督管理部门批准，医疗机构配制的制剂可以在指定的医疗机构之间调剂使用。

医疗机构配制的制剂不得在市场上销售。

第七章　药品上市后管理

第七十七条　药品上市许可持有人应当制定药品上市后风险管理计划，主动开展药品上市后研究，对药品的安全性、有效性和质量可控性进行进一步确证，加强对已上市药品的持续管理。

第七十八条　对附条件批准的药品，药品上市许可持有人应当采取相应风险管理措施，并在规定期限内按照要求完成相关研究；逾期未按照要求完成研究或者不能证明其获益大于风险的，国务院药品监督管理部门应当依法处理，直至注销药品注册证书。

第七十九条　对药品生产过程中的变更，按照其对药品安全性、有效性和质量可控性的风险和产生影响的程度，实行分类管理。属于重大变更的，应当经国务院药品监督管理部门批准，其他变更应当按照国务院药品监督管理部门的规定备案或者报告。

药品上市许可持有人应当按照国务院药品监督管理部门的规定，全面评估、验证变更事项对药品安全性、有效性和质量可控性的影响。

第八十条　药品上市许可持有人应当开展药品上市后不良反应监测，主动收集、跟踪分析疑似药品不良反应信息，对已识别风险的药品及时采取风险控制措施。

第八十一条　药品上市许可持有人、药品生产企业、药品经营企业和医疗机构应当经常考察本单位所生产、经营、使用的药品质量、疗效和不良反应。发现疑似不良反应的，应当及时向药品监督管理部门和卫生健康主管部门报告。具体办法由国务院药品监督管理部门会同国务院卫生健康主管部门制定。

对已确认发生严重不良反应的药品，由国务院药品监督管理部门或者省、自治区、直辖市人民政府药品监督管理部门根据实际情况采取停止生产、销售、使用等紧急控制措施，并应当在五日内组织鉴定，自鉴定结论作出之日起十五日内依法作出行政处理决定。

第八十二条　药品存在质量问题或者其他安全隐患的，药品上市许可持有人应当立即停止销售，告知相关药品经营企业和医疗机构停止销售和使用，召回已销售的药品，及时公开召回信息，必要时应当立即停止生产，并将药品召回和处理情况向省、自治区、直辖市人民政府药品监督管理部门和卫生健康主管部门报告。药品生产企业、药品经营企业和医疗机构应当配合。

药品上市许可持有人依法应当召回药品而未召回的，省、自治区、直辖市人民政府药品监督管理部门应当责令其召回。

第八十三条　药品上市许可持有人应当对已上市药品的安全性、有效性和质量可控性定期开展上市后评价。必要时，国务院药品监督管理部门可以责令药品上市许可持有人开展上市后评价或者直接组织开展上市后评价。

经评价，对疗效不确切、不良反应大或者因其他原因危害人体健康的药品，应当注销药品注册证书。

已被注销药品注册证书的药品，不得生产或者进口、销售和使用。

已被注销药品注册证书、超过有效期等的药品，应当由药品监督管理部门监督销毁或者依法采取其他无害化处理等措施。

第八章 药品价格和广告

第八十四条 国家完善药品采购管理制度，对药品价格进行监测，开展成本价格调查，加强药品价格监督检查，依法查处价格垄断、哄抬价格等药品价格违法行为，维护药品价格秩序。

第八十五条 依法实行市场调节价的药品，药品上市许可持有人、药品生产企业、药品经营企业和医疗机构应当按照公平、合理和诚实信用、质价相符的原则制定价格，为用药者提供价格合理的药品。

药品上市许可持有人、药品生产企业、药品经营企业和医疗机构应当遵守国务院药品价格主管部门关于药品价格管理的规定，制定和标明药品零售价格，禁止暴利、价格垄断和价格欺诈等行为。

第八十六条 药品上市许可持有人、药品生产企业、药品经营企业和医疗机构应当依法向药品价格主管部门提供其药品的实际购销价格和购销数量等资料。

第八十七条 医疗机构应当向患者提供所用药品的价格清单，按照规定如实公布其常用药品的价格，加强合理用药管理。具体办法由国务院卫生健康主管部门制定。

第八十八条 禁止药品上市许可持有人、药品生产企业、药品经营企业和医疗机构在药品购销中给予、收受回扣或者其他不正当利益。

禁止药品上市许可持有人、药品生产企业、药品经营企业或者代理人以任何名义给予使用其药品的医疗机构的负责人、药品采购人员、医师、药师等有关人员财物或者其他不正当利益。禁止医疗机构的负责人、药品采购人员、医师、药师等有关人员以任何名义收受药品上市许可持有人、药品生产企业、药品经营企业或者代理人给予的财物或者其他不正当利益。

第八十九条 药品广告应当经广告主所在地省、自治区、直辖市人民政府确定的广告审查机关批准；未经批准的，不得发布。

第九十条 药品广告的内容应当真实、合法，以国务院药品监督管理部门核准的药品说明书为准，不得含有虚假的内容。

药品广告不得含有表示功效、安全性的断言或者保证；不得利用国家机关、科研单位、学术机构、行业协会或者专家、学者、医师、药师、患者等的名义或者形象作推荐、证明。

非药品广告不得有涉及药品的宣传。

第九十一条 药品价格和广告，本法未作规定的，适用《中华人民共和国价格法》《中华人民共和国反垄断法》《中华人民共和国反不正当竞争法》《中华人民共和国广告法》等的规定。

第九章　药品储备和供应

第九十二条　国家实行药品储备制度，建立中央和地方两级药品储备。

发生重大灾情、疫情或者其他突发事件时，依照《中华人民共和国突发事件应对法》的规定，可以紧急调用药品。

第九十三条　国家实行基本药物制度，遴选适当数量的基本药物品种，加强组织生产和储备，提高基本药物的供给能力，满足疾病防治基本用药需求。

第九十四条　国家建立药品供求监测体系，及时收集和汇总分析短缺药品供求信息，对短缺药品实行预警，采取应对措施。

第九十五条　国家实行短缺药品清单管理制度。具体办法由国务院卫生健康主管部门会同国务院药品监督管理部门等部门制定。

药品上市许可持有人停止生产短缺药品的，应当按照规定向国务院药品监督管理部门或者省、自治区、直辖市人民政府药品监督管理部门报告。

第九十六条　国家鼓励短缺药品的研制和生产，对临床急需的短缺药品、防治重大传染病和罕见病等疾病的新药予以优先审评审批。

第九十七条　对短缺药品，国务院可以限制或者禁止出口。必要时，国务院有关部门可以采取组织生产、价格干预和扩大进口等措施，保障药品供应。

药品上市许可持有人、药品生产企业、药品经营企业应当按照规定保障药品的生产和供应。

第十章　监督管理

第九十八条　禁止生产（包括配制，下同）、销售、使用假药、劣药。

有下列情形之一的，为假药：

（一）药品所含成分与国家药品标准规定的成分不符；

（二）以非药品冒充药品或者以他种药品冒充此种药品；

（三）变质的药品；

（四）药品所标明的适应证或者功能主治超出规定范围。

有下列情形之一的，为劣药：

（一）药品成分的含量不符合国家药品标准；

（二）被污染的药品；

（三）未标明或者更改有效期的药品；

（四）未注明或者更改产品批号的药品；

（五）超过有效期的药品；

（六）擅自添加防腐剂、辅料的药品；

（七）其他不符合药品标准的药品。

禁止未取得药品批准证明文件生产、进口药品；禁止使用未按照规定审评、审批的原料药、包装材料和容器生产药品。

第九十九条 药品监督管理部门应当依照法律、法规的规定对药品研制、生产、经营和药品使用单位使用药品等活动进行监督检查，必要时可以对为药品研制、生产、经营、使用提供产品或者服务的单位和个人进行延伸检查，有关单位和个人应当予以配合，不得拒绝和隐瞒。

药品监督管理部门应当对高风险的药品实施重点监督检查。

对有证据证明可能存在安全隐患的，药品监督管理部门根据监督检查情况，应当采取告诫、约谈、限期整改以及暂停生产、销售、使用、进口等措施，并及时公布检查处理结果。

药品监督管理部门进行监督检查时，应当出示证明文件，对监督检查中知悉的商业秘密应当保密。

第一百条 药品监督管理部门根据监督管理的需要，可以对药品质量进行抽查检验。抽查检验应当按照规定抽样，并不得收取任何费用；抽样应当购买样品。所需费用按照国务院规定列支。

对有证据证明可能危害人体健康的药品及其有关材料，药品监督管理部门可以查封、扣押，并在七日内作出行政处理决定；药品需要检验的，应当自检验报告书发出之日起十五日内作出行政处理决定。

第一百零一条 国务院和省、自治区、直辖市人民政府的药品监督管理部门应当定期公告药品质量抽查检验结果；公告不当的，应当在原公告范围内予以更正。

第一百零二条 当事人对药品检验结果有异议的，可以自收到药品检验结果之日起七日内向原药品检验机构或者上一级药品监督管理部门设置或者指定的药品检验机构申请复验，也可以直接向国务院药品监督管理部门设置或者指定的药品检验机构申请复验。受理复验的药品检验机构应当在国务院药品监督管理部门规定的时间内作出复验结论。

第一百零三条 药品监督管理部门应当对药品上市许可持有人、药品生产企业、药品经营企业和药物非临床安全性评价研究机构、药物临床试验机构等遵守药品生产质量管理规范、药品经营质量管理规范、药物非临床研究质量管理规范、药物临床试验质量管理规范等情况进行检查，监督其持续符合法定要求。

第一百零四条 国家建立职业化、专业化药品检查员队伍。检查员应当熟悉药品法律法规，具备药品专业知识。

第一百零五条 药品监督管理部门建立药品上市许可持有人、药品生产企业、药品经营企业、药物非临床安全性评价研究机构、药物临床试验机构和医疗机构药品安全信用档案，记录许可颁发、日常监督检查结果、违法行为查处等情况，依法向社会公布并及时更新；对有不良信用记录的，增加监督检查频次，并可以按照国家规定实施联合惩戒。

第一百零六条 药品监督管理部门应当公布本部门的电子邮件地址、电话，接受咨询、投诉、举报，并依法及时答复、核实、处理。对查证属实的举报，按照有关规定给予举报人奖励。

药品监督管理部门应当对举报人的信息予以保密，保护举报人的合法权益。举报人举报所在单位的，该单位不得以解除、变更劳动合同或者其他方式对举报人进行打击报复。

第一百零七条　国家实行药品安全信息统一公布制度。国家药品安全总体情况、药品安全风险警示信息、重大药品安全事件及其调查处理信息和国务院确定需要统一公布的其他信息由国务院药品监督管理部门统一公布。药品安全风险警示信息和重大药品安全事件及其调查处理信息的影响限于特定区域的，也可以由有关省、自治区、直辖市人民政府药品监督管理部门公布。未经授权不得发布上述信息。

公布药品安全信息，应当及时、准确、全面，并进行必要的说明，避免误导。

任何单位和个人不得编造、散布虚假药品安全信息。

第一百零八条　县级以上人民政府应当制定药品安全事件应急预案。药品上市许可持有人、药品生产企业、药品经营企业和医疗机构等应当制定本单位的药品安全事件处置方案，并组织开展培训和应急演练。

发生药品安全事件，县级以上人民政府应当按照应急预案立即组织开展应对工作；有关单位应当立即采取有效措施进行处置，防止危害扩大。

第一百零九条　药品监督管理部门未及时发现药品安全系统性风险，未及时消除监督管理区域内药品安全隐患的，本级人民政府或者上级人民政府药品监督管理部门应当对其主要负责人进行约谈。

地方人民政府未履行药品安全职责，未及时消除区域性重大药品安全隐患的，上级人民政府或者上级人民政府药品监督管理部门应当对其主要负责人进行约谈。

被约谈的部门和地方人民政府应当立即采取措施，对药品监督管理工作进行整改。

约谈情况和整改情况应当纳入有关部门和地方人民政府药品监督管理工作评议、考核记录。

第一百一十条　地方人民政府及其药品监督管理部门不得以要求实施药品检验、审批等手段限制或者排斥非本地区药品上市许可持有人、药品生产企业生产的药品进入本地区。

第一百一十一条　药品监督管理部门及其设置或者指定的药品专业技术机构不得参与药品生产经营活动，不得以其名义推荐或者监制、监销药品。

药品监督管理部门及其设置或者指定的药品专业技术机构的工作人员不得参与药品生产经营活动。

第一百一十二条　国务院对麻醉药品、精神药品、医疗用毒性药品、放射性药品、药品类易制毒化学品等有其他特殊管理规定的，依照其规定。

第一百一十三条　药品监督管理部门发现药品违法行为涉嫌犯罪的，应当及时将案件移送公安机关。

对依法不需要追究刑事责任或者免予刑事处罚，但应当追究行政责任的，公安机关、人民检察院、人民法院应当及时将案件移送药品监督管理部门。

公安机关、人民检察院、人民法院商请药品监督管理部门、生态环境主管部门等部门提供检验结论、认定意见以及对涉案药品进行无害化处理等协助的,有关部门应当及时提供,予以协助。

第十一章 法律责任

第一百一十四条 违反本法规定,构成犯罪的,依法追究刑事责任。

第一百一十五条 未取得药品生产许可证、药品经营许可证或者医疗机构制剂许可证生产、销售药品的,责令关闭,没收违法生产、销售的药品和违法所得,并处违法生产、销售的药品(包括已售出和未售出的药品,下同)货值金额十五倍以上三十倍以下的罚款;货值金额不足十万元的,按十万元计算。

第一百一十六条 生产、销售假药的,没收违法生产、销售的药品和违法所得,责令停产停业整顿,吊销药品批准证明文件,并处违法生产、销售的药品货值金额十五倍以上三十倍以下的罚款;货值金额不足十万元的,按十万元计算;情节严重的,吊销药品生产许可证、药品经营许可证或者医疗机构制剂许可证,十年内不受理其相应申请;药品上市许可持有人为境外企业的,十年内禁止其药品进口。

第一百一十七条 生产、销售劣药的,没收违法生产、销售的药品和违法所得,并处违法生产、销售的药品货值金额十倍以上二十倍以下的罚款;违法生产、批发的药品货值金额不足十万元的,按十万元计算,违法零售的药品货值金额不足一万元的,按一万元计算;情节严重的,责令停产停业整顿直至吊销药品批准证明文件、药品生产许可证、药品经营许可证或者医疗机构制剂许可证。

生产、销售的中药饮片不符合药品标准,尚不影响安全性、有效性的,责令限期改正,给予警告;可以处十万元以上五十万元以下的罚款。

第一百一十八条 生产、销售假药,或者生产、销售劣药且情节严重的,对法定代表人、主要负责人、直接负责的主管人员和其他责任人员,没收违法行为发生期间自本单位所获收入,并处所获收入百分之三十以上三倍以下的罚款,终身禁止从事药品生产经营活动,并可以由公安机关处五日以上十五日以下的拘留。

对生产者专门用于生产假药、劣药的原料、辅料、包装材料、生产设备予以没收。

第一百一十九条 药品使用单位使用假药、劣药的,按照销售假药、零售劣药的规定处罚;情节严重的,法定代表人、主要负责人、直接负责的主管人员和其他责任人员有医疗卫生人员执业证书的,还应当吊销执业证书。

第一百二十条 知道或者应当知道属于假药、劣药或者本法第一百二十四条第一款第一项至第五项规定的药品,而为其提供储存、运输等便利条件的,没收全部储存、运输收入,并处违法收入一倍以上五倍以下的罚款;情节严重的,并处违法收入五倍以上十五倍以下的罚款;违法收入不足五万元的,按五万元计算。

第一百二十一条 对假药、劣药的处罚决定,应当依法载明药品检验机构的质量检验结论。

第一百二十二条　伪造、变造、出租、出借、非法买卖许可证或者药品批准证明文件的，没收违法所得，并处违法所得一倍以上五倍以下的罚款；情节严重的，并处违法所得五倍以上十五倍以下的罚款，吊销药品生产许可证、药品经营许可证、医疗机构制剂许可证或者药品批准证明文件，对法定代表人、主要负责人、直接负责的主管人员和其他责任人员，处二万元以上二十万元以下的罚款，十年内禁止从事药品生产经营活动，并可以由公安机关处五日以上十五日以下的拘留；违法所得不足十万元的，按十万元计算。

第一百二十三条　提供虚假的证明、数据、资料、样品或者采取其他手段骗取临床试验许可、药品生产许可、药品经营许可、医疗机构制剂许可或者药品注册等许可的，撤销相关许可，十年内不受理其相应申请，并处五十万元以上五百万元以下的罚款；情节严重的，对法定代表人、主要负责人、直接负责的主管人员和其他责任人员，处二万元以上二十万元以下的罚款，十年内禁止从事药品生产经营活动，并可以由公安机关处五日以上十五日以下的拘留。

第一百二十四条　违反本法规定，有下列行为之一的，没收违法生产、进口、销售的药品和违法所得以及专门用于违法生产的原料、辅料、包装材料和生产设备，责令停产停业整顿，并处违法生产、进口、销售的药品货值金额十五倍以上三十倍以下的罚款；货值金额不足十万元的，按十万元计算；情节严重的，吊销药品批准证明文件直至吊销药品生产许可证、药品经营许可证或者医疗机构制剂许可证，对法定代表人、主要负责人、直接负责的主管人员和其他责任人员，没收违法行为发生期间自本单位所获收入，并处所获收入百分之三十以上三倍以下的罚款，十年直至终身禁止从事药品生产经营活动，并可以由公安机关处五日以上十五日以下的拘留：

（一）未取得药品批准证明文件生产、进口药品；

（二）使用采取欺骗手段取得的药品批准证明文件生产、进口药品；

（三）使用未经审评审批的原料药生产药品；

（四）应当检验而未经检验即销售药品；

（五）生产、销售国务院药品监督管理部门禁止使用的药品；

（六）编造生产、检验记录；

（七）未经批准在药品生产过程中进行重大变更。

销售前款第一项至第三项规定的药品，或者药品使用单位使用前款第一项至第五项规定的药品的，依照前款规定处罚；情节严重的，药品使用单位的法定代表人、主要负责人、直接负责的主管人员和其他责任人员有医疗卫生人员执业证书的，还应当吊销执业证书。

未经批准进口少量境外已合法上市的药品，情节较轻的，可以依法减轻或者免予处罚。

第一百二十五条　违反本法规定，有下列行为之一的，没收违法生产、销售的药品和违法所得以及包装材料、容器，责令停产停业整顿，并处五十万元以上五百万元以下的罚款；情节严重的，吊销药品批准证明文件、药品生产许可证、药品经营许可证，对法定代表人、主要负责人、直接负责的主管人员和其他责任人员处二万元以上二十万元以下的罚款，十年直至终身禁止从事药品生产经营活动：

（一）未经批准开展药物临床试验；

（二）使用未经审评的直接接触药品的包装材料或者容器生产药品，或者销售该类药品；

（三）使用未经核准的标签、说明书。

第一百二十六条 除本法另有规定的情形外，药品上市许可持有人、药品生产企业、药品经营企业、药物非临床安全性评价研究机构、药物临床试验机构等未遵守药品生产质量管理规范、药品经营质量管理规范、药物非临床研究质量管理规范、药物临床试验质量管理规范等的，责令限期改正，给予警告；逾期不改正的，处十万元以上五十万元以下的罚款；情节严重的，处五十万元以上二百万元以下的罚款，责令停产停业整顿直至吊销药品批准证明文件、药品生产许可证、药品经营许可证等，药物非临床安全性评价研究机构、药物临床试验机构等五年内不得开展药物非临床安全性评价研究、药物临床试验，对法定代表人、主要负责人、直接负责的主管人员和其他责任人员，没收违法行为发生期间自本单位所获收入，并处所获收入百分之十以上百分之五十以下的罚款，十年直至终身禁止从事药品生产经营等活动。

第一百二十七条 违反本法规定，有下列行为之一的，责令限期改正，给予警告；逾期不改正的，处十万元以上五十万元以下的罚款：

（一）开展生物等效性试验未备案；

（二）药物临床试验期间，发现存在安全性问题或者其他风险，临床试验申办者未及时调整临床试验方案、暂停或者终止临床试验，或者未向国务院药品监督管理部门报告；

（三）未按照规定建立并实施药品追溯制度；

（四）未按照规定提交年度报告；

（五）未按照规定对药品生产过程中的变更进行备案或者报告；

（六）未制定药品上市后风险管理计划；

（七）未按照规定开展药品上市后研究或者上市后评价。

第一百二十八条 除依法应当按照假药、劣药处罚的外，药品包装未按照规定印有、贴有标签或者附有说明书，标签、说明书未按照规定注明相关信息或者印有规定标志的，责令改正，给予警告；情节严重的，吊销药品注册证书。

第一百二十九条 违反本法规定，药品上市许可持有人、药品生产企业、药品经营企业或者医疗机构未从药品上市许可持有人或者具有药品生产、经营资格的企业购进药品的，责令改正，没收违法购进的药品和违法所得，并处违法购进药品货值金额二倍以上十倍以下的罚款；情节严重的，并处货值金额十倍以上三十倍以下的罚款，吊销药品批准证明文件、药品生产许可证、药品经营许可证或者医疗机构执业许可证；货值金额不足五万元的，按五万元计算。

第一百三十条　违反本法规定，药品经营企业购销药品未按照规定进行记录，零售药品未正确说明用法、用量等事项，或者未按照规定调配处方的，责令改正，给予警告；情节严重的，吊销药品经营许可证。

第一百三十一条　违反本法规定，药品网络交易第三方平台提供者未履行资质审核、报告、停止提供网络交易平台服务等义务的，责令改正，没收违法所得，并处二十万元以上二百万元以下的罚款；情节严重的，责令停业整顿，并处二百万元以上五百万元以下的罚款。

第一百三十二条　进口已获得药品注册证书的药品，未按照规定向允许药品进口的口岸所在地药品监督管理部门备案的，责令限期改正，给予警告；逾期不改正的，吊销药品注册证书。

第一百三十三条　违反本法规定，医疗机构将其配制的制剂在市场上销售的，责令改正，没收违法销售的制剂和违法所得，并处违法销售制剂货值金额二倍以上五倍以下的罚款；情节严重的，并处货值金额五倍以上十五倍以下的罚款；货值金额不足五万元的，按五万元计算。

第一百三十四条　药品上市许可持有人未按照规定开展药品不良反应监测或者报告疑似药品不良反应的，责令限期改正，给予警告；逾期不改正的，责令停产停业整顿，并处十万元以上一百万元以下的罚款。

药品经营企业未按照规定报告疑似药品不良反应的，责令限期改正，给予警告；逾期不改正的，责令停产停业整顿，并处五万元以上五十万元以下的罚款。

医疗机构未按照规定报告疑似药品不良反应的，责令限期改正，给予警告；逾期不改正的，处五万元以上五十万元以下的罚款。

第一百三十五条　药品上市许可持有人在省、自治区、直辖市人民政府药品监督管理部门责令其召回后，拒不召回的，处应召回药品货值金额五倍以上十倍以下的罚款；货值金额不足十万元的，按十万元计算；情节严重的，吊销药品批准证明文件、药品生产许可证、药品经营许可证，对法定代表人、主要负责人、直接负责的主管人员和其他责任人员，处二万元以上二十万元以下的罚款。药品生产企业、药品经营企业、医疗机构拒不配合召回的，处十万元以上五十万元以下的罚款。

第一百三十六条　药品上市许可持有人为境外企业的，其指定的在中国境内的企业法人未依照本法规定履行相关义务的，适用本法有关药品上市许可持有人法律责任的规定。

第一百三十七条　有下列行为之一的，在本法规定的处罚幅度内从重处罚：

（一）以麻醉药品、精神药品、医疗用毒性药品、放射性药品、药品类易制毒化学品冒充其他药品，或者以其他药品冒充上述药品；

（二）生产、销售以孕产妇、儿童为主要使用对象的假药、劣药；

（三）生产、销售的生物制品属于假药、劣药；

（四）生产、销售假药、劣药，造成人身伤害后果；

（五）生产、销售假药、劣药，经处理后再犯；

（六）拒绝、逃避监督检查，伪造、销毁、隐匿有关证据材料，或者擅自动用查封、扣押物品。

第一百三十八条 药品检验机构出具虚假检验报告的，责令改正，给予警告，对单位并处二十万元以上一百万元以下的罚款；对直接负责的主管人员和其他直接责任人员依法给予降级、撤职、开除处分，没收违法所得，并处五万元以下的罚款；情节严重的，撤销其检验资格。药品检验机构出具的检验结果不实，造成损失的，应当承担相应的赔偿责任。

第一百三十九条 本法第一百一十五条至第一百三十八条规定的行政处罚，由县级以上人民政府药品监督管理部门按照职责分工决定；撤销许可、吊销许可证件的，由原批准、发证的部门决定。

第一百四十条 药品上市许可持有人、药品生产企业、药品经营企业或者医疗机构违反本法规定聘用人员的，由药品监督管理部门或者卫生健康主管部门责令解聘，处五万元以上二十万元以下的罚款。

第一百四十一条 药品上市许可持有人、药品生产企业、药品经营企业或者医疗机构在药品购销中给予、收受回扣或者其他不正当利益的，药品上市许可持有人、药品生产企业、药品经营企业或者代理人给予使用其药品的医疗机构的负责人、药品采购人员、医师、药师等有关人员财物或者其他不正当利益的，由市场监督管理部门没收违法所得，并处三十万元以上三百万元以下的罚款；情节严重的，吊销药品上市许可持有人、药品生产企业、药品经营企业营业执照，并由药品监督管理部门吊销药品批准证明文件、药品生产许可证、药品经营许可证。

药品上市许可持有人、药品生产企业、药品经营企业在药品研制、生产、经营中向国家工作人员行贿的，对法定代表人、主要负责人、直接负责的主管人员和其他责任人员终身禁止从事药品生产经营活动。

第一百四十二条 药品上市许可持有人、药品生产企业、药品经营企业的负责人、采购人员等有关人员在药品购销中收受其他药品上市许可持有人、药品生产企业、药品经营企业或者代理人给予的财物或者其他不正当利益的，没收违法所得，依法给予处罚；情节严重的，五年内禁止从事药品生产经营活动。

医疗机构的负责人、药品采购人员、医师、药师等有关人员收受药品上市许可持有人、药品生产企业、药品经营企业或者代理人给予的财物或者其他不正当利益的，由卫生健康主管部门或者本单位给予处分，没收违法所得；情节严重的，还应当吊销其执业证书。

第一百四十三条 违反本法规定，编造、散布虚假药品安全信息，构成违反治安管理行为的，由公安机关依法给予治安管理处罚。

第一百四十四条 药品上市许可持有人、药品生产企业、药品经营企业或者医疗机构违反本法规定，给用药者造成损害的，依法承担赔偿责任。

因药品质量问题受到损害的，受害人可以向药品上市许可持有人、药品生产企业请求赔偿损失，也可以向药品经营企业、医疗机构请求赔偿损失。接到受害人赔偿请求的，应当实行首负责任制，先行赔付；先行赔付后，可以依法追偿。

生产假药、劣药或者明知是假药、劣药仍然销售、使用的，受害人或者其近亲属除请求赔偿损失外，还可以请求支付价款十倍或者损失三倍的赔偿金；增加赔偿的金额不足一千元的，为一千元。

第一百四十五条　药品监督管理部门或者其设置、指定的药品专业技术机构参与药品生产经营活动的，由其上级主管机关责令改正，没收违法收入；情节严重的，对直接负责的主管人员和其他直接责任人员依法给予处分。

药品监督管理部门或者其设置、指定的药品专业技术机构的工作人员参与药品生产经营活动的，依法给予处分。

第一百四十六条　药品监督管理部门或者其设置、指定的药品检验机构在药品监督检验中违法收取检验费用的，由政府有关部门责令退还，对直接负责的主管人员和其他直接责任人员依法给予处分；情节严重的，撤销其检验资格。

第一百四十七条　违反本法规定，药品监督管理部门有下列行为之一的，应当撤销相关许可，对直接负责的主管人员和其他直接责任人员依法给予处分：

（一）不符合条件而批准进行药物临床试验；

（二）对不符合条件的药品颁发药品注册证书；

（三）对不符合条件的单位颁发药品生产许可证、药品经营许可证或者医疗机构制剂许可证。

第一百四十八条　违反本法规定，县级以上地方人民政府有下列行为之一的，对直接负责的主管人员和其他直接责任人员给予记过或者记大过处分；情节严重的，给予降级、撤职或者开除处分：

（一）瞒报、谎报、缓报、漏报药品安全事件；

（二）未及时消除区域性重大药品安全隐患，造成本行政区域内发生特别重大药品安全事件，或者连续发生重大药品安全事件；

（三）履行职责不力，造成严重不良影响或者重大损失。

第一百四十九条　违反本法规定，药品监督管理等部门有下列行为之一的，对直接负责的主管人员和其他直接责任人员给予记过或者记大过处分；情节较重的，给予降级或者撤职处分；情节严重的，给予开除处分：

（一）瞒报、谎报、缓报、漏报药品安全事件；

（二）对发现的药品安全违法行为未及时查处；

（三）未及时发现药品安全系统性风险，或者未及时消除监督管理区域内药品安全隐患，造成严重影响；

（四）其他不履行药品监督管理职责，造成严重不良影响或者重大损失。

第一百五十条　药品监督管理人员滥用职权、徇私舞弊、玩忽职守的，依法给予处分。

查处假药、劣药违法行为有失职、渎职行为的，对药品监督管理部门直接负责的主管人员和其他直接责任人员依法从重给予处分。

第一百五十一条　本章规定的货值金额以违法生产、销售药品的标价计算；没有标价的，按照同类药品的市场价格计算。

第十二章　附　　则

第一百五十二条　中药材种植、采集和饲养的管理，依照有关法律、法规的规定执行。

第一百五十三条　地区性民间习用药材的管理办法，由国务院药品监督管理部门会同国务院中医药主管部门制定。

第一百五十四条　中国人民解放军和中国人民武装警察部队执行本法的具体办法，由国务院、中央军事委员会依据本法制定。

第一百五十五条　本法自 2019 年 12 月 1 日起施行。